Dr HABIB CHABANE

LES ALLERGIES ALIMENTAIRES

DIAGNOSTIC, TRAITEMENTS ET PERSPECTIVES

Préface du Dr Paul Molkhou

Sous la direction
de Jean-François d'Ivernois

Solutions
VIGOT

Avant-propos

Peu d'ouvrages réunissent à la fois l'exhaustivité des connaissances médicales et le panorama social des allergies alimentaires. Le Docteur Chabane réussit, avec un langage simple et abordable, à dresser une base de connaissances complètes de l'allergie alimentaire. Approche médicale, scientifique, sociologique, contraintes et perspectives, les voici ici réunies dans un outil de référence qui informera aussi bien un public déjà sensible à la problématique des allergies alimentaires qu'un expert souhaitant étayer ses travaux.

L'alimentation est au cœur des préoccupations de santé. Elle permet à chacun de pouvoir se soigner « à sa mesure » et de comprendre comment son corps fonctionne dans notre société occidentale en constante évolution. Les allergies alimentaires ont un impact social majeur et en analyser les mécanismes permet d'imaginer et d'inventer le paysage du « vivre-ensemble » de demain.

En cela, Habib Chabane apporte ici un outil de réflexion incontournable.

Véronique Olivier
Présidente de l'AFPRAL
(Association française de prévention des allergies)

■ **Les tests cutanés** 50
Les prick tests cutanés à lecture « immédiate » 50
Les patch tests 51

■ **Le test labial** 52

■ **Le test de provocation orale** 53

Chapitre 3 – Les manifestations de l'allergie alimentaire 56

■ **L'anaphylaxie** 56

■ **L'allergie alimentaire à manifestations cutanées** 58
L'urticaire aiguë et l'angio-œdème 58
L'urticaire chronique 60

■ **L'allergie alimentaire à manifestations digestives** 62
Le syndrome d'allergie orale 62
L'œsophagite et la gastro-entérite à éosinophiles 62
Le Reflux gastro-œsophagien (RGO) 64
L'entérocolite induite par les protéines alimentaires 67
L'entéropathie allergique 68
La proctite et la proctocolite allergiques aux protéines alimentaires 69
Les signes fonctionnels digestifs isolés 69

■ **L'allergie alimentaire à manifestations oculo-respiratoires et ORL** 72
L'asthme 72
La rhinite 73
La conjonctivite 74
L'otite séro-muqueuse et l'otite moyenne 75

■ **Les autres manifestations cutanées** 76
L'eczéma atopique 76
L'eczéma de contact 79
La dermatite de contact aux protéines alimentaires 80
L'érythème pigmenté fixe 80

■ **Les manifestations générales** 81
Les troubles de la croissance 81
Les troubles du sommeil 81

Le syndrome pâleur-léthargie-hypotonie 81
Le syndrome de fatigue chronique 82

- **Autres pathologies rares** 83
  La dermatite herpétiforme 83
  Le syndrome de Heiner 83

Chapitre 4 – Les principaux allergènes alimentaires 84

- **Les aliments d'origine animale** 84
  Les laits de mammifères 84
  Les viandes 93
  L'œuf de poule 98
  Les poissons 100
  Les crustacés 104
  Les mollusques 106

- **Les aliments d'origine végétale** 108
  Les légumineuses 108
  Les céréales 117
  Les graines 124
  Les fruits à coque 129
  Les autres fruits 133
  Les légumes 151
  Les épices et les condiments 161
  Les boissons 171
  Le miel et les produits de la ruche 176

- **Les autres aliments** 178
  Les additifs alimentaires 178
  Les insectes 190
  Les aliments génétiquement modifiés 191

Chapitre 5 – Les traitements et les perspectives d'avenir 193

- **Le régime d'éviction** 193

- **Le traitement des symptômes** 194

- **L'immunothérapie aux aliments** 196
  L'immunothérapie par voie orale et sublinguale 196
  L'immunothérapie par voie épicutanée 199

- **Les biothérapies** 201

■ **Autres perspectives thérapeutiques** 202
Les traitements bloquant la liaison des IgE avec leurs récepteurs 203
Les vaccins anti-IgE 204
Les anticorps monoclonaux anti-cytokines ou anti-récepteurs de cytokines 205
Les autres voies de recherche 205

Chapitre 6 – Vivre avec son allergie alimentaire 207

■ **L'impact psychologique de l'allergie alimentaire** 207
La privation des plaisirs de la nourriture 208
La phobie de l'accident allergique grave 209

■ **Le suivi médical et l'éducation thérapeutique** 211

■ **La gestion et la prévention du risque allergique au quotidien** 212
Les mesures individuelles de prévention 212
Les risques liés aux voyages 213

■ **La trousse d'urgence** 214

■ **Le Projet d'accueil individualisé** 217

■ **L'étiquetage alimentaire** 220

■ **Le réseau d'allergo-vigilance** 224

■ **Les adresses et les liens utiles** 225
Les associations de patients 225
Les blogs et les sites d'information 225
Les bases de données sur la composition des aliments et les moteurs de recherche 226
Les associations médicales et professionnelles 226
Les programmes d'éducation thérapeutique et les écoles de l'allergie alimentaire 227
Autres 228

Annexes 229

Index 241

Remerciements 254

À propos de l'auteur 255

Préface

Vaste sujet, et difficile, que celui des allergies alimentaires, traité ici avec grand talent par le Docteur Habib Chabane. Cet ouvrage, par sa qualité et sa richesse, n'est pas seulement destiné au grand public, mais sera utile aux médecins de toutes disciplines et même aux collègues allergologues. Ils pourront y trouver une mise au point sur les recherches les plus actuelles ainsi qu'un fil conducteur qui leur permettra de se diriger dans le dédale que constituent aujourd'hui les catalogues d'allergènes.

En lisant et relisant cet important travail, en raison de l'ordre dans lequel sont présentés les six chapitres, j'ai eu l'impression d'assister à une série de conférences sur l'allergie alimentaire telle que nos anciens maîtres étaient en mesure de les donner dans les années 1960. Grâce à cette présentation, le lecteur, quelle que soit sa formation, pourra se familiariser avec les termes et formules nécessaires à la compréhension d'un sujet complexe et difficile, dont l'histoire remonte à l'Antiquité mais dont la réalité divisait au début du siècle dernier encore le monde médical, à tel point qu'un certain nombre de médecins doutaient de son existence.

Sur ce sujet des allergies alimentaires en pleine évolution, le Docteur Habib Chabane fait une mise au point sur les nouvelles et dernières acquisitions, et en particulier sur les hypersensibilités digestives non IgE-médiées, ainsi que sur les sensibilités au gluten non maladie cœliaque. Il attire aussi l'attention sur la place du reflux gastro-œsophagien (RGO) dans l'allergie alimentaire du nourrisson, de l'enfant et de l'adulte, pathologie encore souvent méconnue.

Enfin, quelle que soit la réalité scientifique, on ne peut méconnaître la modulation psychologique de l'allergie alimentaire, comme le souligne le Docteur Chabane, puisque chacun peut imputer aux aliments (comme aux médicaments) des effets irrationnels. Effet nocebo : tel aliment (attaché à tel souvenir négatif ou traumatisme affectif) n'est pas « supporté » et ne peut être « digéré ».

Il est superflu de présenter le Docteur Habib Chabane aux allergologues, mais pour le grand public et les médecins d'autres disciplines, précisons qu'il a fait apprécier, dans de nombreux congrès internationaux, l'étendue de ses connaissances et sa passion pour l'allergologie moderne.

Nous disons notre gratitude au Docteur Chabane qui nous présente aujourd'hui un si bel ouvrage.

Dr Paul Molkhou,
ancien Chargé d'Enseignement,
Université René Descartes Paris

Introduction

L'allergie alimentaire est devenue une préoccupation quotidienne pour de nombreux parents, mais aussi pour les personnels d'encadrement scolaire et périscolaire, les soignants, les industriels de l'agroalimentaire et même pour les professionnels de la restauration. En France, elle touche entre 3 et 4 % des adultes, et 7 à 8 % des enfants. Les statistiques indiquent une augmentation de sa fréquence dans les pays européens, plus particulièrement les formes graves et potentiellement mortelles. L'allergie alimentaire est devenue un véritable défi, tant à l'échelle des individus qu'au niveau des différentes structures de la société, incitant le législateur à promulguer des textes destinés à protéger les uns et les autres.

Ainsi, afin de faciliter l'accès des enfants à la restauration collective et aux activités scolaires et périscolaires, une circulaire ministérielle a instauré en France, en 2003, le Projet d'accueil individualisé (PAI). Des mesures de prévention collectives ont été adoptées par l'Europe pour prévenir les accidents allergiques alimentaires ; elles ont ensuite été transposées dans chaque pays. La déclaration de quatorze « allergènes » responsables d'allergies alimentaires sur les produits préemballés est obligatoire en France depuis le 25 novembre 2005. Depuis le 1er juillet 2015, cette mesure a été renforcée et concerne désormais toutes les denrées alimentaires vendues au consommateur par les artisans ou les détaillants.

Les connaissances sur les allergies alimentaires dans leurs différentes formes d'expression clinique ont évolué. La caractérisation des allergènes alimentaires a énormément progressé, entraînant l'élaboration d'outils plus performants. Une nouvelle génération de tests permet ainsi d'établir un diagnostic plus précis, d'évaluer le risque associé à l'allergie alimentaire et de mieux guider la prise en charge thérapeutique.

L'éviction n'est plus la seule mesure préconisée. Les conseils en la matière ont d'ailleurs évolué, évitant les restrictions trop sévères chez le nourrisson et l'enfant afin de favoriser l'acquisition naturelle de la tolérance à l'aliment en cause. De nouvelles techniques d'induction de tolérance par voie orale et par voie cutanée ont été développées. Elles permettent de traiter avec succès un certain nombre d'allergies alimentaires persistantes sévères (celles liées à l'arachide ou aux protéines de lait de vache, par exemple). Ces nouveaux traitements d'immunothérapie seront bientôt accessibles en routine.

L'accès aux dispositifs auto-injectables d'adrénaline constitue une avancée importante dans la prévention des accidents allergiques graves. Toutefois, l'éducation thérapeutique des patients et de leur entourage demeure insuffisante en France, et l'adrénaline sous-utilisée en raison de craintes injustifiées.

Plusieurs ouvrages sur les allergies sont parus au cours des dernières décennies. Pourtant, malgré le développement important de ce domaine ces trente dernières années, aucun document destiné au grand public ne s'est focalisé sur l'allergie alimentaire. Certes, Internet regorge d'informations en tout genre sur le sujet, mais leur exploitation par le lecteur non spécialiste reste souvent difficile. L'objectif de ce livre est donc de fournir des informations précises et pratiques sur les différentes formes d'allergies alimentaires, y compris celles qui sont peu connues. Les principaux allergènes alimentaires sont décrits avec précision, afin de permettre à chacun de mieux décrypter les termes médicaux rencontrés lors d'une consultation médicale ou dans un compte rendu. Les moyens diagnostiques et la prise en charge thérapeutique sont abordés, de même que la description des aliments responsables d'allergies. Enfin, la dimension psychosociale est évoquée.

Chapitre 1

Qu'est-ce que l'allergie alimentaire ?

L'allergie alimentaire désigne l'ensemble des symptômes apparaissant suite à l'ingestion d'un aliment en quantité tolérée par la majorité des sujets non allergiques et liés à un mécanisme immunologique, c'est-à-dire impliquant des anticorps (IgE) ou des cellules de l'immunité (lymphocytes ou autres cellules). Les symptômes peuvent apparaître en quelques minutes ou en quelques heures (jusqu'à huit heures) pour les réactions IgE-dépendantes. Ils se manifestent de façon retardée (de quelques heures à quarante-huit heures après) pour les réactions non IgE-dépendantes. Ils peuvent être digestifs (démangeaisons buccales, douleurs gastriques ou abdominales, vomissements, diarrhées, constipation, rectorragies, etc.), extra-digestifs localisés (asthme, rhinite, conjonctivite, etc.) ou généraux (fatigue, léthargie, urticaire étendue, choc anaphylactique).

Cette définition de l'allergie alimentaire exclut bien entendu les manifestations toxiques qui surviennent chez tous les individus sans prédisposition particulière, ainsi que les manifestations d'histamino-libération et les intolérances alimentaires qui sont détaillées plus loin.

QU'EST-CE QUE L'ALLERGIE ?

L'allergie au sens immunologique du terme

L'allergie est avant tout une forme de réponse immunitaire naturelle que tout individu peut mettre en œuvre face à l'agression d'agents pathogènes comme les parasites, les levures ou certains virus et bactéries. Nous sommes en effet dotés de différents mécanismes de défense immunitaire, et l'allergie est une forme d'immunité adaptative qui complète les autres moyens de défense naturelle, regroupés sous le terme d'immunité innée. Alors que l'immunité innée fait appel à des cellules (macrophages, polynucléaires, lymphocytes tueurs) et à des protéines de défense non spécifiques (lysozyme, système du complément, etc.), la réponse immunitaire allergique, elle, fait intervenir des cellules spécifiques (lymphocytes T) et/ou des anticorps, les immunoglobulines de classe E. Ces anticorps, communément appelés IgE spécifiques, sont fabriqués par les lymphocytes B transformés en plasmocytes. Les IgE sont naturellement présentes chez tout individu, mais, chez le sujet sain, elles restent à l'état de traces, et leur présence ne signale pas une pathologie. La réponse allergique fait également intervenir des cellules appelées mastocytes qui jouent un rôle dans l'immunité innée, mais aussi dans l'immunité adaptative par l'intermédiaire des IgE qu'ils peuvent fixer solidement sur leur membrane externe. Enfin, d'autres cellules possédant des récepteurs de faible affinité pour l'IgE (polynucléaires éosinophiles, monocytes, cellules dendritiques) interviennent dans la réponse allergique.
La réponse immunitaire allergique joue vraisemblablement aussi un rôle dans l'immunosurveillance vis-à-vis du développement de certains cancers, car les enquêtes épidémiologiques ont révélé une relation inverse entre la présence d'allergie et certains cancers (gliome, cancer colorectal, cancer du pancréas).

La maladie allergique

Chez certaines personnes, la réaction allergique est utilisée par l'organisme contre une substance inoffensive considérée, à tort, comme potentiellement dangereuse. Elle constitue dans ce cas une réponse immunitaire inadaptée, car elle entraîne une réaction immunitaire inflammatoire normalement destinée au rejet de certains agents pathogènes. L'allergène entre en contact avec l'organisme par voie digestive, respiratoire ou cutanée et déclenche, chez la personne allergique, un « signal de danger » identique à celui produit par le contact d'un parasite ou d'une bactérie pathogène avec le système immunitaire. Le même allergène ne déclenche pas une telle réponse de « rejet » chez les sujets non allergiques. La substance peut être ignorée (anergie) ou déclencher une réponse immunitaire de type non allergique, c'est-à-dire sans conséquence pathologique. Pour qu'une réaction allergique survienne, une phase de sensibilisation est nécessaire, au cours de laquelle les éléments de la réponse allergique se mettent en place sans symptômes. Une exposition ultérieure à l'allergène entraîne la phase de déclenchement clinique des symptômes.

L'allergie au sens commun du terme

Au plan historique, le terme « allergie » a été proposé par Clemens von Pirquet en 1906. Ce pédiatre autrichien désignait par ce terme les réactions anormales que pouvaient présenter certains enfants suite à l'administration d'un vaccin. « Allergie » désignait donc une autre façon – sous-entendue anormale – de réagir (du latin *allos ergon*). Aujourd'hui, l'allergie est considérée comme un état pathologique qui se manifeste par des symptômes aigus ou chroniques touchant un ou plusieurs organes, et pouvant altérer la qualité de vie et les performances scolaires ou professionnelles. Ces symptômes sont liés à l'inflammation des tissus cibles de la réaction allergique. À ce titre, l'allergie peut être définie comme une réaction inflammatoire touchant un ou plusieurs organes cibles et déclenchée par l'exposition à un allergène, que celui-ci soit alimentaire, respiratoire, médicamenteux, inoculé par un insecte ou par un simple contact cutané. Les symptômes d'allergie peuvent évoluer selon un mode aigu caractérisé par des manifestations uniques ou récidivantes à chaque contact avec l'allergène. Les symptômes peuvent évoluer selon un mode chronique lorsque les manifestations évoluent de façon continue en raison du contact permanent avec l'allergène.
Les organes cibles de la réaction inflammatoire allergique sont les barrières naturelles comme la peau, les muqueuses oculaires et respiratoires,

et la muqueuse digestive. Les acteurs de la réponse allergique sont localisés au niveau de ces barrières anatomiques. C'est pourquoi l'inflammation allergique est considérée comme une « maladie de barrières ».

L'allergène

Au sens commun du terme, l'allergène désigne toute substance responsable d'une allergie. Autrement dit, une substance est désignée « allergène » dès lors qu'au moins une personne présente des symptômes d'allergie à cette substance, et que ces symptômes sont liés à un mécanisme immunologique.

Les allergologues désignent les allergènes par des noms différents en fonction de leur origine. Les allergènes alimentaires sont appelés trophallergènes, les allergènes respiratoires, pneumallergènes ou aéroallergènes (calque de l'anglais *aeroallergens*). L'arachide, le lait, le poisson, etc. sont des aliments allergisants qui contiennent chacun plusieurs allergènes moléculaires pouvant être impliqués dans les manifestations d'allergie.

En 2017, près de 3 100 molécules d'allergènes différents ont été identifiées dans 2 500 produits allergisants (www.allergome.com). À l'échelle moléculaire, les allergènes sont désignés par des noms abrégés, composés à partir du nom scientifique de la classification internationale des espèces (ou taxonomie). Par exemple le nom taxonomique de l'arachide est *Arachis hypogaea*. L'allergène majeur de l'arachide est désigné par Ara h 2, nom composé des trois premières lettres du genre (*Arachis*), de la première lettre de l'espèce (*hypogaea*) et d'un chiffre qui identifie le numéro de l'allergène. Certains allergènes moléculaires seront évoqués sous cette forme dans cet ouvrage. C'est la raison pour laquelle les noms taxonomiques des aliments sont rappelés.

La fonction de ces protéines allergènes a été identifiée pour un grand nombre d'entre elles. Il s'agit de protéines de défense des plantes, exprimées en particulier par les fruits et légumes et regroupées en familles (PR10, LTP, *thaumatin-like protein*, etc.). Les allergènes peuvent également être des protéines de réserve des graines et fruits à coque, appelées protéines de stockage, par exemple les albumines, les globulines (vicillines, légumineuses), etc. Les allergènes peuvent être des protéines de transport liant le calcium, le fer, l'oxygène, les hormones, ou des protéines à fonction enzymatiques chez les plantes ou les animaux. Enfin, les allergènes

peuvent être des protéines de structure participant à l'architecture des cellules et organes : les profilines, la chitine, les tropomyosines, etc.
La majorité des allergènes identifiés sont des protéines, le plus souvent de petite taille mais qui peuvent être associées pour former des structures protéiques plus grandes. La plupart des protéines allergènes (comme d'autres protéines non-allergènes) sont décorées de petites chaînes de sucres. On dit qu'elles sont glycosylées. Il s'agit donc de glycoprotéines. Cette glycosylation est impliquée dans certaines allergies alimentaires rares comme l'allergie aux viandes de mammifères.
Les substances responsables d'eczéma par contact cutané sont appelées allergènes de contact, même si la majorité d'entre elles ne sont pas des allergènes au sens immunologique du terme, mais des allergènes incomplets qu'on désigne par le terme d'haptènes car il s'agit le plus souvent de petites molécules chimiques, de métaux, plus rarement de protéines.

L'IgE

Il s'agit d'une immunoglobuline de classe E impliquée dans les mécanismes d'allergie immédiate et de rejet de parasites. En temps normal, les IgE sont présentes à l'état de traces dans le sang. Certaines infections parasitaires, l'aspergillose pulmonaire et les syndromes hyper-IgE s'accompagnent d'une forte augmentation des IgE circulantes. Les allergiques peuvent aussi fabriquer des quantités importantes d'IgE. La sensibilisation allergique se produit lorsque l'organisme humain fabrique des anticorps IgE contre une substance étrangère (aliments, pollens, acariens, squames d'animaux, venins d'hyménoptères, médicaments, etc.) et que ces anticorps IgE se fixent sur les cellules impliquées dans le mécanisme de l'allergie (mastocytes dans les tissus et polynucléaires basophiles du sang). L'IgE a une durée de vie courte – de l'ordre de deux à trois jours – lorsqu'elle est sous forme libre. Mais sa durée de vie augmente jusqu'à plusieurs mois lorsqu'elle est fixée sur ces cellules. Les mastocytes et les polynucléaires basophiles du sang fixent solidement l'IgE parce qu'ils possèdent à leur surface des récepteurs qui la retiennent avec une forte affinité.

Les mastocytes et les polynucléaires basophiles

Ces deux cellules sont directement impliquées dans le mécanisme d'allergie immédiate et sont issues de la moelle osseuse. Les mastocytes se répartissent dans la peau, dans les muqueuses et sous-muqueuses des voies respiratoires et dans celles du tube digestif. Les polynucléaires basophiles sont des globules blancs (ou leucocytes) contenant un noyau polylobé et des granules basophiles qui prennent la coloration violette. Ils sont minoritaires dans le sang (moins de 1 % des globules blancs). Ces deux types de cellules possèdent des récepteurs de forte affinité pour l'IgE permettant de fixer ces anticorps et de prolonger leur durée de vie, ce qui a pour conséquence de maintenir une sensibilisation plus longue de l'organisme à l'allergène. Ces cellules renferment les stocks d'histamine libérés brutalement en cas de réaction allergique. Elles produisent aussi une série d'autres médiateurs impliqués dans le prolongement des effets de l'allergie et dans son amplification. Enfin, mastocytes et polynucléaires basophiles libèrent des substances permettant de recruter d'autres cellules responsables de l'inflammation comme les polynucléaires éosinophiles.

Le mastocyte est une cellule sentinelle de l'immunité innée capable de détecter des agents infectieux et de déclencher un signal de danger. Cette forme d'immunité s'exerce sans nécessiter la présence d'IgE fixées à la surface du mastocyte.

La prolifération anormale des mastocytes, suite à une mutation génétique, peut entraîner un ensemble de maladies appelées mastocytoses. Même dans sa forme indolente relativement bénigne, la mastocytose constitue un facteur de risque de manifestations d'allergies graves.

Les polynucléaires éosinophiles

Ce sont des globules blancs d'aspect granuleux, minoritaires dans le sang chez le sujet sain. Ces cellules – qui naissent dans la moelle – transitent par le sang pour rejoindre les tissus où elles exercent leur fonction de défense immunitaire. Elles sont impliquées dans le rejet des parasites, mais aussi dans les mécanismes d'allergie par leur rôle inflammatoire lié à la libération de substances très puissantes. Elles possèdent des récepteurs de faible affinité pour l'IgE. Elles sont présentes en abondance dans les bronches des asthmatiques allergiques. Enfin, les éosinophiles peuvent infiltrer abondamment les parois du tube digestif, entraînant des inflammations signes d'une allergie alimentaire, telles que l'œsophagite, la gastrite ou la colite à éosinophiles (voir, à ce propos, le chapitre 3, p. 62).

Le terrain atopique

L'atopie est une prédisposition génétique favorable à l'apparition de maladies allergiques. L'allergie survient plus fréquemment, mais pas obligatoirement, sur un terrain génétique favorable. Cette prédisposition familiale a été appelée « atopie » par Arthur F. Coca et Robert A. Cooke en 1923. La définition de l'atopie est initialement clinique, elle est caractérisée par une hérédité favorisant le développement de maladies allergiques (eczéma atopique, allergie alimentaire, rhinite, asthme). Cette définition est aujourd'hui complétée par l'aptitude à produire plus facilement des IgE vis-à-vis de certaines substances (antigènes) de notre environnement (aliments, acariens, pollens, etc.). L'organisme des personnes atopiques reconnaît ces substances comme des allergènes et produit, en réaction, des IgE spécifiques en grande quantité. Cependant, la fabrication des IgE spécifiques est une condition nécessaire mais non suffisante pour qu'apparaisse, à proprement parler, une maladie allergique.

La sensibilisation

Ce terme désigne tout d'abord la présence d'anticorps ou de cellules impliqués dans l'allergie, détectables par des tests cutanés ou sanguins. La sensibilisation peut être asymptomatique – c'est-à-dire sans symptômes d'allergie – et le rester de nombreuses années. On parle également de sensibilisation pour désigner la phase initiale du processus conduisant à l'allergie, avant le déclenchement des symptômes. Enfin, la sensibilisation peut persister durant la phase d'acquisition tolérance lorsque les signes immunitaires d'allergie persistent, mais sans symptômes cliniques. Durant cette période, des mécanismes de régulation par des anticorps et/ou des cellules bloquent le déclenchement des symptômes d'allergie. C'est le cas par exemple des enfants qui tolèrent la consommation d'un aliment préalablement responsable d'allergie, alors que les anticorps IgE spécifiques sont encore détectables dans leur sérum et/ou que les tests cutanés à lecture immédiate sont encore positifs. Après quelques mois, voire quelques années, les tests cutanés ne sont plus positifs, et les IgE spécifiques finissent par disparaître au cours du processus de guérison de l'allergie alimentaire.

La polysensibilisation

Il s'agit de la présence chez un individu de tests cutanés positifs ou d'IgE spécifiques sériques vis-à-vis de plusieurs allergènes alimentaires ou respiratoires à la fois. La polysensibilisation n'entraîne pour autant pas de manifestations cliniques contre tous les allergènes positifs. Elle peut être liée à une sensibilisation simultanée à plusieurs allergènes différents (co-sensibilisation). Elle peut parfois s'expliquer par des réactions croisées (présence d'allergènes se ressemblant au sein d'aliments différents ou présence de petites chaînes de sucres semblables sur les protéines de ces aliments). Les dosages d'IgE spécifiques d'allergènes moléculaires permettent aujourd'hui de distinguer ces différentes situations.

La carrière allergique

Également appelée « marche allergique », cette notion désigne l'évolution d'un sujet atopique qui, au cours de sa vie, va présenter une succession d'allergies. Les allergies alimentaires acquises dans l'enfance sont assez souvent transitoires. Dans certains cas, elles persistent et se cumulent pour aboutir à un état de polyallergie. La première manifestation du terrain allergique chez le nourrisson et l'enfant est le plus souvent l'eczéma atopique (ou dermatite atopique). Il peut être lié à une sensibilisation à des aliments. Les allergènes respiratoires sont également impliqués dans l'apparition des lésions d'eczéma dont l'évolution se fait par poussées ou en continu selon la nature de l'allergène et le mode d'exposition. Près de la moitié des enfants ayant présenté un eczéma atopique dans la petite enfance développeront d'autres allergies à l'âge scolaire. La carrière de l'allergique peut comporter des rémissions plus ou moins longues associées à une réapparition des symptômes d'allergie plusieurs années après, à l'âge adulte. Les médecins parlent de trajectoires allergiques.

L'anaphylaxie

Ce terme a été créé par Charles Richet et Paul Portier en 1902 pour décrire la réaction d'allergie immédiate pouvant être fatale. L'anaphylaxie désignait initialement le contraire de la prophylaxie (protection). Ces deux scientifiques avaient en effet tenté d'immuniser un chien contre la toxine d'une méduse, entraînant chez l'animal non pas une réaction de protection contre la toxine mais, au contraire, une réaction allergique fatale. Aujourd'hui, ce terme désigne les réactions d'allergie à manifestations cliniques immédiates, survenant de quelques minutes à deux heures après le contact avec l'allergène (dans de rares cas, jusqu'à huit heures après). Ces réactions allergiques font intervenir, dans la grande majorité des cas, les IgE, les mastocytes et parfois les polynucléaires basophiles. Plus rarement, l'anaphylaxie peut faire intervenir des IgG et d'autres cellules sanguines. Les anaphylaxies sont dites légères, modérées ou sévères selon la gravité des symptômes. Ceux-ci vont de l'urticaire isolée au choc anaphylactique avec arrêt cardio-respiratoire. Plusieurs classifications ont été proposées. La plus utilisée comporte quatre grades (cf. Tab. I en annexe, p. 229).

Les médiateurs de l'allergie immédiate

Plusieurs substances sont libérées par l'organisme en réaction au contact avec l'allergène. Elles ont des effets inflammatoires directs ou favorisent l'inflammation de manière indirecte.

L'histamine est le premier médiateur d'allergie à être libéré. Elle est responsable des manifestations au niveau cutané (rougeurs, démangeaisons) et cardio-vasculaire (accélération et troubles du rythme cardiaque, vasodilatation, chute de la tension artérielle et état de choc). Sa libération brutale lors d'une réaction allergique entraîne des symptômes immédiats : rougeurs, démangeaisons, gonflements, etc. Libérée, sa durée de vie est très courte (3 minutes), car elle est rapidement dégradée, majoritairement par la diamine oxydase et la N-méthyl-transférase, puis par la monoamine oxydase. L'histamine est une petite molécule naturellement présente chez tous les individus et stockée dans les mastocytes et les polynucléaires basophiles. La quantité d'histamine disponible est suffisante, en cas de libération massive, pour entraîner la mort dans un état de choc anaphylactique. C'est un marqueur biologique précoce de la réaction allergique grave. L'histamine est aussi libérée en quantités contrôlées par l'estomac (cellules entérochromaffines) et certaines cellules du cerveau (microglie) pour exercer respectivement des effets physiologiques comme la régulation de la sécrétion acide de l'estomac ou l'état d'éveil.

Les leucotriènes et les prostaglandines sont des médiateurs pro-inflammatoires jusqu'à 1 000 fois plus puissants que l'histamine. Ils amplifient et pérennisent directement les symptômes inflammatoires au niveau de l'organe cible. Ces puissants médiateurs libérés par les mastocytes et les polynucléaires éosinophiles activés entraînent une inflammation durable qui pérennise les manifestations cliniques. Contrairement à l'histamine, les leucotriènes ne sont pas stockés par l'organisme, mais produits après l'activation des mastocytes et des polynucléaires. Les leucotriènes sont des marqueurs de la réaction inflammatoire allergique qu'il est possible de mesurer dans le plasma sanguin ou les urines. Ils sont aussi utilisés en laboratoire dans un test biologique à visée diagnostique de certaines allergies (test de génération de leucotriènes).

La tryptase et la chymase sont des enzymes libérées par les mastocytes lors de leur activation au cours de la réaction allergique. Ces enzymes, qui dégradent certaines protéines (on parle de protéase), jouent vraisemblablement un rôle dans la protection vis-à-vis des venins, comme cela a été observé chez certains animaux. À l'état physiologique, elles interviennent dans la régulation de la coagulation sanguine et du remodelage tissulaire lors des réactions inflammatoires locales. La tryptase est un marqueur biologique de la réaction d'anaphylaxie. Lorsque la tryptase est en permanence élevée, elle est le signe des maladies caractérisées par la prolifération excessive des mastocytes (mastocytoses systémiques).

LES FAUSSES ALLERGIES ALIMENTAIRES

Il s'agit d'un ensemble hétérogène de situations ou de maladies dont les symptômes peuvent faire penser, à tort, à une allergie alimentaire. Les manifestations toxiques (histamine, toxine bactérienne, mycotoxine, etc.) ont pour caractéristique de toucher tous les individus, sans prédisposition particulière. Les manifestations d'intolérance par déficit enzymatique (lactase, saccharase-isomaltase, etc.) ou par phénomène pharmacologique (intolérance aux sulfites, salicylates, benzoates, etc.) touchent des individus ayant une prédisposition génétique ou acquise. Les intolérances alimentaires par déficit enzymatique entraînent des symptômes lors de la consommation d'aliments dont la digestion nécessite l'intervention de cette enzyme.

L'intoxication à l'histamine

La consommation de poisson mal conservé (par exemple du thon frais) est une cause classique de fausse allergie alimentaire (scombroïdose). En cas de rupture de la chaîne du froid, l'histidine présente dans la chair des poissons de la famille des scombéroïdes (thon, maquereau, sardine, par exemple) est transformée en histamine par certaines bactéries. La quantité d'histamine ingérée dépasse les capacités de détoxification de l'organisme. Par conséquent, les personnes ayant ingéré ce poisson extrêmement riche en histamine peuvent présenter des signes de fausse allergie (rougeurs cutanées, maux de tête, vomissements, etc.). La consommation ultérieure du même poisson n'ayant pas subi d'avarie sera bien tolérée.

Les aliments riches en tyramine et histamino-libérateurs

Ces aliments sont susceptibles de déclencher de fausses allergies alimentaires :
– s'ils sont consommés en grande quantité ;
– si plusieurs aliments histamino-libérateurs sont consommés au cours du même repas ;
– s'ils sont consommés en même temps que des aliments naturellement riches en histamine.
Ainsi, des aliments tels que la fraise, le chocolat ou le vin ont des effets histamino-libérateurs. D'autres sont naturellement riches en tyramine ou en histamine (cf. Tab. II en annexe, p. 229). La tyramine est une petite molécule semblable à l'histamine, et qui provoque la libération de l'histamine stockée par les cellules de l'organisme.

Le déficit en diamine oxydase

La diamine oxydase (DAO ou histaminase) est la principale enzyme permettant de dégrader l'histamine alimentaire dans le tube digestif. Elle est fabriquée par les cellules du revêtement intestinal, par le rein et par le placenta. L'action de la DAO est diminuée par la consommation d'alcool, de conservateurs alimentaires présents dans les charcuteries (nitrites et nitrates) et de certains médicaments (inhibiteurs de la monoamine oxydase : IMAO). Le déficit en DAO peut apparaître au cours du temps et s'accompagne de symptômes d'intolérance à l'histamine, comme l'urticaire chronique ou les maux de tête. Dans certains cas, le déficit est lié à un auto-anticorps dirigé contre la DAO dont il bloque l'activité. Il s'agit alors d'une réaction immunitaire contre soi.

Le déficit en alcool déshydrogénase

Ce déficit, fréquent chez les personnes d'origine asiatique, entraîne une forme d'intoxication rapide lors de l'ingestion d'alcool, se traduisant par des rougeurs du visage et du cou, des vomissements et des maux de tête. Ces symptômes précoces résultent de l'impossibilité de l'organisme à métaboliser l'alcool en raison de ce déficit enzymatique d'ordre génétique.

Le syndrome d'activation mastocytaire

Les mastocytoses sont un groupe hétérogène de maladies rares, non allergiques, caractérisées par une prolifération anormale de mastocytes et leur accumulation dans la peau et les organes, ainsi que leur activation autonome et non régulée. Le syndrome d'activation mastocytaire se caractérise par des symptômes similaires sans que l'on puisse mettre en évidence une prolifération anormale de mastocytes. La libération excessive de médiateurs mastocytaires est responsable des symptômes qui peuvent concerner tous les organes et varier chez le même individu dans le temps. Au niveau digestif, les patients se plaignent de douleurs, de troubles du transit (diarrhées et/ou constipation), de nausées, vomissements, ballonnements et flatulences. Au niveau cutané, les patients peuvent présenter des rougeurs, urticaire, angio-œdème. Cette activation mastocytaire fait suite à une mutation acquise qui dérègle l'activité du « récepteur c-Kit » présent à leur surface. L'activation permanente et non régulée de ce récepteur induit un signal d'auto-activation. Ainsi, des aliments, des médicaments, ou des stimuli physiques (frottement, chaud, froid, etc.) activent les mastocytes qui vident le contenu de leurs granules riches en médiateurs de l'inflammation.

Le diagnostic repose sur l'association de certains symptômes et leur répétition. En cas de lésion cutanée (urticaire pigmentaire), une biopsie cutanée confirmera l'infiltration des tissus cutanés par les mastocytes. La fibroscopie haute et basse peut être utile pour éliminer d'autres pathologies. Les biopsies révèlent la présence de mastocytes exprimant le marqueur CD117. Le dosage de la tryptase sérique est élevé dans les mastocytoses mais souvent normal dans le syndrome d'activation mastocytaire. C'est surtout la recherche de la mutation génétique (D816V) qui confirme le diagnostic. Le traitement repose sur des antihistaminiques anti-H1 et anti-H2 et des stabilisateurs des mastocytes (cromoglycate de sodium).

L'intolérance au lactose

Le lactose est un sucre composé présent dans le lait des mammifères. Les laits de vache, de chèvre et de brebis en contiennent entre 40 et 50 g par litre, alors que le lait maternel en contient environ 70 g par litre. Le lactose est composé de l'assemblage de deux sucres simples : le glucose et le galactose. Pour être absorbé au niveau intestinal, le lactose doit être au préalable scindé par la lactase, une enzyme fabriquée par les cellules de la bordure interne de l'intestin. En cas de déficit d'activité de cette enzyme, le lactose apporté par l'alimentation (le lait et certains laitages) est métabolisé par les bactéries naturellement présentes dans le côlon. Le déficit en lactase est responsable de troubles digestifs de type diarrhées ou selles molles, de douleurs abdominales et de gaz issus de la fermentation du lactose par les bactéries du côlon.

Ce déficit est le plus souvent acquis au cours de l'âge car la lactase est génétiquement programmée pour cesser de fonctionner chez l'adulte. Un nourrisson peut métaboliser environ 60 g de lactose par jour, soit un litre de lait. Selon l'origine ethnique, l'activité de la lactase diminue plus ou moins rapidement ou persiste. À quelques exceptions près, le déficit en lactase est ainsi très fréquent parmi les populations asiatique et africaine (jusqu'à 90 % de la population). Il est rare dans la population européenne autochtone d'âge adulte (3 à 15 % en Europe du Nord et 50 % en Europe du Sud). Le gène régulateur de la lactase se transmet selon un mode récessif non lié au sexe. En Europe, une sélection naturelle s'est faite au profit des porteurs de gènes mutants dont l'activité persiste à l'âge adulte, alors que le déficit primaire en lactase touche environ 70 % de la population mondiale.

Même si elle est rare en France, l'intolérance au lactose peut être observée chez l'enfant, le plus souvent après l'âge de cinq ans. Le déficit congénital en lactase est très rare et se manifeste dès la naissance par des diarrhées persistantes. Une intolérance transitoire au lactose est plus fréquente chez le nourrisson suite à une gastro-entérite infectieuse qui altère le fonctionnement du revêtement intestinal fabriquant cette enzyme. L'intolérance au lactose ne doit pas être confondue avec l'Allergie aux protéines de lait de vache (APLV), que nous nous évoquons dans le chapitre 4, consacré aux principaux allergènes alimentaires (voir p. 85).

Le diagnostic d'intolérance au lactose est suspecté lorsque des symptômes typiques apparaissent après la consommation de lait ou de laitages, et sont améliorés par un régime d'éviction. Le diagnostic de certitude est posé à partir du test à l'hydrogène exhalé après l'absorption de lactose. Il s'agit de consommer une dose de lactose adaptée à l'âge (de 25 à 50 g chez l'adulte) et diluée dans de l'eau, puis de mesurer toutes les demi-heures l'hydrogène présent dans l'air expiré, reflet de la dégradation par les bactéries intestinales du lactose non digéré du fait de l'absence de lactase. Une augmentation de plus de 20 ppm par rapport à la valeur de base est considérée comme positive, ou trois pics successifs d'augmentations de 12 ppm. Il est demandé au patient de noter les signes fonctionnels ressentis pendant la durée du test (quatre heures). Un autre test diagnostique peu utilisé consiste à mesurer l'augmentation de la glycémie après l'ingestion d'une certaine quantité de lactose. Il existe enfin un test génétique pratiqué sur un prélèvement sanguin, visant à identifier la présence du gène mutant (LCT-13910CC). Son exécution est soumise à des conditions particulières.

Dans la majorité des cas, les intolérants au lactose peuvent contrôler leurs symptômes en évitant simplement de consommer du lait et certains laitages riches en lactose, en particulier lorsqu'ils sont à jeun (cf. Tab. III donné en annexe, p. 230). La consommation d'une faible quantité de lactose (jusqu'à 12 g par jour) peut être tolérée, en particulier sous forme fractionnée et accompagnée d'autres aliments. Le lait appauvri en lactose est souvent bien toléré, car les symptômes dépendent de la quantité de lactose ingérée et de l'activité résiduelle de l'enzyme qui digère le lactose. Une autre solution consiste à prendre de la lactase d'origine bactérienne sous forme de gélules (des compléments alimentaires tels que Lactose-OK, Lactase-enzyme, Lactrase, ou Lactibiane) à avaler une demi-heure avant le repas. Les allergiques, eux, le sont aux protéines du lait et ne peuvent donc pas consommer de lait allégé en lactose. Il n'existe pas d'allergie au lactose.

Certaines personnes se disent intolérantes à de très faibles doses de lactose. Elles suivent un régime en éliminant la moindre trace dans l'alimentation, y compris dans les médicaments, sachant que plus de 3 000 d'entre eux en contiennent comme excipient. Cette « lactophobie » est parfois paradoxale chez des personnes qui, par ailleurs, peuvent tolérer les laitages de chèvre ou de brebis, qui pourtant en contiennent. Des tests en aveugle d'ingestion de lait avec et sans lactose ont montré que les symptômes n'étaient pas liés à la présence de ce sucre. Il y a souvent une association avec le syndrome de l'intestin irritable chez les sujets souffrant d'une intolérance subjective au lactose. Ces personnes – susceptibles de refuser le test respiratoire à l'hydrogène qui nécessite l'absorption d'une quantité importante de lactose – peuvent se tourner vers le test génétique de recherche de mutation du gène de la lactase évoqué plus haut.

Il existe également des déficits en d'autres disaccharidases (fructase, saccharase-isomaltase, etc.), responsables de symptômes similaires et impliquant d'autres aliments, comme certains fruits, le miel ou encore des produits contenant du fructose ajouté. Il faut dire que la consommation de fructose a connu une croissance exponentielle ces dernières années. Enfin, pour certains patients, l'intolérance à ces sucres est liée à une colonisation bactérienne chronique de l'intestin grêle (voir p. 30).

L'intolérance aux FODMAPs

L'intolérance aux FODMAPs (*Fermentescible Oligosaccharides, Disaccharides, Monosaccharides And Polyols*) est responsable de troubles digestifs de type ballonnements, flatulences et douleurs abdominales. Il s'agit de sucres simples ou complexes et de substances que nos enzymes digestives ne peuvent pas dégrader, et qui entraînent des fermentations au niveau du côlon. Certains aliments sont riches en FODMAPs (cf. Tab. IV, p. 231), et leur consommation provoque des troubles digestifs non allergiques chez les sujets devenus intolérants en raison d'une flore intestinale fermentative abondante. Certaines céréales comme l'orge et le seigle, et certains légumes comme l'artichaut, l'oignon, le topinambour, le chou, le chou-fleur et le brocoli, sont très riches en sucres de la famille des oligosaccharides (fructane et inuline). Tous les sucres ne sont pas nécessairement impliqués, mais leurs effets peuvent se cumuler. En pratique, il est conseillé d'effectuer un régime pauvre en FODMAPs pendant trois à six semaines, puis de réintroduire les aliments un à un, afin d'identifier celui ou ceux qui sont responsables des symptômes et d'éviter ainsi les évictions inutiles.

La colonisation bactérienne chronique de l'intestin grêle

Elle se manifeste par des symptômes d'intolérance digestive (maux de ventre, flatulences, diarrhées) apparaissant lors de la consommation de certains aliments riches en sucres et pouvant aboutir à des signes de malabsorption intestinale (diarrhée chronique, anémie). La colonisation anormale de l'intestin grêle par des bactéries coliques déclenche des ballonnements et des gaz issus de la métabolisation des sucres apportés par l'alimentation ou libérés lors de la digestion. Le diagnostic est confirmé par le test au glucose qui mesure l'augmentation de l'hydrogène exhalé après la consommation d'une quantité déterminée de glucose (50 g chez l'adulte). Le traitement se fait par antibiothérapie.

POURQUOI LES ALLERGIES AUGMENTENT-ELLES ?

Le nombre d'allergiques n'a cessé d'augmenter depuis plus d'un demi-siècle. La proportion d'allergiques respiratoires, par exemple, atteint environ un quart de la population européenne. Le nombre de personnes souffrant d'asthme a beaucoup augmenté au cours du siècle dernier, passant de moins de 1 % chez les personnes nées avant 1930 à plus de 8 % chez les personnes nées en 1990. Les allergies alimentaires ont augmenté en parallèle, en nombre comme en sévérité. En Grande-Bretagne, entre 1990 et 2004, le nombre d'admissions hospitalières pour anaphylaxie par allergie alimentaire a été multiplié par cinq, et le nombre de prescriptions pour anaphylaxie a été multiplié par douze durant la même période. Une étude de 2015 aux États-Unis (Illinois) a montré une tendance similaire, avec une augmentation de 30 % des admissions aux urgences pour allergie alimentaire grave entre 2008 et 2012 chez les enfants et adolescents âgés de moins de dix-neuf ans.

Cette augmentation pourrait être liée, selon la théorie du Dr David Strachan (St George's University of London, 1989), à l'amélioration excessive de l'hygiène dans les pays du Nord et à la réduction de la taille des fratries. Le mode de vie occidental a entraîné, depuis un siècle, l'abandon de la vie à la campagne et un afflux de population vers les villes. La lutte contre les maladies infectieuses transmissibles a vu le développement de pratiques nouvelles comme la stérilisation des aliments (appertisation), la pasteurisation du lait, l'alimentation pédiatrique moderne. La diminution de la mortalité infantile s'est faite grâce à la vaccination, mais aussi grâce aux nouvelles règles de puériculture. L'hygiène excessive qui entoure la naissance et la vie des nourrissons, durant leur première année en particulier, prive l'organisme du contact avec certaines bactéries nécessaires à la bonne orientation du système immunitaire vers la tolérance des allergènes de l'environnement, qu'ils soient alimentaires ou respiratoires. Ainsi, les enfants nés par césarienne dans un environnement stérile ont davantage de risque d'allergie que ceux nés par voie naturelle. En effet, ils sont privés des bactéries utiles récoltées par le bébé au moment de son passage dans la filière génitale. L'allaitement artificiel, la stérilisation des tétines et des biberons, les aliments en petits pots stériles et l'asepsie excessive réduisent le contact du système immunitaire avec des bactéries en majorité inoffensives et entraîne la colonisation du tube digestif du nourrisson par une flore bactérienne peu diversifiée, anormale, favorisant ainsi l'orientation vers les maladies allergiques. À cela s'ajoutent la pollution atmosphérique, le tabagisme maternel pendant la grossesse et le tabagisme passif, qui sont également des facteurs de risque d'allergie.

À l'inverse, le fait de grandir dans une ferme, à proximité d'animaux domestiques, et de boire du lait non pasteurisé constitue un facteur de protection contre le développement des maladies allergiques.

De même, l'usage intempestif d'antibiotiques dès les premières infections ORL ou bronchiques bouleverse l'équilibre de la flore intestinale, si important pour le développement harmonieux de l'immunité. L'utilisation jusqu'à ce jour en France de la pholcodine, antitussif prescrit chez l'enfant et l'adulte, n'est plus justifiée. Ce médicament est en effet susceptible d'entraîner un emballement de la réponse immunitaire de type IgE, celle-là même qui est impliquée dans les allergies à manifestations immédiates. Plusieurs pays d'Europe ont pris la décision d'interdire la pholcodine ces dernières années car elle favoriserait la sensibilisation à certains médicaments utilisés en anesthésie générale (curarisants). D'autres perturbateurs de l'immunité ont été identifiés : il s'agit essentiellement de biocides qu'on rencontre dans certains produits d'hygiène ou dans certains aliments, et de pesticides résiduels présents dans les aliments que nous consommons. Le triclosan, par exemple, est un biocide largement utilisé comme agent conservateur dans les dentifrices, savons, déodorants, fonds de teint, etc. Depuis le 30 octobre 2014, la Commission européenne l'a interdit dans les mousses et gels de rasage en raison des risques de perturbations endocriniennes et cardiaques, mais pas dans les autres produits d'hygiène. Or, plusieurs travaux ont bien montré que le triclosan peut favoriser l'allergie. Les résidus d'autres pesticides dans l'alimentation pourraient jouer un rôle délétère sur l'équilibre de la flore intestinale et faciliter le développement de maladies allergiques ou auto-immunes. Le glyphosate, pesticide largement utilisé dans les cultures de céréales, a été incriminé dans l'altération du revêtement intestinal avec comme conséquence possible l'apparition d'une intolérance au gluten (maladie cœliaque chez les personnes génétiquement prédisposées).

QUELLE EST LA PART DE L'HÉRÉDITÉ ET CELLE DE L'ENVIRONNEMENT ?

La plupart des maladies allergiques surviennent sur un terrain génétique qui favorise leur apparition. Cette prédisposition familiale, donc héréditaire, à développer des maladies allergiques est dite « atopique », qui signifie « sans lieu », terme proposé en 1923 par Arthur Coca et Robert Cooke. Ces maladies allergiques apparaissant sur un terrain atopique sont les allergies alimentaires de l'enfant, l'eczéma atopique, la rhinite et l'asthme allergiques. Mais des maladies allergiques peuvent aussi apparaître en l'absence de terrain génétique favorable. C'est le cas des allergies aux médicaments, aux venins d'hyménoptères (guêpes, abeilles, etc.). Enfin, de plus en plus de nourrissons nés de parents non atopiques présentent des allergies provoquées par le simple fait de naître et de grandir dans un pays au mode de vie occidental. C'est dire le rôle de l'environnement, certainement tout aussi important que celui de l'hérédité. Les données scientifiques récentes montrent la façon dont l'environnement interagit avec nos gènes pour en modifier le fonctionnement : c'est le champ d'étude de l'épigénétique.

QUELLE EST LA PART DU STRESS ?

Certaines personnes suspectent le rôle déclenchant ou favorisant du stress dans leur allergie alimentaire. Le stress est un est un facteur déclenchant dans certaines situations ou un cofacteur pouvant potentialiser des manifestations pathologiques. Il peut également potentialiser l'effet nocebo, phénomène par lequel des symptômes ou des effets indésirables sont perçus par une personne qui prend une substance neutre ou inactive, sans le savoir, mais qui est persuadée que ses symptômes sont en rapport avec la prise de cette substance. Le rôle délétère du stress chez certaines personnes dans les réactions adverses aux aliments est clairement démontré au cours des tests de provocation en double aveugle. La prise d'une dose placebo (c'est-à-dire une dose ne contenant pas l'aliment incriminé) peut engendrer des symptômes chez certains sujets. Le stress est aussi reconnu comme cofacteur d'anaphylaxie.

Des études expérimentales sur l'intestin humain (jéjunum) ont montré que le stress induit une activation des mastocytes de la muqueuse intestinale, ce qui peut contribuer à accroître le risque d'allergie alimentaire. De plus, la phobie de la réaction allergique est susceptible de provoquer un stress permanent chez l'allergique alimentaire.

En revanche, il ne faut pas faire croire à une personne souffrant d'allergie alimentaire sévère que le fait de vaincre sa phobie fera disparaître son allergie, comme le prétend la méthode NAET (*Nambudripad's Allergy*

Elimination Technique). Le médecin indien, le Dr Devi Nambudripad, qui vit en Californie, inventeur de cette méthode, est un chiropracteur-acupuncteur. Elle considère l'allergie comme une réponse inadaptée de l'individu à une simple perception dictée par le cerveau et consécutive au blocage d'énergie lié à la rupture de l'équilibre dans les méridiens du corps. La méthode NAET, qui se veut au carrefour des médecines allopathiques et orientales, de la kinésiologie et de la diététique, ignore totalement le fondement immunologique de la réaction allergique.

PEUT-ON DÉVELOPPER UNE ALLERGIE ALIMENTAIRE À TOUT ÂGE ?

Les allergies alimentaires sont plus fréquentes chez l'enfant, mais peuvent apparaître à tout âge suite à une rupture de la tolérance immunologique vis-à-vis d'un aliment.
À la différence des allergies alimentaires de l'enfant qui sont liées à une sensibilisation directe à l'aliment (allergie alimentaire de type 1), l'allergie alimentaire chez l'adulte se fait le plus souvent par voie indirecte (allergie alimentaire de type 2). C'est une allergie respiratoire qui est, dans ce cas, responsable de l'apparition secondaire de l'allergie alimentaire, par réaction croisée avec un allergène respiratoire. Une sensibilisation directe aux allergènes spécifiques de l'aliment est aussi possible chez l'adulte.
On citera quelques cas anecdotiques d'allergie alimentaire acquise suite à une greffe de moelle ou à une transplantation d'organe. Ainsi, une allergie alimentaire transitoire a été décrite chez une femme de quatre-vingts ans qui avait reçu une transfusion de plasma frais congelé d'un donneur fortement allergique à l'arachide.

L'ALLERGIE ALIMENTAIRE CHEZ L'ENFANT

L'allergie alimentaire concerne actuellement 3 à 4 % de la population générale. Elle est plus importante chez l'enfant, atteignant 7 à 8 %. La majorité des allergies alimentaires de l'enfant guérit naturellement et disparaît avant l'âge de six ans. D'autres, cependant, perdurent toute la vie. Les premiers allergènes puissants que rencontre un nourrisson sont les allergènes alimentaires (protéines de lait de vache, d'œuf, de blé, de poisson, etc.). Les premières allergies à s'exprimer chez le nourrisson sont les allergies alimentaires, bien avant les allergies respiratoires. Les symptômes d'allergie alimentaire peuvent être à cet âge facilement identifiés (urticaire, angio-œdème, choc anaphylactique, etc.). Les manifestations cliniques très discrètes peuvent passer inaperçues, et ce n'est parfois qu'à l'apparition de manifestations respiratoires que le diagnostic d'allergie est posé et que le terrain allergique est identifié.

— L'ALLERGIE ALIMENTAIRE CHEZ L'ADULTE —

Les allergies alimentaires qui persistent jusqu'à l'âge adulte peuvent donner des manifestations cliniques graves, mais c'est aussi le cas de certaines allergies apparues à l'âge adulte. La gravité n'est pas corrélée à l'ancienneté de l'allergie, ni à la concentration des IgE spécifiques vis-à-vis de l'aliment en cause. Certains aliments sont plus souvent responsables de réactions graves d'allergie (cf. Tab. V, p. 231). La gravité de la réaction allergique dépend de la nature de l'allergène moléculaire en cause (ex. : les protéines de stockage des graines), de sa résistance à la dénaturation par la cuisson et la digestion, de la quantité d'allergène dans l'aliment ingéré, de l'existence de cofacteurs favorisants. Parmi les cofacteurs connus : l'exercice physique (échauffement), la prise concomitante d'anti-inflammatoires non-stéroïdiens (AINS) ou d'un médicament anti-acide inhibiteur de la pompe à protons (IPP). Chez l'adulte, c'est aussi la consommation d'alcool qui augmente l'absorption intestinale et le risque de réaction allergique grave. Chez les adultes traités par bêtabloquant, la réaction allergique peut être plus grave en raison du blocage de certains récepteurs, ce qui réduit l'efficacité du traitement d'urgence par l'adrénaline injectable.

UNE ALLERGIE ALIMENTAIRE PEUT-ELLE DISPARAÎTRE ?

Cela dépend de l'aliment en cause et de l'âge de début de l'allergie alimentaire. Les allergies alimentaires qui apparaissent très tôt (lait de vache, œuf...), c'est-à-dire chez le nourrisson, disparaissent plus facilement que les allergies plus tardives. Elles se résolvent dans les mois ou les années qui suivent leur découverte et la mise en place d'un régime d'éviction non strict. Plus la décroissance des IgE spécifiques de l'aliment est rapide, plus tôt sera acquise la tolérance à cet aliment. Certaines allergies non IgE-dépendantes (eczéma atopique, syndrome d'entérocolite aux protéines alimentaires, etc.) disparaissent après quelques mois ou quelques années d'évolution.

Environ 80 % des allergies immédiates aux protéines de lait de vache guérissent avant l'âge de deux ans et plus de 95 % avant l'âge de six ans. À l'âge de dix ans, plus de 98 % des allergies aux protéines de lait de vache sont guéries. Seuls 2 % des adolescents gardent une forme persistante d'allergie au lait de vache et environ 1 % des adultes. Dans ce cas, les IgE spécifiques restent souvent élevées, et particulièrement les IgE anti-caséines, considérées comme un marqueur d'allergie persistante.

Au moins 50 % des allergiques à l'œuf (surtout au blanc) tolèrent l'œuf à l'âge de deux ans et plus de 80 % avant l'âge de six ans. Chez le grand enfant et l'adulte, l'allergie à l'œuf persiste dans moins de 5 % des cas.

Les allergies immédiates au poisson, au kiwi, à l'arachide et à la noix de cajou sont le plus souvent persistantes jusqu'à l'âge adulte. Cependant, de 10 à 20 % de ces allergies alimentaires peuvent disparaître spontanément au cours de l'enfance.

PEUT-ON PRÉVENIR L'ALLERGIE ALIMENTAIRE ?

On distingue classiquement trois niveaux de prévention.

La prévention primaire a pour objectif d'éviter l'apparition de l'allergie alimentaire. Les recommandations qui avaient été données il y a quelques années de retarder l'introduction des aliments potentiellement allergisants chez les nourrissons à risque, c'est-à-dire ceux qui ont des parents atopiques, se sont révélées inefficaces, voire délétères. Une évaluation objective a montré que, chez les enfants à risque, le nombre d'enfants qui devenaient allergiques était plus important lorsque l'introduction de l'aliment avait été retardée (après l'âge de douze mois), comparé aux enfants à risque chez lesquels l'aliment en question avait été introduit précocement (avant douze mois).

La sensibilisation à un aliment pouvant débuter *in utero*, il était légitime de penser qu'une éviction des aliments potentiellement allergisants (par exemple l'arachide) pourrait prévenir l'apparition ultérieure de l'allergie chez l'enfant. Une étude de groupes parallèles de femmes enceintes, les unes suivant un régime d'éviction de l'arachide, les autres n'en suivant pas, a démontré que cette mesure de prévention n'était pas efficace pour prévenir l'allergie à l'arachide chez l'enfant.

Une autre étude a comparé des enfants âgés de moins de douze mois présentant des tests cutanés positifs à l'arachide. Évalués par un test de provocation orale à l'âge de cinq ans, le groupe d'enfants qui a consommé régulièrement au moins 6 g d'arachide par semaine avait trois fois moins d'allergies à l'arachide que le groupe ayant suivi un régime d'éviction. Par conséquent, l'introduction précoce des aliments les plus allergisants diminue le risque de survenue d'une allergie à ces aliments, comparée à leur introduction retardée. Ces études préconisent ainsi d'introduire de façon précoce, dès la diversification alimentaire, les allergènes réputés dangereux dans le but de favoriser l'acquisition de tolérance à ces aliments.

La prévention secondaire a pour but de prévenir la récidive des manifestations d'allergie alimentaire. Elle repose sur l'éducation thérapeutique du patient allergique. Celui-ci doit savoir identifier le ou les aliments à éviter sous toutes les formes possibles, ainsi que les dénominations diverses dans la liste des ingrédients des produits. Il doit savoir reconnaître les signes de gravité, porter sur lui une trousse d'urgence adaptée et être capable d'utiliser les médicaments qu'elle contient. Cet apprentissage se fait par étapes lors des consultations avec l'allergologue ou en groupe dans les établissements qui disposent d'un service d'éducation thérapeutique.

La prévention tertiaire vise à empêcher les complications liées à l'évolution de la maladie. Comme toute maladie chronique, l'allergie alimentaire peut entraîner des risques de carences liés à un régime alimentaire déséquilibré. Ces carences peuvent, en particulier, avoir un retentissement sur la croissance ou sur le développement de l'enfant. Le recours à une diététicienne pour l'établissement des repas est recommandé, ainsi que la prescription, si besoin, de compléments alimentaires, vitamines et sels minéraux. Parfois, on constate l'apparition de troubles du comportement alimentaire (de type phobie alimentaire). Enfin, dans certains cas, il faudra veiller à prévenir les risques inhérents à l'usage inapproprié de certains médicaments anti-allergiques utilisés au long cours (dermocorticoïdes) ou de façon récurrente (corticoïdes oraux).

— QU'EST-CE QU'UNE ALLERGIE CROISÉE ? —

L'allergie croisée se caractérise par l'apparition de symptômes suite à la consommation d'un aliment qui n'est pas directement cause de l'allergie mais qui comporte un allergène qui *ressemble* à un autre allergène respiratoire auquel le sujet est sensible.

Un exemple typique est l'allergie croisée entre le pollen de bouleau et la pomme, qui se manifeste par des démangeaisons buccales lors de la consommation de pommes fraîches. Les allergies croisées s'observent aussi entre des allergènes respiratoires et des aliments d'origine animale (par exemple une allergie croisée acariens et crustacés). Certaines sont plus fréquentes que d'autres car l'allergène respiratoire impliqué dans la réaction croisée est un allergène majeur reconnu par la majorité des allergiques (ex. : sensibilisation à l'allergène majeur du pollen de bouleau : Bet v 1). D'autres sont plus rares (ex. : sensibilisation à l'allergène mineur du pollen de cyprès, peamacléine). Le tableau VI en annexe (p. 232) en donne quelques exemples.

L'allergie croisée n'est pas systématique. On en distingue trois niveaux.

Les réactions croisées au niveau des tests sanguins : c'est le cas notamment lorsque les résultats des dosages d'IgE spécifiques indiquent des positivités simultanées à des pneumallergènes et à des aliments ayant des allergènes communs.

Les réactions croisées au niveau des tests cutanés : c'est la positivité simultanée des prick tests cutanés à un allergène respiratoire et à un aliment ayant des allergènes communs.

L'allergie croisée : c'est l'apparition de symptômes suite à la consommation d'un aliment, en raison de la présence d'une allergie respiratoire (au pollen de bouleau ou aux acariens, par exemple) ou d'une allergie d'un autre type (une allergie au latex, par exemple).

La fréquence de ces trois niveaux suit un ordre décroissant : on observe ainsi plus de réactions croisées avec les résultats de laboratoire qu'avec les prick tests cutanés car, dans les tests sanguins, les IgE peuvent plus facilement se lier aux allergènes présentant des ressemblances. Avec les prick tests cutanés, ces mêmes IgE fixées aux cellules de la peau ne permettent pas aussi facilement la reconnaissance des allergènes impliqués dans les réactions croisées. Enfin, même lorsque les prick tests indiquent une réaction croisée entre un pneumallergène et un aliment, celle-ci n'implique pas forcément une allergie croisée en cas de consommation de l'aliment en question. En réalité, seule une partie des réactions croisées mises en évidence par des tests sanguins ou par des prick tests cutanés se traduira par des symptômes. Sans la présence de symptômes, les résultats des dosages d'IgE spécifiques et les prick tests cutanés positifs ne suffisent pas à recommander l'éviction alimentaire. Cette situation n'est cependant pas définitive et peut évoluer dans le temps. Des aliments identifiés positifs (par réaction croisée avec un pneumallergène), et initialement bien tolérés, peuvent ne plus l'être après quelques mois ou quelques années d'évolution. Inversement, suite à la disparition de la sensibilisation (cas du patient allergique à un pollen qui change de région ou de pays) ou à l'issue d'un traitement de désensibilisation pour des pneumallergènes (pollens), des aliments préalablement non tolérés par réaction croisée peuvent à nouveau être consommés sans symptômes. Mais la guérison de l'allergie croisée n'est pas systématique et nous ne disposons pas de marqueur prédictif de son évolution.

Quelques exemples classiques permettent de bien comprendre les réactions croisées.

L'allergie croisée pomme-bouleau : elle se rencontre chez les allergiques au pollen de bouleau (famille des Bétulacées) qui ne tolèrent plus la consommation de noisettes fraîches ou de fruits crus de la famille des Rosacées (pommes, poires, pêches, prunes, cerises, abricots, etc.). Les allergies alimentaires croisées noisette/bouleau et pomme/bouleau sont les plus fréquentes en Europe du Nord selon l'étude Europreval. C'est la sensibilisation par voie respiratoire à l'allergène majeur, appelé Bet v 1, du pollen de bouleau (et des arbres de la famille des Bétulacées) qui entraîne chez certains patients une rupture de tolérance vis-à-vis d'un nombre progressivement croissant de fruits crus de la famille des Rosacées.

Le premier fruit à déclencher des symptômes oro-pharyngés lors de sa consommation est le plus souvent la pomme, car la ressemblance entre l'allergène majeur du pollen de bouleau Bet v 1 et l'allergène majeur de la pomme (*Malus domesticus*) appelé Mal d 1 est de l'ordre de 60 %. Les manifestations sont habituellement bénignes, de type démangeaisons buccales et pharyngées, parfois gonflement des lèvres. Il s'agit du syndrome d'allergie orale correspondant à une forme d'urticaire local, déclenchée par le contact de l'aliment avec la muqueuse oro-pharyngée. Les réactions restent limitées à la bouche et à la gorge, et sont rarement graves, car l'allergène Mal d 1 est facilement détruit par la digestion. La seconde caractéristique de ces réactions d'allergie locale est qu'elles n'apparaissent qu'avec les fruits crus et ne se manifeste plus lors de la consommation de fruits cuits. En effet, l'allergène alimentaire en cause est dénaturé par la cuisson à plus de 80 °C en quelques minutes. La troisième caractéristique de cette allergie croisée est qu'avec les années, et donc les saisons polliniques, le cercle des aliments concernés s'élargit de plus en plus, touchant progressivement d'autres familles de fruits comme le kiwi (Actinidiacées), la figue (Moracées), la banane (Musacées), etc., qui contiennent tous des allergènes ressemblant à celui du bouleau. Des légumes crus peuvent également être concernés, comme la carotte, le céleri, le poivron, la tomate, des légumineuses comme le soja et l'arachide, ainsi que des fruits à coque comme la noisette, l'amande et la noix.

Certains patients décrivent des fluctuations saisonnières de leurs allergies croisées, avec une diminution, voire une tolérance à certains fruits crus en automne et hiver, et une récidive des symptômes au printemps et à l'été. Ces fluctuations reflètent probablement la concentration des IgE spécifiques anti-pollen de bouleau, dont la fabrication augmente pendant la saison pollinique.

Enfin, certains patients sont souvent étonnés de pouvoir consommer sans présenter de symptômes des pommes cueillies sur l'arbre du jardin, alors que les pommes du commerce déclenchent un syndrome d'allergie orale. L'explication a été donnée par les travaux sur le mûrissement et la conservation industrielle des fruits destinés à la vente. L'allergène Mal d 1 de la pomme impliqué dans le syndrome d'allergie orale est – comme son équivalent Bet v 1 dans le pollen de bouleau – une protéine de défense appartenant à la famille PR10, une des quatorze familles de protéines de défense des plantes. Cette protéine de défense est faiblement présente dans le fruit lorsque celui est encore sur l'arbre. Après la cueillette, le fruit encore vivant doit se défendre contre les agressions que constituent les moisissures et les bactéries afin de rester le plus longtemps intact. D'autres facteurs comme le dessèchement ou le stockage à basse température dans les chambres froides entraînent une synthèse accrue de ces protéines de défense. Par conséquent plus le fruit est arrivé à maturité ou plus longtemps il a été stocké après sa cueillette, plus sa teneur en allergène Mal d 1 est élevée, et plus le risque de déclenchement de symptômes est important.

L'augmentation de la productivité agricole a nécessité de faire une sélection d'espèces résistant aux maladies. La golden delicious et la granny smith, par exemple, sont très résistantes car elles produisent davantage de protéines de défense que les pommes rustiques plus fragiles. Aujourd'hui, la moitié des pommes consommées en France sont des golden.

Contrairement à ce que l'on pourrait penser, consommer des fruits issus de l'agriculture biologique ne diminue pas le risque de manifestations allergiques. Comme l'a montré une équipe de chercheurs de Toulouse, la teneur en protéines de défense est plus élevée dans les fruits bio que dans les fruits traités par pesticides. En effet, lorsque les arbres sont traités, les fruits ont moins besoin de produire des protéines de défense que lorsqu'ils ne le sont pas, comme c'est le cas avec les cultures biologiques.

Les allergies croisées peuvent toucher des aliments d'origine animale comme les crustacés ou les viandes de mammifères. Elles sont toutefois plus rares car, dans le cas des allergies croisées acariens-crustacés et porc-chat, par exemple, il s'agit d'allergènes mineurs. Dans le cas de l'allergie croisée acariens-crustacés, l'allergène impliqué est la tropomyosine. C'est une protéine de structure musculaire, allergène mineur de l'acarien, présente chez les mollusques terrestres et marins, chez les céphalopodes (calamar, seiche, etc.), chez les blattes, ainsi que chez certains vers parasites (*Anisakis simplex*, *Ascaris*, etc.).

Dans le cas de l'allergie croisée porc-chat, l'allergène en cause serait l'albumine, protéine majoritaire du sérum également présente dans la viande de porc. L'albumine est aussi un allergène mineur du chat, auquel certains allergiques au chat peuvent se sensibiliser. Par la suite, la consommation de viande de porc, mais parfois aussi d'autres viandes de mammifères (bœuf, agneau, etc.), peut déclencher des manifestations d'anaphylaxie, en particulier s'il existe des cofacteurs associés (efforts physiques, alcool, etc.). Cette allergie croisée porc-chat est à distinguer d'une nouvelle forme d'allergie aux viandes de mammifères liée à la sensibilisation à l'alpha-Gal. Il s'agit d'un assemblage de sucres présent à la surface de presque toutes les cellules de l'organisme des mammifères non primates. La sensibilisation à ce sucre apparaît le plus souvent après des morsures répétées de tiques dures des genres *Ixodès, Dermacentor*, etc. Il faut noter que plusieurs patients souffrant d'une allergie croisée porc-chat se sont révélés allergiques à l'alpha-Gal.

_ QUELLE EST LA DIFFÉRENCE ENTRE ALLERGIE ET INTOLÉRANCE ALIMENTAIRE ? _

Les intolérances alimentaires regroupent plusieurs pathologies dont certaines sont liées à des déficits enzymatiques congénitaux ou acquis, à des phénomènes pharmacologiques ou au microbiote intestinal. L'allergie implique toujours un mécanisme immunologique, qu'il soit IgE ou non IgE-dépendant, contrairement aux intolérances qui reposent toujours sur des mécanismes non immunologiques. Certaines intolérances alimentaires peuvent provoquer des symptômes ressemblant à ceux de l'allergie. Ces intolérances sont traitées en détail avec les « fausses allergies ».
Les personnes atteintes de maladie cœliaque ne tolèrent pas le gluten, mais il s'agit d'une maladie auto-immune qui ne devrait pas être classée avec les autres intolérances, puisqu'elle est basée sur une réaction immunologique, même si ce n'est pas une allergie.

Chapitre 2

De la suspicion au diagnostic

QUE FAIRE QUAND ON PENSE ÊTRE ALLERGIQUE À UN ALIMENT ?

Selon plusieurs enquêtes, un nombre important de personnes (6 à 7 % en moyenne) dit présenter une allergie alimentaire, alors que la fréquence est en réalité de l'ordre de 3 à 4 % si l'on s'appuie sur l'histoire clinique du sujet, la présence d'une sensibilisation (par des tests cutanés et/ou des IgE spécifiques positifs) ou d'un test de provocation orale positif. La proportion d'allergie alimentaire déclarée est encore plus élevée lorsque les parents sont interrogés à propos de leurs enfants. Cette surévaluation est liée à une mauvaise interprétation de certains symptômes. Les suspicions d'allergie s'accompagnent parfois d'une éviction stricte de l'aliment, rarement justifiée, ou d'une consommation modérée, ce qui est paradoxal.
Ces allégations d'allergie alimentaire reposent souvent sur plusieurs symptômes non compatibles avec les manifestations cliniques de l'allergie. Seul un diagnostic précis, s'appuyant sur des critères rigoureux et établi par un allergologue ou tout médecin compétent en allergologie, est pertinent. Le diagnostic nécessite, d'une part un interrogatoire recherchant, outre une histoire clinique compatible, des antécédents personnels et familiaux d'allergie permettant d'établir l'existence d'un terrain atopique, d'autre part, la mise en évidence d'une sensibilisation IgE-dépendante (prick tests

et/ou IgE spécifiques) ou, dans certains cas, non IgE-dépendante (patch tests si applicables). Le diagnostic repose sur la concordance entre une histoire clinique compatible et la présence d'une sensibilisation à l'aliment qui confirme le caractère immunologique des manifestations cliniques. Les symptômes doivent se reproduire à chaque ingestion ou contact avec l'aliment suspect selon une relation temporelle particulière (délai exposition-symptômes). Certaines allergies alimentaires ne se manifestent qu'en présence d'un cofacteur (exercice physique, alcool, médicament inducteur, etc.). En cas d'arguments insuffisants pour poser le diagnostic, le médecin peut proposer un test de provocation orale en milieu hospitalier (ou clinique). Si le test est positif, celui-ci permet de déterminer le seuil de réactivité à l'aliment. Dans certaines situations, le médecin peut recourir à des moyens biologiques pour affirmer la nature allergique des symptômes (tests d'activation cellulaire, recherche d'éosinophiles dans les biopsies, autres marqueurs biologiques d'allergie).
Dans le but d'écarter les évictions abusives et souvent inutiles, voire délétères, surtout pour un enfant, une démarche diagnostique optimise la prise en charge. Consulter à ce sujet le site professionnel DiagnosticAllergie.fr. Des recommandations ont aussi été élaborées à l'intention des médecins par l'Académie européenne d'allergologie et d'immunologie clinique (*Food Allergy and Anaphylaxis Guidelines*).

L'ENQUÊTE ALIMENTAIRE

Parfois, l'aliment suspect n'est pas facilement identifiable. Plusieurs aliments, appartenant ou non à la même famille, peuvent être en cause, ce qui rend le diagnostic difficile à établir. Dans ces situations, le recours à une enquête alimentaire permet une approche diagnostique objective. Si les symptômes récidivent plusieurs fois par semaine, l'intéressé (ou ses parents s'il s'agit d'un enfant), doit tenir un journal alimentaire quotidien pendant une ou deux semaines. Si les symptômes sont davantage espacés, il suffit d'établir la liste de tous les aliments, boissons et médicaments consommés dans les huit heures qui précèdent la récidive des symptômes. Il est nécessaire de noter en détail la composition des aliments ingérés, qu'ils proviennent du commerce ou qu'ils soient faits maison, ainsi que les circonstances de déclenchement qui peuvent constituer des cofacteurs d'allergie (exercice physique, exposition à la chaleur ou au soleil, prise de médicament, etc.).

LES IgE ANTI-ALIMENTS

La recherche d'IgE spécifiques anti-aliments par test d'orientation

La recherche d'IgE anti-aliments peut se faire dans le cadre du diagnostic d'orientation, première étape de la démarche diagnostique. Elle fait appel à la recherche d'IgE spécifiques de mélanges de trois à six aliments. En France, il est possible de prescrire trois mélanges dits de « dépistage » d'allergie alimentaire, pris en charge par l'Assurance maladie, ce qui permet d'explorer jusqu'à seize aliments différents. Il existe un large choix de mélanges. En fonction de l'âge du patient, certains sont plus adaptés que d'autres. Le résultat est qualitatif : positif ou négatif. La positivité signifie qu'au moins un aliment du mélange est positif. Il est nécessaire d'identifier le ou les aliments positifs, grâce à l'interrogatoire, aux tests cutanés et/ou aux IgE spécifiques du mélange d'aliments positif. Il ne faut pas exclure systématiquement du régime alimentaire tous les aliments présents dans le mélange. La négativité des IgE vis-à-vis du mélange d'aliments signifie l'absence de sensibilisation envers chaque aliment qui le compose. La négativité peut, dans de rares cas, s'expliquer par la sensibilisation à un allergène mineur sous-représenté dans le mélange d'aliments testé, ce qui conduirait à un résultat faussement négatif. La négativité des IgE spécifiques des trois mélanges testés peut s'expliquer par une allergie à un autre aliment absent de ces mélanges, ou par un autre diagnostic (fausse allergie).

Les dosages d'IgE spécifiques d'aliments

Les dosages d'IgE spécifiques dirigées contre des aliments particuliers permettent de mesurer la réactivité des IgE vis-à-vis de l'aliment (dosage unitaire). C'est un dosage quantitatif, exprimé en kilo Unités d'allergène par litre (kUA/l). Les IgE spécifiques d'un nombre important d'allergènes

alimentaires (144 aliments d'origine végétale et 71 aliments d'origine animale) sont disponibles dans les laboratoires de biologie médicale. Ces dosages sont remboursés par l'Assurance maladie, dans la limite de cinq dosages sur la même ordonnance. C'est la raison pour laquelle votre médecin ne peut pas vous prescrire des dosages d'IgE contre tous les aliments suspects. Par ailleurs, cette démarche est coûteuse et n'est pas forcément pertinente. Pour ces raisons, la démarche allergologique commence plutôt par effectuer des prick tests cutanés pour cibler le ou les aliments positifs pour lesquels un dosage d'IgE spécifiques serait utile. Enfin, pour certains aliments, il n'y a pas de dosage d'IgE spécifiques disponible. L'allergologue a recours dans ce cas à des prick tests avec les aliments natifs (aliments à l'état naturel). Parfois, même lorsque le prick test cutané est négatif, le dosage des IgE spécifiques de l'aliment peut être demandé pour s'assurer qu'il n'y a pas de sensibilisation (IgE-réactivité) à l'aliment suspect.
La quantité d'IgE spécifiques détectée n'est pas toujours proportionnelle au risque d'allergie. Les aliments sont, comme la plupart des autres produits allergisants, des mélanges complexes de protéines/glycoprotéines dont certaines sont reconnues par les IgE. La signification du résultat diffère selon le ou les composants reconnus par les IgE spécifiques. La reconnaissance de certains composants moléculaires de l'aliment est associée à un risque élevé alors que la reconnaissance, même importante, d'autres composants n'est pas associée à un risque d'allergie (cf. Tab. V en annexe, p. 231). Un certain nombre d'allergènes moléculaires sont actuellement reconnus comme des marqueurs de sévérité de l'allergie. La détection d'IgE contre d'autres allergènes moléculaires traduit une sensibilisation de l'organisme sans que cela entraîne un risque de réaction allergique.
De nombreux auteurs ont tenté de définir des valeurs seuils au-dessus desquelles une allergie alimentaire est certaine, afin d'éviter de recourir au test de provocation orale. Les valeurs qui ont été établies s'avèrent différentes selon l'aliment considéré. Lorsque l'on a tenté de reproduire ces résultats dans d'autres pays, il s'est avéré que les valeurs seuils n'étaient pas superposables et variaient selon la population étudiée. Il n'y a donc pas de valeur seuil universelle de positivité des IgE spécifiques pour un aliment, mais plusieurs valeurs différentes selon la population où elles ont été établies. De plus, au sein d'une même population, la valeur seuil permettant d'établir avec certitude le diagnostic d'allergie varie en fonction de l'âge. Selon la tranche d'âge considérée, la valeur seuil des

IgE spécifiques n'est pas la même. C'est pourquoi, il est très difficile d'utiliser ces valeurs seuils d'IgE spécifiques en routine. Le test de provocation orale garde tout son intérêt pour déterminer le seuil de réactivité clinique de l'allergique.
De plus, la détection d'IgE envers un aliment peut correspondre à une sensibilisation directe à cet aliment, comme elle peut correspondre à une réaction croisée liée à la sensibilisation initiale à un autre aliment ou un allergène respiratoire. Dans ce cas, les IgE qui réagissent avec l'aliment par réaction croisée ont été fabriquées contre un allergène respiratoire (pollens, acariens, squames d'animaux, latex, etc.).
Pour toutes ces raisons, la positivité des IgE spécifiques indique que le sujet possède des anticorps reconnaissant un allergène moléculaire ou un aliment donné, mais n'apporte pas la preuve qu'il présentera des symptômes s'il consomme cet aliment.

LES IgG ANTI-ALIMENTS

En France et dans d'autres pays d'Europe et d'Amérique du Nord, quelques laboratoires de biologie médicale réalisent des dosages d'IgG anti-aliments, effectués avec ou sans prescription médicale, directement en laboratoire (dosages non remboursés par l'Assurance maladie) ou à l'aide d'un kit de prélèvement commandé sur Internet. Ces dosages d'IgG anti-aliments sont utilisés dans le cadre de diverses pathologies pour établir des régimes alimentaires d'éviction des aliments détectés positifs.
L'utilisation d'aliments natifs et de préparations culinaires difficiles à standardiser (couscous, fromages, etc.) ne permet pas de garantir la qualité des dosages, ceux-ci n'étant d'ailleurs pas soumis au contrôle national de qualité des examens de laboratoire. Il n'existe pas d'information précise sur l'aliment testé, et on ne sait pas quels composants moléculaires de l'aliment réagissent avec les IgG. Les IgG dosées sont en effet les IgG totales, sans distinction de la sous-classe d'IgG (IgG_1, IgG_2, IgG_3 ou IgG_4). Or, selon cette sous-classe, l'interprétation des résultats n'est pas la même.
Des études encore partielles, limitées dans leur durée, ont montré chez des groupes de patients sélectionnés, la présence plus fréquente d'IgG

contre des aliments courants (blé, lait, œuf, légumineuses, etc.) que chez des témoins sains. L'éviction des aliments testés positifs a permis dans certains cas d'améliorer significativement les symptômes pendant la durée de l'étude. Cependant, plusieurs biais méthodologiques rendent ces résultats critiquables. La prévalence de positivité des IgG dans la population générale où ces études ont été effectuées n'est pas connue. Parmi les aliments fréquemment positifs, certains sont riches en FODMAPs (lait, blé, légumineuses, etc.). Certains patients qui souffrent d'intolérance aux FODMAPs ont vu leurs symptômes s'améliorer par l'éviction des aliments qui en contiennent et non pas du fait de la positivité des IgG. Pour d'autres, l'amélioration observée est liée à l'élimination de leur régime d'aliments riches en amines biogènes (histamine, tyramine) ou histamino-libérateurs.

Selon les promoteurs de ces techniques, les IgG, en se liant aux aliments, activent une inflammation latente, dite de « bas grade ». Cette allégation est un raccourci qui ne repose pas sur des preuves, car il n'a pas été démontré que les IgG anti-aliments détectées aient une activité inflammatoire. Plusieurs travaux ont au contraire montré que les IgG anti-aliments détectées sont des IgG_4 qui ont des propriétés anti-inflammatoires car elles n'activent pas les protéines pro-inflammatoires du système du complément. Les IgG_4 sont fabriquées en grande quantité par la majorité des allergiques, mais aussi par la majorité des sujets sains.

Des données bibliographiques robustes confirment que la présence d'IgG anti-aliments est un phénomène normal. À l'état physiologique, grâce à un phénomène de transport actif et en cas d'altération de la barrière intestinale, des fragments d'aliments incomplètement digérés, voire des protéines entières, traversent la barrière et déclenchent la synthèse d'IgG anti-aliments. Plusieurs facteurs peuvent augmenter transitoirement la perméabilité intestinale, comme une simple diarrhée infectieuse, la prise de médicaments anti-inflammatoires non stéroïdiens (AINS), la consommation de certains aliments (alcool) ou de conservateurs alimentaires (salicylates), et certaines maladies inflammatoires intestinales peuvent l'altérer durablement. Pour rechercher un trouble de la perméabilité intestinale, des tests spécifiques existent (test au lactitol/manitol et test au xylose, moins utilisé de nos jours).

Lors de la phase d'acquisition de tolérance chez le sujet sain, les IgG_4 anti-aliments sont produites en abondance, et chez l'allergique, leur apparition témoigne de la guérison de l'allergie alimentaire. De plus, la positivité des IgG anti-aliments peut être liée à une réaction croisée entre un aliment et un allergène respiratoire. Les sujets sains et surtout les allergiques produisent des IgG contre les allergènes respiratoires qui peuvent réagir avec des protéines semblables présentes dans des aliments. Enfin, nous fabriquons tous des IgG contre certains assemblages de sucres présents sur la paroi des bactéries ou des levures de la flore intestinale normale qui peuvent reconnaître de façon non spécifique des assemblages similaires de sucres exprimés par certains aliments (radis, arachide, champignons, algues, etc.).

Il n'y a aucune recommandation pour doser les IgG anti-aliments dans l'établissement du diagnostic de la sensibilité au gluten (ou au blé) non cœliaque qui est une forme d'intolérance au gluten (ou au blé) pour lesquels les marqueurs de la maladie cœliaque (IgA anti-transglutaminase et atrophie des villosités intestinales) sont absents. L'état des patients est amélioré par un régime sans gluten (ou sans blé). Les IgG anti-gliadine (composant du gluten) n'ont pas de valeur diagnostique, car ils peuvent être détectés chez les sujets sains.

Se contenter de doser les IgG anti-aliments risque de retarder le diagnostic d'une autre pathologie sérieuse, pour laquelle il existe une prise en charge thérapeutique efficace. Il peut s'agir de maladies inflammatoires chroniques de l'intestin, de maladies prolifératives, d'infection parasitaire, etc. D'autres pathologies relativement banales, comme l'allergie alimentaire, le déficit en IgA (un individu sur trois mille dans la population française) ou une infection à *Helicobacter pylori,* peuvent expliquer les symptômes digestifs, cutanés, ORL, etc., de ces patients. Or, le plus souvent ceux-ci ont effectué le test de leur propre initiative et n'ont pas bénéficié d'un bilan biologique adapté, prescrit par un médecin après un interrogatoire approfondi et un examen clinique.

Les sociétés savantes d'immunologie et d'allergologie de plusieurs pays d'Europe, l'Académie européenne d'allergologie et d'immunologie clinique (EAACI), l'Académie américaine de l'asthme, d'allergie et d'immunologie (AAAAI) ont reconnu les dosages d'IgG anti-aliments comme des tests inutiles pour le diagnostic d'allergie ou d'intolérance aux aliments. Enfin, la première des dix recommandations du *Choosing wisely* (« Choisir avec discernement ») rédigées par l'AAAAI à l'intention des médecins et des patients est de ne pas effectuer de tests diagnostiques non prouvés tel que les IgG anti-aliments. En France, la Société française d'allergologie (SFA) approuve ces recommandations et déconseille le dosage des IgG anti-aliments.

En conséquence, ces dosages d'IgG anti-aliments ne devraient plus être prescrits dans un but diagnostic. Dans l'état actuel des connaissances médicales, leur utilisation devrait être réservée à des fins de recherche.

LES TESTS CUTANÉS

Les prick tests cutanés à lecture « immédiate »

La méthode du prick test (test par piqûre) est la plus couramment utilisée car elle est rapide et facile. Elle permet de rechercher en première intention la sensibilisation à des allergènes alimentaires (trophallergènes) susceptibles d'être à l'origine des symptômes.
Les prick tests consistent à piquer superficiellement la peau à l'aide d'une pointe à usage unique (métallique ou en plastique), au travers de gouttes d'extraits commerciaux d'aliments déposées sur la peau de l'avant-bras ou du bras (le dos pour les nourrissons et les jeunes enfants). De moins en moins d'extraits commerciaux d'aliments sont disponibles, en raison des contraintes réglementaires pour documenter les dossiers d'enregistrement de ces extraits auprès de l'autorité de santé. En l'absence d'extrait commercial disponible, il est possible de tester directement l'aliment natif. Il suffit pour cela de déposer une petite quantité sur la peau et de piquer au travers à l'aide de la pointe. Une deuxième méthode consiste à d'abord piquer l'aliment pour ensuite piquer la peau.
La lecture se fait après quinze à vingt minutes en mesurant le diamètre de la papule (petit gonflement de la peau) et en la comparant au diamètre de la papule du témoin positif (solution de dichlorhydrate d'histamine). Le résultat est considéré positif si la taille de la papule est supérieure ou égale à la moitié du diamètre du témoin positif et si le diamètre moyen est d'au moins 3 mm. La positivité du prick test indique la présence d'IgE spécifiques fixées sur les mastocytes cutanés, réagissant avec l'aliment testé. Il est très rare d'observer une réaction tardive (plus de douze heures) après un prick test. Si le prick test est négatif, la réponse de type retardée indique une sensibilisation non IgE-dépendante semblable à celle observée avec le patch test à l'aliment (voir ci-après).

Il n'y a pas d'âge limite pour pratiquer les prick tests cutanés. La réactivité cutanée peut être insuffisante chez le nourrisson et le sujet très âgé, ce qui expose à des faux négatifs. Dans ce cas, il ne faut pas hésiter à contrôler les tests cutanés chez le jeune enfant, en cas de suspicion d'allergie alimentaire.

Pour ne pas fausser les résultats (risque de faux négatifs), il est nécessaire de cesser la prise d'antihistaminiques anti-H1 cinq à sept jours avant les prick tests, et deux semaines avant pour le Kétotifène (Zaditen). Il convient de se méfier des antihistaminiques contenus dans les médicaments anti-rhume (en vente libre) et dans les hypnotiques (somnifères). Il n'est pas nécessaire d'interrompre le traitement par corticoïdes inhalés en cas d'asthme. Il est recommandé d'éviter de pratiquer les tests cutanés sous traitement par corticoïdes à forte dose par voie orale ou injectable et de ne pas appliquer de crème, en particulier celles contenant des corticoïdes, sur les zones cutanées où seront pratiqués les prick tests.

Les patch tests

Ils ont pour but de mettre en évidence une sensibilisation non IgE-dépendante à un aliment. Leur principe s'inspire des patch tests effectués avec des produits chimiques dilués dans la vaseline pour rechercher une allergie de contact (eczéma). Ils consistent à appliquer sur la peau du dos pendant une durée de quarante-huit heures un aliment natif ou un extrait alimentaire ; on les appelle aussi *atopy patch tests*. Ces tests sont utiles en pédiatrie et sont indiqués en cas de symptômes évocateurs d'allergie non immédiate, comme le reflux gastro-œsophagien (RGO), les douleurs abdominales, les diarrhées, la constipation ou l'eczéma. Ils ne sont utiles au diagnostic que si les IgE spécifiques de l'aliment ne sont pas détectables. L'aliment natif (ou l'extrait commercial) est déposé dans des cupules de diamètre plus grand (12 mm) que celles qui sont utilisées pour les patch tests avec les produits chimiques (8 mm). Les patch tests sont appliqués sur une peau saine, qui n'a pas reçu de dermocorticoïde depuis au moins sept jours. Ils sont retirés après quarante-huit heures d'application. La lecture se fait au troisième jour après la pose. Le test est considéré positif s'il y apparition d'une rougeur cutanée accompagnée de microvésicules d'eczéma.

Les patch tests aux aliments sont fiables et entraînent peu de faux positifs, mais leur sensibilité est insuffisante (nombreux faux négatifs). C'est la raison pour laquelle leur utilisation est controversée.
Il existait jusqu'en mai 2016 un patch test commercial pour la détection de l'allergie de type retardée aux protéines de lait de vache (Diallertest). Ce test était distribué en pharmacie depuis 2004 par la société française DBV Technologies, mais non remboursé par l'Assurance maladie. Il était indiqué pour rechercher une allergie non IgE-dépendante aux protéines de lait de vache chez le nourrisson. Le Diallertest comportait un patch pour les protéines de lait et un témoin négatif. Il pouvait être posé par les parents, le pédiatre ou tout autre médecin, mais il était important que la lecture soit effectuée par une personne habituée à le pratiquer. Le Diallertest a été retiré du marché car il a été requalifié par l'ANSM en médicament et non plus en dispositif médical. Sa vente dépendait de ce fait d'une Autorisation de mise sur le marché (AMM) comme tous les médicaments. La société DBV Technologies a signé un partenariat avec la société suisse Nestlé Health Science pour le développement de deux nouveaux patchs dont la sortie et prévue en 2021 : un patch pour le diagnostic de l'allergie aux protéines de lait de vache (MAG1C) et un autre destiné au traitement de cette allergie.

LE TEST LABIAL

Le test labial consiste à déposer l'aliment (frais ou sous forme d'extrait) sur la zone muqueuse de la lèvre inférieure pendant un temps n'excédant pas deux minutes. Un coton est posé entre la gencive et la lèvre. La réaction est interprétée après quinze minutes. On distingue cinq stades : déplissement de la lèvre, érythème de la lèvre, urticaire de la joue ou du menton, œdème local avec rhino-conjonctivite, réaction généralisée.
La critique faite à ce test est qu'il n'est pas corrélé au test de provocation par ingestion de l'aliment. Comme dans le cas du prick test, il peut être positif alors que la consommation de l'aliment est tolérée. Cette dissociation, qui s'observe au cours de l'évolution d'une allergie alimentaire, rend le test peu performant pour établir un réel diagnostic d'allergie alimentaire.

Même s'il est plus sensible que le prick test, il ne saurait remplacer le test de provocation orale.

LE TEST DE PROVOCATION ORALE

Principe et indications : le Test de provocation par voie orale (TPO) est considéré par de nombreux auteurs comme la référence en matière de diagnostic d'allergie alimentaire. Il consiste à faire ingérer l'aliment dans le but de reproduire les symptômes cliniques. C'est un test de confirmation du diagnostic, utile en cas d'incertitude. Il permet aussi de déterminer la quantité d'aliment qui déclenche les symptômes (on parle de dose cumulée réactogène). Chez l'enfant, il permet de révéler les signes cliniques liés à l'ingestion de l'aliment lorsque celui-ci – identifié positif par tests cutanés et/ou par le dosage des IgE spécifiques – n'a pas encore été introduit dans son alimentation. Ces informations sont très importantes pour évaluer le risque encouru en cas de consommation accidentelle de l'aliment. Le TPO permet ainsi de guider les mesures d'éviction proposées au patient et la composition de la trousse d'urgence.
Outre son intérêt pour le diagnostic, le TPO sert aussi à évaluer l'acquisition éventuelle de la tolérance d'un aliment (on parle alors de test de réintroduction). Il est couramment utilisé en pédiatrie pour vérifier l'acquisition de la tolérance aux protéines de lait de vache ou d'autres aliments (œuf, blé, etc.) après leur éviction. Il permet aussi de réévaluer le seuil de réactivité à l'aliment au cours de l'induction de tolérance par voie orale à un aliment pour mesurer le bénéfice tiré de ce traitement.
Le test de provocation orale peut être indiqué pour démontrer la responsabilité d'un aliment dans des symptômes cutanés ou digestifs chroniques et non immédiats. L'aliment suspect doit au préalable faire l'objet d'une éviction pendant une période minimale d'un mois. En raison de l'absence de standardisation, les procédures mentionnées peuvent varier selon les équipes médicales.
Conditions de réalisation : les médicaments susceptibles d'interférer avec le déroulement du test seront interrompus durant un délai allant de trois à cinq jours pour la majorité des antihistaminiques. Les hypnotiques, les corticoïdes oraux, les anti-inflammatoires non stéroïdiens, les

bêtabloquants et les inhibiteurs de l'enzyme de conversion doivent également être interrompus.

Le TPO doit être effectué sous surveillance médicale rigoureuse, en milieu médical sécurisé, capable de gérer une réaction allergique grave. Le test consiste à faire ingérer l'aliment en quantités croissantes jusqu'à atteindre la dose habituellement consommée. Le goût et l'aspect de l'aliment sont masqués pour le TPO en aveugle. Les doses varient selon l'aliment et sa teneur protéique (de quelques milligrammes à 50 g) et sont absorbées de manière croissante, toutes les trente minutes en l'absence de manifestation, jusqu'à la dose finale.

Déroulement : il est préférable que la personne soit à jeun pour effectuer ce test, sans que cela soit impératif. Pour les enfants et nourrissons, un jeûne minimum de deux heures est indispensable. La consommation d'eau et éventuellement d'un jus de fruit peut être autorisée. S'il n'y a pas de contre-indication, un repas ou d'autres aliments peuvent être pris au cours de la journée d'hospitalisation.

Le TPO peut être effectué en ouvert (le patient et le médecin voient l'aliment), en simple aveugle (seul le médecin connaît les doses contenant l'aliment et leur quantité) ou en double aveugle (ni le patient, ni le médecin ne savent quelle dose ingérée contient l'aliment testé). Lors d'un test en aveugle, l'aliment est mélangé à un aliment de masquage (purée de pomme de terre, compote, farine de céréale, cacao, jus de fruit, etc.). L'aveugle est levé à la fin du test ou en cas de réaction clinique.

Lorsque les manifestations attendues sont d'apparition précoce (moins de quatre heures après l'ingestion), le test de provocation orale est réalisé sur une journée d'hospitalisation (hôpital de jour). La pose d'une voie veineuse (cathéter) est recommandée pour permettre une perfusion en cas de nécessité (choc anaphylactique). Après le test, il faut noter d'éventuels symptômes retardés (asthme, eczéma, vomissement, diarrhée, douleur abdominale, etc.). Si les manifestations attendues sont de type retardées et qu'il ne se passe rien le premier jour, l'aliment sera repris à domicile, quatre jours successifs, avec la même dose. Un contrôle clinique sera effectué au plus tard le cinquième jour.

Le TPO pour le diagnostic du syndrome d'entérocolite aux protéines alimentaires est particulier. En raison du risque de déshydratation aiguë par vomissements incoercibles, un cathéter est posé systématiquement avant le début du test. Les doses sont administrées en une fois ou réparties en

trois doses équivalentes. La surveillance est de six heures après le début de l'ingestion.
Un autre cas particulier est l'anaphylaxie induite par l'exercice physique. L'ingestion de l'aliment est suivie d'un exercice physique d'intensité connue (course à pied ou stepper, tapis de course).
En cas de positivité, des symptômes plus ou moins sérieux peuvent apparaître, et nécessiter le recours à un traitement d'urgence, voire le maintien en hospitalisation si l'état du patient n'est pas revenu à la normale.
L'apparition de signes d'anaphylaxie au cours d'un TPO nécessite l'administration d'adrénaline, et l'hospitalisation est de règle dans ce cas pour assurer la surveillance clinique et parer au risque éventuel de récidive des symptômes dans les heures qui suivent (anaphylaxie biphasique).
Les limites du test de provocation orale : on peut citer son coût de réalisation élevé (hospitalisation de jour), sa durée (au moins un jour), le risque d'effet psychologique de type nocebo chez le grand enfant et l'adulte dans le cas où le test n'est pas réalisé en aveugle pour le patient. Enfin, du fait de la nécessaire standardisation de son déroulement, il ne reproduit pas fidèlement les conditions de la vie quotidienne du patient.

Chapitre 3

Les manifestations de l'allergie alimentaire

L'ANAPHYLAXIE

L'anaphylaxie comporte un ou plusieurs symptômes d'apparition rapide après le contact avec l'aliment, pouvant s'enchaîner ou s'associer et entraîner un risque vital. Les symptômes touchent plusieurs organes (cf. Tab. II en annexe, p. 229). Les manifestations cliniques surviennent, dans la majorité des cas, dans un délai de quelques minutes à deux heures, rarement jusqu'à huit heures après l'ingestion de l'aliment (viandes de mammifères). En Europe, on compte de 50 à 100 cas d'anaphylaxie par an pour 100 000 habitants.

En France, une analyse rétrospective des appels reçus par le SAMU de l'Indre en 2011 révélait qu'un appel sur mille concernait un problème d'anaphylaxie, survenant dans 85 % des cas au domicile de la personne. Le Réseau d'allergo-vigilance (RAV) a recueilli, jusqu'au 31 décembre 2015, en France, en Belgique et au Luxembourg, 1 713 déclarations d'anaphylaxie alimentaire, 558 déclarations d'anaphylaxie médicamenteuse et 173 déclarations d'anaphylaxie liée aux piqûres d'hyménoptères ; et, entre 2005 et 2015, 56 cas d'anaphylaxies alimentaires survenus en milieu scolaire (dont deux en Belgique et un au Luxembourg). Ces statistiques sont toutefois biaisées par le fait que la majorité des membres du RAV sont des allergologues exclusifs qui prennent en charge les anaphylaxies alimentaires plus que les allergies aux médicaments, ce qui explique que les autres causes soient moins représentées. Le registre d'anaphylaxie des pays germanophones (Allemagne, Autriche et Suisse) a recensé 7 484 cas entre 2006 et mars 2015 : 41 % des déclarations sont liées aux piqûres d'insectes, 31 % aux aliments, 19 % aux médicaments, 4 % à d'autres facteurs et 5 % sont d'origine inconnue.

Les manifestations d'anaphylaxie sont classées en quatre grades selon la nature des symptômes et leur association (cf. Tab. II, p. 229). Les nouvelles classifications internationales (émanant de l'OMS, de l'EAACI) préfèrent le terme de grade à celui de stade. L'urticaire et l'angio-œdème sont des manifestations d'anaphylaxie de grade 1. Le choc anaphylactique avec arrêt cardio-respiratoire correspond au grade IV. Le choc anaphylactique est souvent annoncé par des signes avant-coureurs qui commencent par des démangeaisons des paumes et des plantes de pied et/ou du cuir chevelu. Ces signes s'accompagnent d'une sensation d'angoisse, d'une difficulté à respirer ou d'une gêne au niveau de la gorge. Une éruption cutanée d'urticaire peut apparaître peu après, mais elle peut être absente en cas de baisse rapide de la tension artérielle. La difficulté respiratoire peut s'amplifier et s'accompagner de sifflements avec une sensation de suffocation. En cas d'asthme aigu grave, le bronchospasme entraîne une gêne respiratoire intense, le teint devient vite cyanosé, manifestant un manque d'oxygène. Des douleurs abdominales (crampes violentes) peuvent faire partie des symptômes d'anaphylaxie.

L'angio-œdème laryngé (œdème de Quincke laryngé) est une forme d'anaphylaxie potentiellement létale par asphyxie, caractérisée par l'association d'une voix rauque ou éteinte (dysphonie), d'une difficulté respiratoire (stridor) et d'une difficulté à déglutir (dysphagie). L'angio-œdème peut s'accompagner d'un œdème de la langue, des lèvres ou des paupières, mais aussi d'urticaire.

L'anaphylaxie peut être mortelle par asphyxie en cas d'œdème laryngé, ou par bronchospasme aigu grave. Le choc anaphylactique peut être fatal par arrêt cardio-respiratoire. L'anaphylaxie létale est estimée entre 0,5 et 1 cas par million d'habitants. Au Royaume-Uni, la fréquence de passage aux urgences pour anaphylaxie a été multipliée par six en vingt ans, mais la mortalité est restée stable à 0,5 cas par million grâce à une meilleure information des patients et à la prise en charge par les services d'urgences.

L'injection d'adrénaline s'impose dès le grade 3 (baisse de la tension artérielle) ou si le bronchospasme ne cède pas à l'inhalation de bronchodilatateur à action rapide. Elle doit être effectuée par voie intramusculaire

et non par voie sous-cutanée. Les recommandations internationales sont formelles : il ne faut pas retarder l'injection d'adrénaline. Le risque est moindre si l'adrénaline est injectée de façon précoce ou devant des signes d'anaphylaxie non grave. En cas de non-amélioration des symptômes dans les cinq à dix minutes qui suivent, une deuxième injection est préconisée. C'est la raison pour laquelle la trousse d'urgence de l'allergique doit comporter deux dispositifs auto-injectables d'adrénaline, si indiquée.
Il est recommandé d'appeler les secours, le SAMU en priorité, dès que l'injection d'adrénaline a été effectuée par le patient ou son entourage. Tout patient ayant eu un choc anaphylactique doit être hospitalisé ou gardé en surveillance pendant vingt-quatre heures (douze heures au minimum), car il existe un risque de récidive (choc biphasique).
En France, la région Lorraine a expérimenté depuis quelques années un système de prévention des accidents allergiques graves qui semble bien fonctionner. Le service hospitalier qui identifie des allergiques à haut risque de réaction grave informe, avec l'accord du patient, le SAMU régional, lequel tient à jour une liste de patients, dans le but de faciliter une intervention en extrême urgence.

L'ALLERGIE ALIMENTAIRE À MANIFESTATIONS CUTANÉES

L'urticaire aiguë et l'angio-œdème

Il s'agit de manifestations touchant la peau de façon superficielle (urticaire) ou profonde, c'est-à-dire atteignant le tissu sous-cutané (angio-œdème). L'urticaire aiguë est une manifestation classique d'allergie IgE-dépendante. Mais l'urticaire n'est pas spécifique de l'allergie car elle peut être liée à d'autres causes. Ces manifestations peuvent apparaître après un contact par diverses voies.

Par ingestion

L'urticaire et/ou l'angio-œdème se déclenchent le plus souvent dans les minutes qui suivent l'ingestion et jusqu'à deux heures après (pour

la majorité des aliments), rarement jusqu'à huit heures après (pour les viandes de mammifères).
L'urticaire aiguë est une manifestation classique d'allergie IgE-dépendante, mais non spécifique de l'allergie. L'urticaire est une réaction inflammatoire aiguë de l'épiderme entraînant l'apparition de plaques rouges, à contour bien dessiné et parfois surélevées (ou comportant des papules surélevées), qui peuvent être plus claires à cause de l'œdème cutané, entourées ou non de zones cutanées rouges. Les lésions peuvent être localisées ou étendues. Les plaques peuvent être de petite taille et dispersées, ou rapprochées et confluentes, voire de grande taille (souvent qualifiées d'urticaire géante).
Les lésions ne persistent pas plus de vingt-quatre heures au même endroit. Habituellement, elles disparaissent en quelques heures et peuvent réapparaître à d'autres endroits. L'évolution peut comporter plusieurs poussées.
L'angio-œdème est un gonflement localisé se produisant dans le tissu sous-cutané d'une ou plusieurs parties du corps. C'est une forme d'urticaire profonde. Les zones de prédilection sont le visage, et tout particulièrement les lèvres et les paupières. Les pavillons des oreilles sont facilement touchés chez l'enfant. L'œdème peut apparaître dans le cuir chevelu. Les extrémités comme les doigts peuvent facilement gonfler chez l'enfant, ainsi que les organes génitaux externes, en particulier chez le garçon.

Par contact cutané

L'urticaire et l'angio-œdème peuvent apparaître par simple contact de l'aliment avec la peau sans ingestion. Ce phénomène est assez courant dans le cas de l'allergie alimentaire en particulier chez le nourrisson et l'enfant. Il a été décrit pour certaines allergies professionnelles (dermatite allergique aux protéines alimentaires). C'est ainsi que le contact avec des aliments comme le lait, l'œuf cru, le poisson, les crustacés, les fruits à coque, etc., déclenche une urticaire locale pouvant s'étendre et/ou un angio-œdème au niveau de la zone de contact. La sensibilisation à l'allergène est un phénomène général qui touche l'ensemble de l'organisme. La peau est très réactive aux allergènes alimentaires : cette particularité permet d'effectuer des prick tests cutanés.

Par procuration

Ce terme est utilisé pour la première fois par le Dr Claude Théron, à Paris (1964). Il désigne une réaction allergique (eczéma, urticaire et/ou

angio-œdème) apparaissant lors d'un contact indirect, par l'intermédiaire d'une tierce personne. Ainsi, et c'est assez fréquent, un enfant allergique à l'arachide peut développer une urticaire sur la joue en quelques minutes après avoir été embrassé par une personne qui vient d'en manger.
Plusieurs auteurs ont, depuis, décrit des anaphylaxies parfois sévères survenant après un long baiser entre adultes ou adolescents, dont un cas d'anaphylaxie mortelle au Canada, chez une jeune fille allergique à l'arachide. Des traces d'allergènes peuvent subsister dans la bouche pendant quelques heures, même après un brossage des dents.
De la même façon, il a été décrit des allergies par procuration, induites par le liquide séminal. Une jeune fille de vingt ans a présenté un prurit et un œdème vaginal suivi d'urticaire et d'angio-œdème dans les minutes suivant une relation sexuelle sans préservatif. Son partenaire avait consommé trois heures auparavant cinq noix du Brésil. Il s'était brossé les dents et lavé les mains. Cette jeune femme avait une allergie connue à la noix du Brésil. Les tests effectués ont montré que l'allergène était présent dans le liquide séminal de son partenaire. En effet, le prick test était négatif avec le liquide séminal avant et positif deux heures et demie après consommation de noix du Brésil.

Par voie aéroportée

Les lésions d'urticaire peuvent également être déclenchées de façon assez classique par contact avec certains allergènes alimentaires puissants véhiculés par l'air, par exemple les poissons et les crustacés, l'arachide, le lait de vache ou le kiwi. L'inhalation de l'allergène aéroporté peut s'accompagner de manifestations respiratoires (voir ci-après).

L'urticaire chronique

L'urticaire chronique est caractérisée par des lésions cutanées récidivantes, qui apparaissent tous les jours ou plusieurs fois par semaine pendant une durée supérieure à douze semaines. L'urticaire peut parfois s'accompagner d'angio-œdème. Si elle n'est pas contrôlée par le traitement, elle peut altérer sérieusement la qualité de vie.
Le dermographisme est une forme particulière d'urticaire chronique. Les lésions d'urticaire n'apparaissent que si la peau est soumise au grattage avec les ongles ou tout autre objet solide. La friction de vêtements serrés ou des chaussures est parfois suffisante pour les déclencher.

Les aliments sont très souvent incriminés, à tort. L'urticaire chronique relève dans la plupart des cas d'autres causes dont une partie seulement est connue : auto-immunité, thyroïdite, infection bactérienne ou virale, parasitose, etc. Les tests cutanés sont difficilement réalisables à cause de l'impossibilité d'arrêter les antihistaminiques ou à cause du dermographisme. Le bilan allergologique, quand il peut avoir lieu, est négatif dans la grande majorité des cas. La responsabilité de l'allergie alimentaire dans l'urticaire chronique est estimée à moins de 5 % des cas. La positivité des IgE spécifiques doit être considérée avec prudence, et sa pertinence doit être évaluée par un test d'éviction-réintroduction. Si l'éviction de l'aliment pendant quatre semaines apporte une amélioration de l'urticaire chronique, il faut que sa réintroduction entraîne la récidive de l'urticaire. Si aucune amélioration n'est notable après quatre semaines, il n'y a pas lieu de poursuivre l'éviction de l'aliment.

Dans les rares cas où l'aliment est identifié, il s'agit d'aliment consommé de façon courante : œuf, blé, protéines de lait, viande, moutarde, épice, additif alimentaire, etc. Il peut s'agir d'une famille d'aliments contenant le même allergène moléculaire, comme dans le cas de la sensibilisation à une protéine de défense des plantes appelée LTP (*Lipid Transfer Protein*) présente dans de nombreux fruits, graines et aliments végétaux. Plusieurs équipes d'Espagne et d'Italie ont décrit la responsabilité de l'allergie au parasite du poisson (*Anisakis simplex*) dans certains cas d'urticaire chronique. De même, il a été décrit de l'urticaire chronique après consommation de lait et laitages, de gélatine, y compris celle présente dans les enveloppes de gélules de médicaments, chez des sujets allergiques aux viandes de mammifères. Ces patients sont sensibilisés à un allergène composé d'un enchaînement de deux sucres (galactose-alpha1,3-galactose) communément appelé alpha-Gal, présent sur ces protéines animales (viandes, lait et leurs dérivés) et absent chez l'homme.

L'origine du dermographisme demeure souvent inconnue. Dans de rares cas, la sensibilisation à un aliment en est la cause. La présence de dermographisme chez un nourrisson exclusivement allaité au lait infantile doit faire rechercher une allergie aux protéines de lait de vache. L'éviction des protéines de lait de vache permet alors de faire disparaître le dermographisme.

Depuis 2016, un nouveau traitement des urticaires chroniques dites « spontanées » (urticaires non inductibles par les facteurs physiques), non contrôlées par les traitements classiques, est commercialisé. Ce traitement, qui repose sur l'injection d'anti-IgE (injections sous-cutanées mensuelles), permet de bloquer la liaison des IgE sur leur récepteur cellulaire et a une action remarquable sur certaines urticaires chroniques.

L'ALLERGIE ALIMENTAIRE À MANIFESTATIONS DIGESTIVES

Le syndrome d'allergie orale

Souvent raccourcie en « syndrome oral », cette forme d'urticaire locale est la manifestation d'allergie alimentaire la plus fréquente. Elle a été décrite en 1948 par Juhlin-Dannfeldt. Cet auteur suédois avait observé que la consommation de pommes crues engendrait des démangeaisons ou des picotements de la muqueuse buccale et pharyngée (muqueuse oropharyngée) chez les allergiques au pollen de bouleau. Le phénomène ne se produit pas avec les pommes cuites, parfaitement tolérées.
Cette sensibilité orale a été appelée syndrome d'allergie orale en 1987 par deux auteurs anglais du nom de Lessoff et Amot, qui avaient décrit cette forme bénigne d'allergie chez les atopiques lors de la consommation de plusieurs autres aliments d'origine végétale ou animale.

L'œsophagite et la gastro-entérite à éosinophiles

C'est une maladie rare, identifiée récemment, en 1977, grâce à des biopsies qui ont montré un nombre important de polynucléaires éosinophiles (cellules immunitaires impliquées dans l'inflammation d'origine allergique) présents dans l'œsophage, mais aussi dans l'estomac et le duodénum d'un homme de 51 ans présentant des spasmes de l'œsophage avec une difficulté à avaler et des blocages alimentaires.
Cette maladie touche surtout les enfants, les adolescents et les jeunes adultes atopiques avec une nette prédominance masculine. Chez le nourrisson, elle se manifeste par des difficultés à s'alimenter, des régurgitations ou des vomissements pouvant avoir un retentissement sur la croissance. Il s'agit d'enfants qui refusent l'alimentation solide et qui mangent très lentement parce qu'ils ont besoin de mastiquer longtemps. Ils n'avalent

pas les morceaux (la viande en particulier) et ne se nourrissent que d'aliments moulinés. Chez l'adolescent et le jeune adulte, la difficulté à avaler les aliments solides peut aller jusqu'au blocage alimentaire nécessitant une fibroscopie haute en urgence pour désobstruer l'œsophage. L'œsophagite à éosinophiles peut accompagner un reflux gastro-œsophagien dont elle pourrait constituer une forme clinique. Le diagnostic est confirmé par la biopsie de l'œsophage qui montre la présence d'éosinophiles en nombre anormalement élevé : plus de quinze éosinophiles par champ de microscope à fort grossissement (400X).
Le bilan allergologique par prick tests et patch tests cutanés aux aliments est souvent négatif. La recherche d'IgE spécifiques peut être plus souvent positive. Mais, dans l'ensemble, l'exploration allergologique donne peu de résultats.
Le traitement repose d'abord sur l'utilisation d'antiacides de type inhibiteur de la pompe à protons, à pleine dose pendant une durée de deux mois. En cas d'échec, un traitement par corticoïdes déglutis est instauré. En l'absence de médicament adapté, les corticoïdes inhalés destinés au traitement de l'asthme sont actuellement utilisés. Il faut rincer la bouche après chaque prise de traitement, et ne pas boire ni manger dans la demi-heure qui suit. Une nouvelle formulation de corticoïde de consistance visqueuse destiné à la voie orale est en cours d'étude clinique. L'éviction de l'aliment (ou des aliments) responsable(s) évite la récidive à l'arrêt du traitement. Comme le bilan allergologique est souvent peu contributif, les gastro-entérologues ont adopté une stratégie d'éviction systématique de quatre groupes d'aliments (protéines de lait, œuf, céréales, légumineuses) ou de six groupes d'aliments (protéines de lait, œuf, céréales, arachide/soja, fruits à coque, poissons/crustacés). Ce régime est efficace chez plus de la moitié et jusqu'aux trois quarts des enfants et des adultes. L'amélioration s'observe dans les deux mois suivants par la disparition des éosinophiles lors des biopsies de l'œsophage. Chez le nourrisson, une diète élémentaire à base de formule d'acides aminés (Neocate ou Puramino, anciennement Nutramigen AA) est efficace dans 90 % des cas. Une extension de l'autorisation d'utilisation des formules d'acides aminés pour remplacer le lait a été accordée jusqu'à l'âge de dix-huit ans en cas d'œsophagite à éosinophiles. Chez deux tiers des patients, le nombre d'aliments responsables d'œsophagite est de deux aliments ou plus. Chez le nourrisson, l'allergie aux protéines de lait de vache est la première cause d'œsophagite à éosinophiles. Dans de rares cas, l'œsophagite à éosinophiles

peut avoir une évolution cyclique rythmée par la saison pollinique, ce qui fait suspecter le rôle éventuel d'une réaction croisée pollen-aliment. L'œsophagite à éosinophiles a aussi été décrite comme une complication pouvant apparaître au cours d'un traitement d'immunothérapie par voie orale à un aliment.

Le Reflux gastro-œsophagien (RGO)

C'est la remontée intermittente du contenu gastrique dans l'œsophage, survenant en dehors d'efforts de vomissements, au-delà d'une fréquence considérée comme normale chez l'enfant ou l'adulte. La relation entre RGO et allergie alimentaire mérite un développement particulier : en effet, le RGO est un des signes précoces et sous-estimé des allergies alimentaires chez l'enfant. C'est la raison pour laquelle les différentes facettes cliniques du RGO seront évoquées afin de rechercher au plus tôt l'allergie alimentaire et d'éviter ses complications.
Les régurgitations sont physiologiques chez le nourrisson en raison de l'immaturité anatomique de la fermeture de son estomac, de la position allongée et de la consistance liquide des repas. Leur prévention consiste à bien faire roter après la tétée, à maintenir l'enfant dans la position proclive (tête relevée), à épaissir le lait et à en limiter le volume pour les nourrissons à fort appétit. Le RGO pathologique se distingue de ces régurgitations physiologiques par son importance (plus de six régurgitations par jour) et ses complications. Le RGO du nourrisson doit être exploré s'il entraîne des vomissements répétés, s'il est douloureux (pleurs, troubles du sommeil), ou s'il s'accompagne de manifestations extradigestives (toux, asthme, rhinite chronique, otites moyennes répétées, laryngites répétées, pneumopathie par fausse route, retard de croissance). Un des signes classiques, mais souvent méconnu, qui doit faire rechercher un RGO est le torticolis du nourrisson. Cette position de la tête pourrait être antalgique, en réponse au RGO. L'allergie aux protéines de lait de vache est la cause la plus fréquente de RGO pathologique chez le nourrisson. L'éviction du lait et des laitages, et la substitution par un hydrolysat extensif de protéines de lait de vache, une formule à base de lait végétal (riz ou soja au-delà de l'âge de six mois), ou une formule d'acides aminés (Neocate ou Puramino, anciennement Nutramigen AA) permet de contrôler le RGO.

L'œsophagite peptique est souvent douloureuse, entraînant des pleurs incessants chez le nourrisson et des troubles du sommeil. Chez le nourrisson et l'enfant, elle peut s'accompagner de douleurs à la déglutition, du refus d'avaler les morceaux ou du refus de nourriture chaude. Les enfants mâchent longtemps, mangent lentement la nourriture quand elle est refroidie. L'œsophagite liée au RGO entraîne un besoin incessant de boire par petites gorgées pour rincer l'acidité et calmer la sensation de brûlure. Le nourrisson et l'enfant ont besoin de se réveiller pour téter ou boire la nuit. Ce besoin de boire peut faire redouter l'existence d'un diabète, mais la glycémie est toujours normale. Les signes ORL du RGO sont très nombreux. Il ne faut pas hésiter à effectuer des explorations (fibroscopie haute ou examen radiologique) en cas de douleurs ou de difficultés à la déglutition.
Chez l'enfant, le RGO peut facilement passer inaperçu, car les régurgitations extériorisées ou les vomissements sont très rares. Les symptômes sont dominés par les signes indirects ou les complications. Parmi les signes directs, on compte les régurgitations alimentaires ou acides qui ne sont ressenties que par une fraction des enfants et des adultes. Ces remontées gastriques provoquent parfois des sensations de brûlure rétro-sternale (pyrosis) calmées par la prise d'un médicament antiacide. Le RGO peut déclencher des douleurs thoraciques irradiant préférentiellement sous le sein gauche. Celles-ci peuvent être confondues avec des douleurs cardiaques et donner lieu à des explorations cardiaques qui sont toujours normales. Le RGO peut déclencher une sensation de dyspnée, angoissante pour le patient qui redoute souvent un asthme. Mais la dyspnée est souvent de type inspiratoire, sans sifflements.
Chez le nourrisson et l'enfant, les laryngites répétées doivent attirer l'attention et faire rechercher un RGO, ce, d'autant que le retentissement sur les cordes vocales peut devenir permanent et entraîner une raucité persistante de la voix. Les parents sont assez souvent peu inquiétés par ce symptôme, car il peut être très précoce et surtout d'installation progressive. Le timbre de la voix peut aller de la raucité légère à une voix cassée, obligeant l'enfant à parler fort pour émettre les sons. La raucité peut devenir irréversible en raison des séquelles inflammatoires ou du développement de petits nodules sur les cordes vocales. Le RGO est la cause la plus fréquente, avec la papillomatose laryngée (maladie virale), de nodules des cordes vocales. Une prise en charge précoce peut modifier favorablement l'évolution.
À l'étage pharyngé, c'est la sensation de gêne et le raclement de la gorge qui prédominent. Chez l'enfant et l'adulte, ce symptôme prend la forme d'un

« hemmage » ou besoin fréquent de s'éclaircir la voix. Il peut se manifester chez l'enfant par des bruits de toussotement réflexes qualifiés, à tort, de tics. La gorge est souvent rouge lors de l'examen. Il y a un réflexe nauséeux exagéré, révélateur de RGO. Les amygdales peuvent être augmentées de volume de façon réactionnelle. L'altération de la langue avec une modification de sa surface qui se creuse progressivement de sillons irréguliers ou symétriques, de plus en plus nombreux et profonds formant des plis (langue plicaturée). Les modifications sont visibles au milieu et sur les bords. Parfois la langue est dite « géographique », c'est-à-dire qu'elle présente à sa surface des modifications pouvant faire penser à une carte, mais la relation avec le RGO ou avec l'allergie alimentaire n'est pas établie, bien que certaines langues géographiques soient améliorées par le traitement antiacide.
Les dents, et tout particulièrement les molaires et prémolaires, sont souvent le siège de caries. L'atteinte de l'émail par les bactéries cariogènes est favorisée par les remontées acides. Des caries précoces doivent faire rechercher un RGO et une allergie alimentaire chez l'enfant. Le RGO peut s'accompagner de grincements des dents pendant le sommeil (bruxisme) chez l'enfant comme chez l'adulte.
La mauvaise haleine (halitose) est également un signe de RGO. Lorsque l'hygiène buccale est correcte, elle doit faire rechercher une allergie alimentaire et une infection gastrique par *Helicobacter*, y compris chez l'enfant.
La perlèche est une lésion de la commissure labiale unilatérale ou bilatérale, qui se fissure et qui a du mal à cicatriser. Chez l'enfant, elle doit évoquer un RGO surtout si elle s'associe à d'autres signes indirects. Chez l'adulte, la perlèche peut être due à d'autres causes (candidose buccale, port d'appareil dentaire, etc.).
La sécheresse chronique des lèvres accompagne l'eczéma atopique, mais peut être observée au cours du RGO. Les lèvres sont en permanence sèches et fissurées et peuvent saigner, sans relation avec le froid ou un eczéma de contact, et présentent un aspect de chéilite (inflammation des lèvres).
Parmi les signes généraux associés au RGO pathologique de l'enfant, on compte l'hypersudation prédominant au niveau de la tête. Les cheveux sont mouillés de transpiration au point que les parents sont parfois obligés de changer la taie d'oreiller. Ce signe n'est pas spécifique et peut simplement être lié à l'excès d'hormone de croissance. Il convient également d'éliminer une hyperthyroïdie. Chez l'adulte, il faut rechercher la tendance à rajouter

systématiquement du sel à table, souvent révélatrice d'un RGO qui altère la perception du goût salé, mais aussi celle des odeurs. Les patients sont souvent incommodés par les parfums, odeurs chimiques (détergents), fumée de tabac, etc. Un besoin incessant de se gratter le conduit auditif, en l'absence d'eczéma du conduit auditif, doit aussi faire rechercher un RGO.

L'entérocolite induite par les protéines alimentaires

Cette forme très particulière d'allergie a commencé à être décrite à la fin des années 1960. Elle est bien identifiée, et ses critères diagnostiques ont été décrits par Powell en 1986. La majorité des descriptions concerne le nourrisson et l'enfant. Cependant, des cas sont maintenant décrits chez l'adulte.

Dans ses manifestations classiques, elle touche le nourrisson et l'enfant sous une forme chronique, souvent difficile à identifier, caractérisée par des vomissements et parfois des diarrhées, et dont la répétition peut entraîner une hématémèse (vomissements de sang) ou des rectorragies (saignements par l'anus), une carence en albumine avec hypotension artérielle et un retard de croissance. Elle peut aussi se présenter sous une forme aiguë : des vomissements incoercibles surviennent entre une et quatre heures après la consommation de l'aliment responsable. Elle s'accompagne parfois de diarrhées (20 à 40 % des cas) dans un délai de deux à dix heures après l'ingestion. Les vomissements peuvent provoquer un état de choc hypovolémique (perte de volume des liquides du corps) nécessitant la réhydratation par perfusion en urgence. L'adrénaline n'est pas efficace en première intention et ne doit pas être prescrite dans la trousse d'urgence de ces enfants. Les antiémétiques par voie injectable sont efficaces comme l'ondansétron (Zophren) utilisable (hors AMM) dès l'âge d'un mois. Le métoclopramide (Primpéran) n'est plus autorisé chez l'enfant.

Le diagnostic repose sur la nature des symptômes, très caractéristique, et l'absence de signe cutané d'allergie. Le seul signe biologique retrouvé est une augmentation des globules blancs, par augmentation des polynucléaires neutrophiles (supérieure à 1 500/mm^3) sur la numération sanguine, pendant l'épisode aigu de vomissements. Les symptômes de l'entérocolite peuvent être confondus avec d'autres pathologies comme une gastro-entérite infectieuse, une maladie organique gastroduodénale,

une maladie métabolique d'origine génétique (maladies rares), des vomissements liés à une augmentation de la tension intracrânienne, etc.
L'identification de l'aliment responsable repose sur l'observation des menus (grâce à la tenue d'un journal alimentaire), car les prick tests cutanés, les patch tests et les IgE spécifiques sont négatifs dans la majorité des cas. Avant la diversification alimentaire, il s'agit souvent du lait, puis d'aliments solides comme les céréales, les légumineuses, l'œuf, les viandes de volaille, les poissons et plus rarement d'autres aliments. Chez l'enfant nourri au sein, les aliments consommés par la maman sont susceptibles d'être impliqués via le lait maternel. Le diagnostic de certitude ne peut se faire qu'avec le test de provocation orale (voir le chapitre 2, p. 53) en milieu médical sécurisé.
Le traitement consiste à éviter l'aliment. Une fraction importante de cas liés aux protéines de lait de vache (jusqu'à 40 %) évolue vers une allergie de type immédiate et persistante au lait de vache avec présence d'IgE anti-protéines de lait de vache. Les autres guérissent dans un délai médian de quatre à cinq ans environ. Pour les aliments solides, le début est plus tardif et la guérison peut être plus longue, entre quatre à six ans et demi de délai médian. De 30 à 40 % des entérocolites au poisson guérissent dans un délai médian de six ans, les autres persistent à vie. L'entérocolite aux huîtres, acquise à l'âge adulte et relativement fréquente en France, persiste à vie.

L'entéropathie allergique

Cette forme d'allergie alimentaire se rencontre chez le nourrisson chez lequel s'installe une diarrhée chronique avec des selles parfois striées de sang et des vomissements inconstants, ayant un retentissement sur sa croissance staturo-pondérale. Le diagnostic repose sur la biopsie duodénale qui montre une atrophie des villosités intestinales, mais la recherche de maladie cœliaque est négative lors de la prise de sang. En revanche, des prick tests cutanés ou la recherche d'IgE anti-aliments permettent d'identifier l'aliment suspect, et son éviction entraîne la disparition des symptômes en quelques jours.
En cas d'allergie alimentaire, en particulier au lait ou au blé, les selles peuvent avoir une consistance molle à liquide. Elles sont souvent nauséabondes, parfois glaireuses, accompagnées de douleurs abdominales. L'abdomen peut être distendu.

La proctite et la proctocolite allergiques aux protéines alimentaires

Ce sont des affections bénignes caractérisées par l'émission de selles striées de sang rouge chez un enfant apparemment en bonne santé. Elles affectent le nourrisson, y compris en cas d'allaitement maternel (pour la moitié des cas). Les saignements peuvent parfois être impressionnants ou accompagnés de glaires. L'éviction de l'aliment responsable (le lait le plus souvent, parfois l'œuf, etc.) permet de faire cesser les saignements dans les quarante-huit à soixante-douze heures. La constipation chronique est souvent associée à la proctite allergique. La recto-sigmoïdoscopie (ou la coloscopie) montre des signes d'inflammation et d'érosion de la muqueuse du rectum et du côlon descendant (côlon gauche). Les biopsies montrent une infiltration par des éosinophiles. Il est parfois difficile d'identifier l'aliment responsable. Comme pour l'œsophagite, un régime d'éviction large de plusieurs aliments est nécessaire pour faire cesser les saignements avant de réintroduire les aliments un par un. Chez l'adulte, la colite à éosinophiles s'accompagne de diarrhées chroniques et d'une infiltration de la muqueuse colique par des éosinophiles (plus de 30 éosinophiles par champ à fort grossissement : 400X).

Les signes fonctionnels digestifs isolés

Les coliques du nourrisson et les douleurs abdominales

Il s'agit de manifestations abdominales douloureuses responsables de pleurs et de gigotements après les tétées, au moins trois fois par jour, plus de trois fois par semaine et depuis plus d'une semaine. Les coliques s'accompagnent parfois d'émissions de gaz. Elles sont généralement sans retentissement sur la croissance. Elles peuvent s'améliorer avec le changement de lait quand l'enfant est nourri au biberon et doivent faire évoquer une allergie aux protéines de lait de vache de forme non IgE-dépendante en cas de persistance. Lorsque l'enfant est nourri au sein, il faut rechercher une relation entre la consommation de certains aliments par la maman (par exemple, le chou ou le lait de vache) et l'apparition de ces coliques.

Les diarrhées

Il faut distinguer les diarrhées allergiques des diarrhées aiguës qui sont fréquentes (au moins deux épisodes) durant la première année de vie chez le nourrisson. Elles sont liées à des causes infectieuses, le plus souvent virales (Rotavirus) et nécessitent parfois une hospitalisation en raison du risque de déshydratation. Un régime transitoire sans lactose est souvent indiqué pour éviter l'aggravation de la diarrhée. Une accélération du transit d'origine fonctionnelle peut se voir chez le nourrisson jusqu'à l'âge de trois ans. Elle peut être favorisée par un régime alimentaire riche en aliments qui accélèrent le transit. La consistance des selles est molle, avec trois ou quatre selles par jour, mais sans retentissement sur la croissance et sans autre signe associé.

Autrement, il faut rechercher une maladie cœliaque (intolérance au gluten), une malabsorption des graisses, une hyperthyroïdie, une mucoviscidose ou un syndrome d'entérocolite aux protéines alimentaires dans sa forme chronique, surtout si les diarrhées s'accompagnent de vomissements.

Chez le grand enfant et l'adulte, la diarrhée peut être déclenchée par la consommation de certains aliments d'origine végétale (fruits, légumes, céréales), mais aussi d'origine animale (viande de poulet, laits, etc.). Dans le cas de diarrhées après consommation de lait, la cause la plus fréquente est l'intolérance au lactose (voir, à ce propos, le chapitre 1, p. 27). Dans les autres cas, il faut rechercher une éventuelle allergie alimentaire croisée avec des allergènes de pollen de bouleau, de graminées, etc., voire une allergie aux protéines de défense de certains fruits appelées LTP (*Lipid Transfer Proteins*).

La constipation et les fissures anales

La constipation se définit (selon les critères internationaux de Rome III*) par la constatation, pendant au moins un mois, de deux selles par semaine ou moins, de douleurs ou de difficultés à la défécation, d'un agglomérat de selles dans le rectum (fécalome rectal) ou de grosses selles obstruant les toilettes.

Chez le nourrisson, la constipation peut être précoce sous allaitement maternel ou au biberon, sans retentissement sur la croissance. Elle peut

* Critères de classification établis par des spécialistes lors d'un congrès à Rome en 2006.

être fonctionnelle et passagère. Si elle persiste, il faut évoquer une éventuelle allergie aux protéines de lait de vache de type non IgE-dépendante. Selon les études publiées, 30 à 70 % des nourrissons et des enfants allergiques aux protéines de lait de vache ont une constipation chronique. Chez ces enfants, il a été montré une corrélation entre l'infiltration par les éosinophiles et la diminution du mucus au niveau du rectum. Le remplacement du lait de vache par une boisson végétale adaptée à l'alimentation des nourrissons, un hydrolysat extensif de protéines de lait de vache ou une formule d'acides animés, permet de régulariser le transit. Chez l'enfant d'âge scolaire, beaucoup de constipations sont d'origine fonctionnelle et peuvent être liées au fait que l'enfant se retient d'aller à la selle à l'école. À cet âge, la constipation peut s'accompagner d'encoprésie (fuite incontrôlée de selles). Il faut penser à éliminer d'autres causes possibles à cet âge comme l'hypothyroïdie ou une allergie alimentaire (lait de vache, blé, œuf, etc.).
Les fissures anales sont des ulcérations superficielles au niveau des sillons de la marge de l'anus. Elles sont souvent associées à une constipation et sont d'origine mécanique. Elles contribuent à aggraver la constipation par la crainte de réveiller la douleur lors de la défécation. Les douleurs ou la gêne peuvent être ressenties au moment d'aller à la selle, comme elles peuvent devenir permanentes, locales ou à retentissement abdominal. Des rectorragies peuvent se voir au cours de l'émission des selles. La présence de fissures anales doit faire penser à éliminer une éventuelle maladie de Crohn.
Outre le traitement local et celui de la constipation, la suspicion d'une allergie alimentaire doit être confirmée par l'éviction puis la réintroduction de l'aliment suspect. En cas d'allergie alimentaire avérée, le traitement repose sur l'éviction de l'aliment (le plus souvent le lait de vache et les laitages) et la substitution par des laits végétaux. En l'absence de résultat, il est préconisé une alimentation plus riche en fibres ou le recours à des mucilages (substances végétales qui retiennent l'eau dans les selles).

L'ALLERGIE ALIMENTAIRE À MANIFESTATIONS OCULO-RESPIRATOIRES ET ORL

L'asthme

L'asthme est une maladie inflammatoire des bronches. Son évolution est caractérisée par des crises paroxystiques d'obstruction bronchique réversible. Cette bronchoconstriction entraîne une gêne respiratoire aiguë (dyspnée expiratoire), accompagnée de sifflements. Les sifflements sont liés au rétrécissement du calibre des bronches suite à la contraction des muscles lisses qui les entourent. L'inflammation bronchique, le plus souvent d'origine allergique, entraîne une diminution du calibre intérieur des bronches avec une baisse des capacités respiratoires. Dans ce cas, la gêne respiratoire devient permanente, accompagnée de toux et d'hypersécrétion de mucus. L'asthme est le plus souvent déclenché par l'exposition à des allergènes respiratoires chez un sujet allergique. La sensibilisation précoce aux allergènes est un facteur de persistance de l'asthme. Mais, il existe aussi chez l'enfant des asthmes viro-induits, qui n'évoluent pas vers l'asthme persistant.
Les allergènes alimentaires peuvent déclencher des manifestations d'asthme lorsqu'ils sont inhalés par une personne souffrant d'allergie alimentaire. C'est le cas notamment des allergènes de poissons et de crustacés, mais aussi de ceux des fruits à coques, de l'arachide, des protéines de lait ou d'œuf aéroportés (par exemple, lors de la manipulation de poudres, de farines ou lors de la cuisson de certains aliments). Chez les allergiques très sensibles au pollen d'arbres de la famille du bouleau, avec syndrome d'allergie orale aux fruits frais des Rosacées, l'inhalation d'allergènes aéroportés (libérés lors de l'épluchage ou même par les fruits frais stockés dans un endroit clos) peut suffire à déclencher l'asthme. Une patiente allergique au pollen de bouleau ne pouvait ainsi pas se rendre au supermarché lorsque de grandes caisses de pommes étaient exposées en promotion, sous peine de déclencher une gêne respiratoire, voire une crise d'asthme.
Dans le cas particulier de l'asthme du boulanger, pathologie respiratoire professionnelle la plus fréquente, c'est l'inhalation de farine (allergène aéroporté) qui déclenche les manifestations d'asthme. L'asthme du boulanger n'est pas une allergie alimentaire car la consommation de pain ou d'aliments à base de farine de blé est bien tolérée. Les allergènes impliqués dans l'asthme du boulanger sont surtout l'alpha-amylase d'origine fongique

(*Aspergillus orizae*) utilisée comme améliorant de la farine (25 % des cas) et des allergènes propres à la farine de blé (inhibiteur de l'alpha-amylase, etc.). Dans de très rares cas d'allergie à la farine de blé, la consommation de pain ou d'aliments à base de farine de blé peut déclencher des manifestations d'asthme (gêne respiratoire avec sifflements). C'est le cas d'une jeune femme chez laquelle une consommation de pain déclenchait à chaque fois une dyspnée avec sifflements ; son asthme disparaissait totalement avec un régime sans gluten.
Les sulfites (conservateurs autorisés dans les denrées alimentaires et les boissons) peuvent aussi déclencher des manifestations d'asthme chez les personnes intolérantes. Les aliments les plus riches en sulfites sont le vin blanc, les fruits séchés (abricots, pruneaux, figues, etc.) et les plats cuisinés et salades vendus dans les rayons frais.
Enfin, l'association d'un asthme et d'une allergie alimentaire constitue un facteur de risque d'anaphylaxie grave. L'ingestion accidentelle de l'aliment responsable d'allergie peut entraîner un asthme aigu grave. Le bronchospasme peut être si puissant que le traitement de réanimation s'avère parfois inefficace. La majorité des décès par allergie alimentaire surviennent par asphyxie suite à un bronchospasme irréversible.

La rhinite

Il s'agit de la maladie respiratoire la plus fréquente, caractérisée par une inflammation des muqueuses nasales et parfois sinusiennes. La plupart des rhinites aiguës sont d'origine virale. Les rhinites allergiques peuvent évoluer sur un mode aigu (moins de douze semaines selon les ORL) ou chronique (plus de douze semaines). Environ la moitié des rhinites chroniques sont d'origine allergique. Depuis 2001, une nouvelle classification des rhinites allergiques a été proposée (classification ARIA*). Elle tient compte de leur durée d'évolution : intermittente (moins de quatre jours par semaine ou moins de quatre semaines par an) ou persistante (plus de quatre jours par semaine et plus de quatre semaines par an). L'impact sur la qualité de vie est également considéré : léger (pas de retentissement sur les activités et le sommeil), modéré à sévère (retentissement sur les activités et le sommeil).

---

* *Allergic Rhinitis and its Impact on Asthma.*

La rhinite allergique est déclenchée par l'inhalation d'un allergène respiratoire (pollens, acariens, poils d'animaux, etc.), mais aussi par les allergènes alimentaires aéroportés : inhalation de farines ou de poussières de broyage de fruits à coque, d'arachide ou de poudres d'épices, inhalation de la vapeur de cuisson de poisson, de crustacés, de viandes, etc.
Par ailleurs, l'ingestion d'un aliment responsable d'allergie peut déclencher comme premier symptôme une rhinite avec éternuements, prurit et écoulement nasal. Lors du test de provocation orale, l'apparition d'une rhinite peut être le premier signe de positivité du test.

La conjonctivite

La conjonctivite allergique est une inflammation de la surface oculaire liée à une réaction allergique locale habituellement déclenchée par un allergène présent dans l'air (pollens, acariens, poils et squames d'animaux, etc.). Elle se manifeste par des sensations de démangeaisons ou des picotements oculaires entraînant le besoin de se frotter les yeux (prurit). Elle s'accompagne de façon inconstante d'une dilatation des vaisseaux, visible sur le blanc de l'œil et aggravée par les démangeaisons oculaires (œil rouge). Les yeux sont souvent larmoyants et peuvent parfois présenter des sécrétions épaisses (non purulentes) responsables de cils collés au réveil. La conjonctivite peut s'accompagner d'un gonflement des paupières le plus souvent léger (œdème palpébral). Elle est rarement isolée et s'accompagne d'une rhinite dans plus de 85 % des cas. L'association d'une gêne à la lumière (photophobie) constitue un signe de gravité signalant une atteinte de la cornée (kérato-conjonctivite).
Outre les allergènes respiratoires classiques, les allergènes alimentaires aéroportés peuvent déclencher une conjonctivite. Il peut s'agir de farines chez les boulangers, pâtissiers, pizzaiolos, sans qu'il y ait d'allergie alimentaire associée. Chez les allergiques aux pollens d'arbres de la famille du bouleau, il est classique d'observer des manifestations de conjonctivite lors de l'épluchage de certains fruits (pomme, pêche, kiwi, etc.) et légumes (carotte, pomme de terre, etc.) par contact de la surface conjonctivale avec les particules aéroportées. Cette conjonctivite liée aux protéines alimentaires se reconnaît facilement car elle est souvent associée à une rhinite, voire à des démangeaisons cutanées. En cas de projection dans l'œil, une conjonctivite aiguë très inflammatoire peut se produire. L'œil

atteint est très rouge et larmoyant. L'œdème de la conjonctive (chémosis) peut être si intense qu'il prend l'aspect d'une gelée au niveau du blanc de l'œil (comme du blanc d'œuf), empêchant les paupières de se fermer, celles-ci ayant souvent un aspect gonflé par l'œdème. Ce tableau très spectaculaire cède habituellement assez vite sous traitement antihistaminique local et/ou général. Une jeune fille qui souffrait de rhino-conjonctivite allergique au printemps depuis quelques années était venue consulter suite à une conjonctivite grave des deux yeux survenue à deux reprises alors qu'elle effectuait son stage d'apprentie cuisinière. La première fois, les symptômes étaient apparus alors qu'elle épluchait plusieurs kilos de pommes de terre pour le restaurant, la seconde fois, plusieurs kilos de carottes. La conjonctivite était accompagnée de rhinite. Le bilan allergologique avait confirmé la sensibilisation aux pollens d'arbres de la famille du bouleau avec réaction croisée à des allergènes alimentaires. Cette complication peut poser de sérieux problèmes d'orientation professionnelle chez un jeune engagé dans une formation.
Le dernier aspect caractéristique des conjonctivites allergiques aux aliments est l'apparition de grains blancs autour de l'iris (grains de Trantas). Il s'agit de petits amas blanchâtres renfermant des éosinophiles qui se forment lors d'une réaction d'allergie conjonctivale. Les grains de Trantas se voient habituellement au cours des conjonctivites allergiques saisonnières aux pollens et au cours de la kérato-conjonctivite vernale (forme plus sévère de conjonctivite associée à une atteinte de la cornée). En cas de conjonctivite liée à une allergie alimentaire, la formation de ces grains de Trantas peut être rapide après la consommation de l'aliment, comme cela a été rapporté au cours de tests de provocation orale. Un petit garçon était venu consulter pour une conjonctivite récidivante et un eczéma atopique. La maman avait constaté l'apparition de ces grains de Trantas chaque fois que l'enfant consommait du lait. Le bilan biologique avait confirmé la sensibilisation aux protéines de lait de vache.

L'otite séro-muqueuse et l'otite moyenne

L'otite séro-muqueuse correspond à une inflammation chronique avec collection liquidienne derrière le tympan (dans l'oreille moyenne) qui peut entraîner un écoulement pendant plus d'un mois. Contrairement à l'otite moyenne aiguë, d'origine infectieuse et qui s'accompagne de douleurs, l'otite séro-muqueuse peut passer inaperçue car elle n'est pas douloureuse. Elle touche jusqu'à 10 % des enfants d'âge préscolaire et peut être responsable de troubles de l'audition. Le traitement palliatif consiste à poser des aérateurs tympaniques (yoyo) pour drainer les sécrétions. Plusieurs facteurs peuvent contribuer à l'apparition de ces otites, comme la présence de végétations adénoïdes (végétations au fond de la gorge), de RGO, de malformations congénitales. Une prolifération bactérienne est retrouvée dans plus d'un tiers des cas, soulevant la question d'une surinfection ou d'une origine infectieuse.

Plusieurs auteurs ont observé une association fréquente entre l'otite séro-muqueuse et l'eczéma atopique ou la rhinite allergique, sans pouvoir affirmer avec certitude le rôle de l'allergie respiratoire, l'otite pouvant simplement être la conséquence des phénomènes mécaniques de la rhinite. En revanche, le rôle de l'allergie alimentaire dans les otites séro-muqueuses paraît plus probable : près de la moitié des enfants concernés présente une allergie alimentaire et environ un quart des enfants souffrant d'allergie alimentaire ont présenté une otite séro-muqueuse. Les allergènes alimentaires les plus fréquemment retrouvés sont le lait de vache et l'œuf. Dans une observation bien documentée d'allergologues nancéens chez un enfant allergique à l'œuf ayant des antécédents d'otites moyennes répétées, le test de provocation orale a déclenché à deux reprises une otite aiguë avec douleur et un aspect très inflammatoire du tympan. En dépit de ces constatations, le rôle de l'allergie aux protéines de lait de vache dans l'otite séro-muqueuse est encore controversé.

— LES AUTRES MANIFESTATIONS CUTANÉES —

L'eczéma atopique

L'eczéma atopique (ou dermatite atopique) est une des premières manifestations d'allergie associée au terrain atopique et pouvant apparaître dès les premiers jours de vie. C'est la maladie cutanée chronique la plus fréquente, touchant jusqu'à 30 % des enfants et jusqu'à 10 % des adultes. Dans plus de la moitié des cas, l'eczéma atopique apparaît dans la première année de vie et, dans 95 % des cas, avant l'âge de 5 ans. Il est caractérisé par un terrain immunitaire bon producteur d'IgE contre les allergènes de l'environnement et le développement précoce de maladies allergiques. L'eczéma ne s'accompagne pas d'une augmentation des IgE totales dans environ 30 % des cas. Sur le plan du mécanisme, l'eczéma atopique combine l'intervention des IgE spécifiques habituellement impliquées dans l'allergie à manifestations immédiates et des lymphocytes T impliqués dans l'allergie à manifestation retardée. Dans des cas bien documentés, les lésions d'eczéma sont plutôt déclenchées par l'ingestion de l'aliment responsable que par le contact aéroporté avec la peau. Le rôle des facteurs génétiques dans l'eczéma atopique est estimé à 80 % grâce à l'étude de jumeaux. Le risque de développer un eczéma atopique est de 50 % si l'un des parents est atteint et de 80 % si les deux parents sont atteints. Parmi les facteurs génétiques impliqués, le déficit du gène codant la filaggrine est le plus important. La filaggrine est une protéine des parois des cellules de la couche externe de la peau (épiderme). La mutation de l'un des deux gènes de la filaggrine entraîne une sécheresse cutanée et l'augmentation de la perméabilité cutanée et la sensibilisation aux allergènes. Les porteurs de deux gènes mutés ont une sécheresse cutanée sévère (ichtyose vulgaire). En Europe, entre 15 à 50 % des nourrissons souffrant d'eczéma et d'asthme ont une mutation de la filaggrine, et 10 % environ de la population générale est porteuse d'un gène de filaggrine muté.

Les lésions cutanées peuvent être très légères, de type sécheresse localisée ou diffuse. Dans les formes plus sévères, les lésions sont inflammatoires, plus ou moins étendues et associées à des démangeaisons parfois insoutenables, entraînant des écorchures (excoriations) et des saignements. Les lésions peuvent être suintantes par endroits, surtout au niveau des plis, et une surinfection est possible par des bactéries (Staphylocoque), des champignons microscopiques (*Candida*) ou le virus de l'herpès. Leur localisation varie avec l'âge. Chez le nourrisson, les zones convexes sont plus fréquemment atteintes. L'eczéma atopique touche souvent les joues, puis s'étend au front, au cou, au tronc et aux membres. Après un an, l'eczéma se localise de préférence au niveau des grands plis (coudes, arrière des genoux, aisselles), sur les poignets, les chevilles, la nuque, les plis rétropavillonnaires et les lobes des oreilles. Il peut aussi toucher les membres et le tronc. Les démangeaisons cutanées peuvent gêner considérablement le sommeil.

Le SCORAD (*Scoring Atopic Dermatitis*) est une méthode d'évaluation de l'étendue des lésions (exprimée en pourcentage de surface corporelle atteinte) et du retentissement sur le sommeil et la qualité de vie. Les lésions peuvent se surinfecter. Les démangeaisons peuvent entraîner un brunissement de la peau qui peut devenir cartonnée par endroits (lichénification). Les lésions peuvent prendre un aspect plus clair (dermatite achromiante), en particulier sur les peaux mates, ou en été lorsque la peau saine est bronzée, provoquant un aspect disgracieux qui effraie souvent les parents, car évoquant un vitiligo. L'eczéma disparaît généralement sans laisser de trace s'il n'y a pas de lichénification ni d'excoriation. Il arrive que l'eczéma atopique persiste ou récidive à l'âge adulte.
Chez le nourrisson, la présence d'une sensibilisation allergique (tests cutanés et/ou IgE spécifiques positifs) majore le risque de survenue d'un eczéma atopique précoce. L'eczéma atopique est d'autant plus souvent en rapport avec une allergie alimentaire que les lésions sont étendues et résistantes au traitement. Au moins 60 % des nourrissons atteints d'eczéma atopique ont une allergie alimentaire. Les aliments les plus fréquemment impliqués sont les protéines de lait de vache, l'œuf de poule, le blé, l'arachide, les fruits à coque, etc. Cette relation avec l'allergie alimentaire est bien souvent contestée par nos collègues dermatologues, pourtant elle relève de l'observation de nourrissons et d'enfants qui voient leur eczéma disparaître sous régime d'éviction après la mise en évidence d'une sensibilisation à un aliment, parfois plusieurs. Si l'éviction de l'aliment (ou des aliments) positif(s) n'a pas entraîné d'amélioration après quatre semaines, elle ne doit pas être poursuivie. Ces eczémas atopiques extrinsèques sont une réalité, et un bilan allergologique est justifié en présence d'un eczéma étendu et persistant ou ayant des répercussions sur le sommeil ou la qualité de vie, malgré l'application d'un traitement local adapté.
S'il est vrai que de nombreux eczémas finissent par disparaître spontanément après quelques mois ou années – l'organisme ayant réussi à rétablir une tolérance à l'aliment en cause – il arrive aussi que l'eczéma persiste, voire s'aggrave : la sensibilisation aux aliments, et par la suite aux pneumallergènes et aux antigènes microbiens qui prennent le relais, augmente. Certains eczémas atopiques persistants sont d'origine intrinsèque. Ils peuvent être provoqués par une réaction contre un antigène du soi (protéine de la peau). Ces réactions contre soi sont parfois induites chez le nourrisson par une réaction croisée entre un antigène

alimentaire et une protéine de la peau. Chez l'adulte, la sensibilisation à un antigène de levure hébergé naturellement sur la peau (levure du genre *Pityrosporum*) peut donner une réaction croisée avec une protéine de la peau et entraîner un eczéma chronique.
Le traitement de l'eczéma atopique passe par une bonne hydratation (application d'émollients) et une bonne hygiène cutanée. Les crèmes à base d'huile d'amande douce ne sont pas conseillées en raison du risque de sensibilisation, de même que les crèmes contenant des protéines de fruits ou des graines alimentaires. Les poussées d'eczéma répondent généralement bien à l'application de dermocorticoïdes, qu'il ne faut pas hésiter à utiliser le plus tôt possible. En cas de résistance, les immunosuppresseurs locaux (inhibiteurs de la calcineurine) sont une autre solution. L'identification d'une cause allergique alimentaire ou respiratoire peut contribuer à améliorer durablement les lésions d'eczéma et éviter l'usage prolongé de dermocorticoïdes. La supplémentation orale en vitamine D est bénéfique à l'eczéma atopique, notamment parce qu'elle peut augmenter la résistance à la colonisation cutanée par le *Staphylocoque aureus* et les effets aggravants de ses entérotoxines (les toxines libérées par ce microbe) sur l'eczéma.

L'eczéma de contact

La dermatite de contact, comme les dermatologues préfèrent l'appeler maintenant, peut être provoquée par la sensibilisation à des allergènes alimentaires lors de contacts répétés avec la peau, par exemple un eczéma des mains d'origine professionnelle. L'eczéma peut siéger au niveau des parties découvertes, comme le visage, le décolleté ou d'autres parties du corps en contact avec des allergènes alimentaires aéroportés ou manuportés. De nombreux aliments d'origine végétale ou animale ont été décrits dans la littérature médicale (voir le chapitre 4, p. 84). Les allergènes impliqués sont souvent des petites molécules aromatiques (primine, baume du Pérou, cinnamates, etc.) présentes dans les racines, bulbes, feuilles, écorces, fruits.

La dermatite de contact aux protéines alimentaires

La dermatite de contact aux protéines a été décrite pour la première fois en 1976 par deux auteurs danois, Hjorth et Rœd-Petersen, chez des employés de la restauration préparant des sandwiches. Les manifestations associent le plus souvent un eczéma chronique avec des exacerbations immédiates au contact de l'aliment en cause. Le contact avec les protéines allergènes déclenche de l'urticaire, voire des lésions vésiculeuses d'eczéma. Les mains et avant-bras sont les principales localisations. Une atteinte du visage et des zones découvertes peut se rencontrer suite à un contact manuporté ou aéroporté. Des symptômes respiratoires (rhinite et asthme) et une conjonctivite peuvent s'y associer.

Le diagnostic repose sur l'histoire clinique évocatrice et la positivité des tests cutanés à lecture immédiate à l'aliment. Le test en ouvert consiste à appliquer l'aliment sur la peau saine. Il peut être complété par un prick test. Les professions les plus exposées à cette forme d'allergie cutanée mixte (immédiate et retardée) sont les boulangers, les pâtissiers, les charcutiers, les bouchers, les poissonniers, les fromagers et les cuisiniers. Certaines dermatites de contact des ménagères sont liées à une allergie aux protéines végétales alimentaires (légumes, agrumes, etc.) se manifestant lors de l'épluchage.

L'érythème pigmenté fixe

Il s'agit de lésions cutanées uniques ou multiples, arrondies, dont la taille est de l'ordre d'un à plusieurs centimètres, siégeant sur le tronc et/ou les membres, voire sur la face. La plaque est de couleur rouge violacée ou brunâtre, à bordure nette. Les lésions peuvent apparaître au niveau de la muqueuse de la bouche. La consommation de l'aliment responsable entraîne la réactivation de la rougeur et des démangeaisons toujours aux mêmes endroits. La guérison survient après quelques jours, mais laisse une coloration brune résiduelle. Initialement décrit avec des médicaments, le premier cas lié à un aliment a été constaté en 1992 chez un enfant et sa maman ayant consommé des chips au fromage. Plusieurs cas ont été décrits ensuite avec les fraises, les asperges, les lentilles, la noix de cajou, la réglisse, etc. Le diagnostic est réalisé grâce à un test cutané positif (patch test ou prick test), effectué au niveau de la plaque résiduelle pigmentée.

LES MANIFESTATIONS GÉNÉRALES

Les troubles de la croissance

Chez le nourrisson, le ralentissement de la croissance peut aller jusqu'à la cassure de la courbe pondérale, avec une stagnation du poids. C'est un signe d'alarme bien connu des pédiatres et qui incite à rechercher une allergie aux protéines de lait de vache. En cas de négativité des IgE spécifiques anti-lait de vache, il faut penser à une forme non IgE-dépendante ou à une autre allergie alimentaire (après avoir éliminé d'autres diagnostics sans rapport avec l'allergie). Ces troubles sont souvent consécutifs à la mal absorption intestinale et, dans de rares cas, au régime d'éviction mal équilibré.

Les troubles du sommeil

Ils sont le plus souvent la conséquence du RGO nocturne qui perturbe le sommeil en provoquant des micro-réveils et peut être responsable de cauchemars, de terreurs nocturnes, de somnambulisme. La mise en évidence de RGO par pH-métrie permet d'améliorer significativement, voire de faire disparaître les symptômes sous traitement antiacide par un inhibiteur de la pompe à protons ou un régime d'éviction si l'allergie alimentaire est diagnostiquée.
Le sommeil peut être perturbé par les démangeaisons cutanées liées à une allergie alimentaire ou un eczéma atopique sévère. Les antihistaminiques sont efficaces dans le prurit lié à une allergie alimentaire à manifestations immédiates, mais peu efficaces quand il s'agit d'eczéma atopique.

Le syndrome pâleur-léthargie-hypotonie

C'est une expression rare d'allergie alimentaire qui se manifeste par un état de léthargie et d'apathie chez un nourrisson qui devient subitement pâle et ressemble à une poupée de chiffon, par manque de tonicité musculaire. Ces épisodes se répètent de façon systématique lors de la consommation de l'aliment déclenchant et durent de quelques minutes à une heure. Le diagnostic est clinique devant la répétition de ce tableau stéréotypé, alors que les tests allergologiques sont très souvent négatifs. Ces manifestations disparaissent spontanément au-delà de l'âge d'un an, probablement par acquisition d'une tolérance naturelle vis-à-vis de l'aliment.

Le syndrome de fatigue chronique

Le diagnostic de syndrome de fatigue chronique repose sur la constatation d'une fatigue importante de type épuisement persistant depuis plus de six mois chez l'adulte, trois mois chez l'enfant, sans cause identifiée et qui associe la présence d'au moins quatre sur les huit critères mineurs de diagnostic (critères de Fukuda, 1994) :
– perte de mémoire à court terme ou difficulté de concentration ;
– maux de gorge ;
– douleurs au niveau des ganglions du cou ou des aisselles ;
– douleurs musculaires ;
– douleurs articulaires sans rougeur ni gonflement ;
– maux de tête, de sévérité et de caractéristiques inhabituelles ;
– sommeil non réparateur ;
– malaise persistant plus de vingt-quatre heures à la suite d'un exercice ou d'un effort.

Il y a, au cours de ce syndrome, une prévalence plus élevée d'allergie comparée à la population générale et certains patients font état d'exacerbations saisonnières de leurs symptômes de fatigue chronique. Certains patients incriminent le blé (gluten). Les recherches n'ont pas confirmé le rôle de l'immunité vis-à-vis des aliments par le biais des IgE, ni par le biais des IgG. L'hypersensibilité à des aliments n'est probablement pas la cause du syndrome de fatigue chronique, mais l'une des manifestations de somatisation chez ces patients.

AUTRES PATHOLOGIES RARES

La dermatite herpétiforme

C'est une forme rare de maladie cutanée bulleuse auto-immune du sujet jeune (entre vingt et cinquante ans). Elle est deux fois plus fréquente chez l'homme que chez la femme et se présente sous la forme de petites lésions vésiculeuses, regroupées en bouquets, prédominant sur les coudes, le haut du dos, les fesses. Elle entraîne des démangeaisons importantes, non calmées par les antihistaminiques. Elle est considérée comme une expression cutanée de la maladie cœliaque, car les marqueurs sérologiques de cette maladie sont positifs, et la biopsie du duodénum montre une atrophie des villosités intestinales et la présence de nombreuses cellules inflammatoires. La biopsie cutanée montre des micro-abcès contenant de nombreux globules blancs et des dépôts d'anticorps. Le régime sans gluten fait disparaître les lésions cutanées et intestinales. Les anomalies sanguines se corrigent après six mois d'éviction du gluten.

Le syndrome de Heiner

C'est une maladie pédiatrique très rare caractérisée par une toux persistante et une difficulté à respirer, parfois associée à des sifflements et de la fièvre. La radiographie des poumons montre des infiltrats pulmonaires (zones plus denses) liés à des dépôts de fer. On note des saignements digestifs par la présence de filets de sang dans les selles, ainsi qu'un retard de croissance. Le bilan biologique révèle une anémie par manque de fer. Le syndrome de Heiner est dû à une hypersensibilité aux protéines de lait de vache. La positivité des anticorps (IgG) précipitants anti-lait de vache confirme le diagnostic. Un régime d'éviction fait disparaître les symptômes.

Chapitre 4

Les principaux allergènes alimentaires

LES ALIMENTS D'ORIGINE ANIMALE

Les laits de mammifères

Les laits de mammifères et leurs dérivés font partie des aliments d'origine animale les plus consommés au monde, le lait de vache arrivant en tête dans l'hémisphère Nord (Europe, Amérique du Nord et Russie). Ils sont appréciés pour leur richesse en protéines (dont des acides aminés essentiels), en glucides, en lipides, en sels minéraux et en vitamines (A, E, D, K et B). Les lipides sont majoritairement des triglycérides à chaîne courte. Les laits d'animaux sont pauvres en fer comparés au lait humain.
La France est le deuxième producteur de lait de vache en Europe après l'Allemagne. La législation française restreint la dénomination « lait » sans précision de l'espèce animale d'origine. Le terme « lait » n'est pas autorisé pour les substituts d'origine végétale qui ne peuvent être désignés que par les mots « boisson » ou « jus », à l'exception du « lait de coco » et du « lait d'amande ».
Les laits de mammifères sont responsables d'allergies alimentaires plus particulièrement chez les nourrissons. Ils sont plus riches en protéines que le lait humain (30-35 g/l contre 12-14 g/l). La teneur en protéines des laits maternisés est abaissée pour se rapprocher de celle du lait humain

et s'adapter aux besoins physiologiques du nourrisson. Le lait de vache est la base de l'alimentation des nouveau-nés sous forme de lait infantile maternisé (jusqu'à un an), de lait de croissance (de un à trois ans) et leurs dérivés. Les caséines représentent environ 80 % des protéines du lait. Elles coagulent en présence de présure (enzymes) et servent à la fabrication du fromage. Les caséines coagulent aussi sous l'effet de l'acidité (pH < 4,6) de l'estomac ou de l'acide lactique provenant de la dégradation du lactose par les bactéries lactiques (fermentation lactique). Les autres protéines solubles du lait sont l'alpha-lactalbumine (5 %), la bêta-lactoglobuline (10 %), les immunoglobulines (3 %), le lysozyme, la lactoferrine, etc. (2 %), et se retrouvent dans le petit-lait après coagulation de la caséine. Ce sont les protéines du lactosérum.

Le lait de vache

C'est le premier aliment responsable d'allergie chez le nourrisson jusqu'à l'âge de deux ans. L'allergie aux protéines de lait de vache touche entre 2 et 3 % des nourrissons. Le lait de vache fait partie des cinq aliments les plus impliqués dans l'anaphylaxie chez l'enfant. L'allergie aux protéines de lait de vache diminue rapidement avec l'âge et ne touche plus que 1 % des enfants entre deux et quinze ans. Pourtant, en France, le lait de vache est responsable de 15 % des anaphylaxies déclarées (CICBAA, 2009). La sensibilisation aux protéines de lait de vache peut être très précoce et démarrer *in utero* avec le passage d'allergènes de lait à travers la barrière placentaire. À la naissance, la sensibilisation peut se faire via le lait maternel. Le premier biberon donné à la maternité en attendant la montée du lait maternel peut quelquefois suffire à sensibiliser l'enfant.

Le lait fait partie des quatorze « allergènes » à déclaration obligatoire sur les denrées préemballées depuis novembre 2005 (cf. Tab. VII, p. 233), mais aussi, depuis juillet 2015, dans toute préparation comestible proposée au consommateur. L'allergie aux protéines de lait de vache est, dans la grande majorité des cas, transitoire, avec plus de 90 % de guérison à l'âge de dix ans. Environ 1 % des enfants allergiques au lait garde une allergie persistante à l'âge adulte.

Les premières manifestations cliniques sont digestives et souvent appelées, à tort, « intolérance aux protéines de lait de vache » par certains pédiatres, même quand les IgE spécifiques du lait de vache ou le patch test sont positifs. Le RGO se manifeste par des régurgitations fréquentes (plus de six par jour), des vomissements et des pleurs après les tétées ou des pleurs nocturnes. L'épaississement du lait par des additifs (gélifiants) est efficace en cas de régurgitations physiologiques, mais pas en cas d'allergie aux protéines de lait de vache. Seule l'éviction des protéines de lait permet de contrôler les symptômes. L'eczéma atopique est aussi un signe souvent précoce de cette allergie.

L'allergie aux protéines de lait de vache peut se traduire par des symptômes immédiats de type urticaire du visage ou du reste du corps, angiocedème (gonflement) prédominant au niveau des extrémités (oreilles, doigts, orteils, pavillons des oreilles, organes génitaux externes chez le garçon, etc.). Le choc anaphylactique avec bronchospasme et hypotension artérielle est rare, mais il peut être très grave chez l'enfant. Plusieurs cas d'anaphylaxie fatale par allergie aux protéines de lait de vache ont été rapportés. Le décès est survenu dans une partie de ces cas par bronchospasme aigu grave.

Les formes digestives de l'allergie aux protéines de lait de vache (diarrhée, constipation, œsophagite à éosinophiles, entérocolite, proctocolite) sont parfois difficiles à identifier. L'allergie aux protéines de lait de vache est aussi impliquée dans des allergies respiratoires (asthme, rhinite) et des manifestations ORL (otite séro-muqueuse et otites moyennes récidivantes). Elle peut également entraîner une cassure isolée de la courbe de poids chez le nourrisson. Enfin, une forme très rare d'hypersensibilité aux protéines de lait de vache chez le nourrisson jusqu'à l'âge de trois ans est le syndrome de Heiner, caractérisé par une toux persistante, des opacités pulmonaires diffuses à la radiographie et d'autres symptômes digestifs ou cutanés (voir, à ce propos, le chapitre 3, p. 83).

Certains fromages de vache peuvent être très riches en tyramine, ce qui les rend parfois responsables d'une fausse allergie. Cette substance chimique de faible taille ressemble à l'histamine et peut, comme elle, induire des manifestations pseudo-allergiques. D'autres fromages, comme le cheddar, sont riches en histamine ou sont eux-mêmes histamino-libérateurs, comme le gruyère.

Le diagnostic d'allergie aux protéines de lait de vache repose sur une analyse des symptômes, complétée par la mise en évidence d'une sensibilisation IgE ou non IgE-dépendante. En cas de doute, un test de provocation orale au lait est effectué après une période d'éviction. Dans les formes IgE-dépendantes, le dosage des IgE spécifiques permet de confirmer le diagnostic et de suivre l'évolution sous un régime d'éviction. Les trois quarts des allergiques au lait reconnaissent deux allergènes du lait ou plus. La sensibilisation aux caséines du lait est bien corrélée à la sévérité de l'allergie aux protéines de lait de vache. Les enfants sensibilisés aux protéines solubles du lait (alpha-lactalbumine et bêta-lactoglobuline) tolèrent plus facilement le lait cuit que ceux qui sont sensibilisés aux caséines (plus résistantes à la chaleur que les autres protéines). Plus la décroissance des IgE spécifiques est rapide, plus rapide sera la guérison de l'allergie au lait.

L'éviction des protéines de lait de vache nécessite leur remplacement par un hydrolysat extensif de protéines de lait de vache ou une formule à base de riz ou de soja (si l'âge le permet). Dans certains cas, une substitution par une formule d'acides aminés (Neocate et Neocate Advance ou Puramino, anciennement Nutramigen AA) est nécessaire. Les hydrolysats de protéines de lait de vache sont fabriqués par fragmentation des protéines de lait par un procédé enzymatique ou chimique. Il existe deux types d'hydrolysats de protéines de lait : ceux fabriqués à partir de la caséine du lait de vache (Pregestimil, Nutramigen, Galliagène et Nutriben APLV) et ceux fabriqués à partir des protéines du lactosérum (Pepti-Junior, Alfaré). La taille des fragments est importante, et leur poids moléculaire doit être inférieur à 1,5 kilodalton (ou 1 500 daltons). Les hydrolysats commercialisés comportent 88 à 95 % de fragments de petite taille. Leurs deux inconvénients sont leur goût, qui peut être à l'origine du refus de téter par les nourrissons, et leur consistance très fluide. Ils peuvent être épaissis pour augmenter le confort et aromatisés par adjonction d'une farine de céréales ou de cacao pour les nourrissons de plus de quatre mois. Certains industriels ont récemment modifié la formule de leurs laits pour en améliorer le goût. Dans 5 à 10 % des cas, la substitution par un hydrolysat de protéines de lait ne permet pas de contrôler les symptômes, l'allergie se manifestant aussi avec l'hydrolysat. Il est indispensable, dans ce cas, de substituer au lait une formule végétale (hydrolysats de riz ou de soja) ou une formule d'acides aminés.

Important : il ne faut pas remplacer le lait et les laitages de vache par du lait et des laitages de chèvre ou de brebis, car il y a un risque élevé de réaction croisée entre ces espèces. De même, les laits dits « hypoallergéniques », les laits bio et les laits « sans lactose » ne doivent pas être utilisés en cas d'allergie aux protéines de lait de vache.

La substitution par des boissons végétales ne doit se faire qu'avec des formules adaptées à la nutrition pédiatrique (cf. Tab. VIII, p. 234). Les compositions des boissons végétales diffèrent beaucoup de celle du lait de vache (cf. Tab. IX, p. 234). L'Agence nationale de sécurité sanitaire de l'alimentation, de l'environnement et du travail (l'ANSES) a publié, en mars 2013, un rapport sur les risques liés à l'alimentation des nourrissons avec des boissons végétales autres que le lait maternel et ses substituts.
L'éviction des protéines de lait ne doit pas être stricte chez le nourrisson pour faciliter l'acquisition de tolérance à faible dose. Les aliments contenant des traces de lait, voire de faibles quantités de lait, en particulier s'il s'agit de lait cuit à haute température (dans un four : 180 °C ou plus), sont autorisés dans la plupart des cas, ainsi que le beurre (cf. Tab. X, p. 235, recensant la quantité de lait présente dans différents aliments).
Dans la plupart des cas, les viandes bovines sont tolérées si elles sont consommées bien cuites. L'éviction des viandes bovines ne doit être envisagée que dans le cas de manifestations cliniques à l'ingestion, ou si les IgE spécifiques de la viande de bœuf (ou de l'albumine sérique de bœuf) sont très élevées, lorsqu'il y a eu des manifestations préalables d'allergie. Une réaction croisée avec la viande d'agneau ou de mouton est fréquente dans ce cas. Une enquête espagnole a évalué le risque en cas de consommation accidentelle de lait ou de laitages pendant la période d'éviction chez des enfants avec allergie IgE-dépendante au lait de vache. Parmi les enfants qui ont eu une ou plusieurs expositions accidentelles, seules 15 % des réactions étaient graves, un tiers étaient modérées et, dans la moitié des cas, aucune réaction n'a été notée.
Pour contrôler l'acquisition de tolérance au lait, les pédiatres effectuent un test de réintroduction du lait en milieu médical sécurisé, proposé après une période d'éviction initiale de quelques mois, selon l'âge auquel le diagnostic a été établi. Habituellement, le test de réintroduction est programmé vers l'âge de douze mois. Si le lait est toléré sans réaction, il est demandé de poursuivre la consommation du lait quotidiennement. L'absence de manifestation clinique immédiate n'exclut pas la possibilité de récidive ou d'apparition de manifestations retardées (digestives, cutanées, ORL). Si le test de réintroduction est positif – c'est-à-dire s'il entraîne une réaction –, un deuxième, puis un troisième test sont effectués dans des intervalles de deux à six mois environ. Du point de vue de l'allergologue, la réintroduction doit prendre pour base les valeurs des dosages des IgE spécifiques anti-protéines du lait de vache. En cas de valeurs élevées des IgE spécifiques

(en particulier anti-caséine) ou en cas d'augmentation des chiffres, il n'est pas justifié de tenter une réintroduction précoce du lait.
Plus la décroissance des IgE spécifiques des protéines de lait de vache est rapide, plus vite sera acquise la tolérance au lait. Il est recommandé de suivre l'évolution de l'allergie en contrôlant les prick tests cutanés au lait de vache frais et les IgE spécifiques tous les six mois pendant les deux premières années, puis une fois par an en cas d'allergie persistante. La réintroduction peut se faire progressivement à domicile, selon un programme établi par l'allergologue. Les protéines de lait de vache sont d'abord réintroduites sous forme cuite si les IgE anti-caséine sont inférieures au seuil de dosage ou si elles ont fortement diminué au cours du suivi pour atteindre un niveau bas. Le lait, le fromage et la crème fraîche entrant dans la composition de plats cuits au four sont d'abord réintroduits. Viennent ensuite les aliments contenant du lait cuit à la poêle ou à la casserole (crêpe, purée de pommes de terre avec du lait, etc.). Les fromages à pâte cuite affinés seront introduits en premier, puis les autres fromages et laitages. Il est recommandé de commencer par des fromages affinés longtemps (parmesan, mimolette extravieille, cantal affiné, etc.), car il a été montré que l'affinage prolongé (supérieur à deux ans) dégrade les protéines de lait et réduit considérablement la possibilité de reconnaissance par les IgE. En cas d'allergie sévère, il faut se méfier des protéines de lait présentes sous forme d'allergènes masqués dans certains produits alimentaires (protéines du lactosérum, caséine, etc.), cosmétiques ou d'hygiène (cf. Tab. XI, p. 235). Les compléments alimentaires peuvent contenir du lait ou des résidus de protéines de lait et ceux destinés aux sportifs, de fortes quantités de lactosérum ou de caséine. Les protéines de lait peuvent être présentes dans des produits que l'on ne soupçonne pas du tout : de la caséine peut ainsi être mélangée au plâtre pour la fabrication de la craie autrefois très utilisée dans les écoles ; des fibres textiles sont fabriquées à partir des protéines de lait et peuvent servir à la fabrication d'oreillers anatomiques, de vêtements et de matelas à langer pour bébés. Ces derniers ne présentent pas de risques car la fibre de lait est enveloppée dans une housse thermo-soudée. En 2015, aux États-Unis, un cas d'anaphylaxie a été signalé chez une femme qui avait utilisé des gants de boxe dont l'intérieur était fabriqué avec un tissu en fibre de lait (caséine). La même année en France a été signalée une réaction d'anaphylaxie létale, par bronchospasme aigu grave, chez une enfant allergique aux protéines de lait de vache, vraisemblablement suite à l'inhalation d'aérosol de caséine utilisée pour le traitement des vignes.

La bouillie bordelaise (sulfate de cuivre et chaux) contient de la poudre de caséine ou du lait écrémé (2 l pour 100 l) qui favorisent une meilleure adhérence sur le feuillage. La caséine est couramment utilisée pour la clarification du vin blanc et rosé (collage) à la dose de 30 g pour 100 l. Mais, même si elle reste détectable à l'état de traces dans le vin, il n'a jamais été prouvé que ces traces étaient responsables de symptômes d'allergie chez les allergiques aux protéines de lait de vache lors de la consommation de ces vins.

Certains parents et certains allergiques aux protéines de lait de vache pratiquent une éviction très stricte et suppriment même les éventuelles traces de protéines de lait de vache. Ils refusent ainsi les comprimés de médicaments ou les comprimés homéopathiques contenant du lactose comme excipient, par crainte d'un risque de contamination par les protéines de lait. Ces patients utilisent les formes sirop quand elles existent. Le lactose de grade pharmaceutique est hautement purifié et extrêmement pauvre en protéines de lait. Son ingestion est considérée sans risque chez les allergiques aux protéines de lait de vache. En revanche, il existe un risque avec les produits inhalés contenant du lactose, comme les corticoïdes et les bronchodilatateurs utilisés dans le traitement de l'asthme. Trois cas ont été signalés dans le monde chez des enfants très allergiques aux protéines de lait de vache. En cas de doute sur le risque potentiel lié au lactose des comprimés à avaler, une introduction à domicile de comprimés (avec et sans lactose), en aveugle (les comprimés sont numérotés, et le code est connu par le pharmacien hospitalier uniquement) serait idéale. La tolérance est plus grande par voie orale que par inhalation. Il ne faut surtout pas priver l'organisme de ce contact par voie digestive qui ne peut avoir qu'un effet bénéfique favorisant la tolérance, contrairement à la voie inhalée qui peut être sensibilisante et déclencher l'allergie.

Le lait de vache peut véhiculer des allergènes masqués, comme le lait de chèvre ou de brebis. Cette contamination peut être involontaire (par contamination accidentelle lors du transport, du stockage ou de la fabrication de dérivés du lait) ou de nature frauduleuse.

Les antibiotiques administrés à la vache peuvent aussi se retrouver dans le lait sous la forme d'allergènes masqués. Pour cette raison, les producteurs doivent respecter des délais précis, en fonction de l'antibiotique, avant de pouvoir livrer le lait. Depuis 1978, la détection d'antibiotiques et de sulfamides dans les laits collectés par les laiteries est obligatoire, et une limite maximale de résidu autorisé pour chaque antibiotique a été fixée.

Le contrôle régulier des producteurs réduit pratiquement à néant le risque de contamination par les résidus d'antibiotiques.
Plus récemment, une nouvelle forme rare d'allergie aux protéines de lait par une sensibilisation à un groupement sucré (galactose-alpha-1,3-galactose) communément appelé « alpha-Gal » a été identifiée chez des personnes se plaignant de douleurs abdominales récurrentes ou chroniques, surtout après la consommation de lait, de laitages ou de viandes de mammifères. La sensibilisation à l'alpha-Gal est acquise après des morsures de tiques dures et est responsable d'allergie aux viandes de mammifères et/ou aux rognons (voir ci-après). L'éviction du lait, des laitages, des viandes de mammifères et de la gélatine utilisée dans les plats et desserts prévient les récidives.

Le lait de chèvre et le lait de brebis

Le lait de ces ovins a une composition en protéines allergènes très proche de celle du lait de vache et, de ce fait, ne peut lui être substitué en cas d'allergie. Les tests de provocation orale au lait de chèvre sont positifs chez plus de 90 % des patients allergiques aux protéines de lait de vache. Le lait de chèvre a une composition protéique très proche du lait de vache (respectivement 25-35 g/l et 30-35 g/l), le lait de brebis étant plus riche en protéines (55-65 g/l). Il y a environ 95 % de ressemblance entre l'alpha-lactalbumine et la bêta-lactoglobuline de chèvre, de brebis et de vache, et entre 80 % et 90 % de ressemblance entre les caséines de ces trois espèces. Pourtant, il existe des allergies dissociées au lait de chèvre et de brebis sans allergie au lait de vache. Le lait de vache peut être consommé sans problème par ces allergiques ne reconnaissant que les caséines (alpha et bêta) de chèvre et de brebis. Ces allergies peuvent avoir des conséquences graves. En France, au printemps 2007, un enfant de neuf ans est décédé suite à la consommation à la cantine scolaire d'un yaourt de lait de vache contenant du lait de chèvre.
Des formules de lait de chèvre adaptées à l'alimentation des nourrissons ont obtenu l'autorisation de commercialisation en Europe (directive 2013/46/UE) depuis le 28 août 2013 et en France depuis le 9 mai 2014 : Prémichèvre 1er et 2e âge (société Prémibio), vendu dans les magasins d'alimentation naturelle et sur Internet, Capricare 2e âge (laboratoire PediAct), vendu dans les pharmacies depuis le printemps 2015. Il peut être choisi pour sa meilleure digestibilité ou son goût, mais le risque de développement d'un eczéma atopique ou d'une allergie alimentaire

reste le même. Son coût est pratiquement le double comparé aux laits pédiatriques à base de lait de vache (11 à 15 euros la boîte de 400 g, 29 euros la boîte de 900 g). Il existe aussi une formule de lait de brebis adaptée à l'alimentation des nourrissons (Prémibrebis, par Prémibio). Ces laits pédiatriques de chèvre et de brebis ne sont pas une alternative pour l'alimentation des enfants allergiques aux protéines de lait de vache. Les laits et fromages de chèvre et de brebis peuvent se retrouver dans des préparations culinaires (cordons bleus, ravioles de Romans, pizzas, tartiflettes, etc.). La lecture des étiquettes est impérative. L'aliment sera évité en cas de désignation imprécise.

Les laits des équidés et des camélidés

Les laits de jument, d'ânesse et de chamelle ont de tout temps été utilisés dans l'alimentation humaine. En Asie Centrale, le lait de jument est toujours consommé. En Asie et dans les zones désertiques du Proche-Orient et d'Afrique, c'est le lait de chamelle, riche en substances bactéricides et qui résiste bien à des températures ambiantes élevées.
Les laits des équidés (jument et ânesse), moins riches en protéines que ceux des ruminants, se rapprochent davantage du lait maternel de ce point de vue. Leur valeur énergétique est plus proche du lait humain même s'ils sont deux fois plus pauvres en lipides. Le lait de chamelle ne contient pas de bêta-lactoglobuline, comme le lait maternel. Les ressemblances entre les protéines de lait de vache et celles de lait de jument ne dépassent pas 60 %, et pas plus de 50 % avec celles de lait de chamelle.
Le lait de jument et le lait de chamelle ont été proposés comme substituts du lait de vache chez les allergiques avec un risque de réaction croisée inférieur à 5 %. Le lait d'ânesse a été utilisé en Italie chez des enfants allergiques aux protéines de lait de vache avec un risque de réaction croisée de 15 à 20 %. Le lait de chamelle a été utilisé avec succès par certains pédiatres chez des enfants allergiques aux protéines de lait de vache au Qatar et en Israël. Mais les résultats concernent un faible nombre d'enfants, ce qui ne permet pas de valider l'utilisation de ce lait chez les allergiques au lait de vache. Un cas d'allergie sévère au lait de chamelle a été décrit aux Émirats Arabes Unis.
Un cas d'anaphylaxie a été rapporté en France chez une jeune femme qui venait de boire un verre de lait de jument. Le lait d'ânesse, mais aussi le lait de jument, sont utilisés dans des produits cosmétiques (crèmes, savons).

Des allergies cutanées à ces laits ont été observées chez des personnes non allergiques au lait de vache.

L'allergie au lait maternel

Quelques cas bien documentés d'allergie au lait maternel ont été rapportés. Ces enfants, qui avaient déclenché une allergie au lait de vache, continuaient d'être allaités et leur eczéma ne cédait pas malgré un régime d'éviction des protéines de lait de vache y compris chez la maman. Des pédiatres américains ont montré que la persistance de l'eczéma était liée à la sensibilisation de ces nourrissons à l'alpha-lactalbumine du lait maternel, apparue après sensibilisation à l'alpha-lactalbumine du lait de vache. L'arrêt de l'allaitement maternel et la poursuite de l'éviction des protéines de laits de mammifères font disparaître l'eczéma atopique.
La majorité des autres cas concerne une allergie alimentaire via le lait de la mère. Le lait maternel véhicule des antigènes alimentaires intacts en faible quantité (1 microgramme/l). À l'état physiologique, ces allergènes alimentaires jouent vraisemblablement un rôle dans l'induction d'une tolérance à faible dose permettant de préparer l'enfant à consommer les mêmes aliments que sa maman. Cette allergie est facilement évoquée lorsqu'on découvre une sensibilisation à des aliments chez un nourrisson sous allaitement maternel exclusif ou pour des aliments non encore introduits lorsque la diversification a commencé. L'allergie via le lait de la mère a été décrite pour les protéines de lait de vache, l'œuf, l'arachide, le soja, la noisette, le sésame, le poisson, etc. L'éviction de l'aliment chez la maman pendant la période d'allaitement fait disparaître les symptômes (eczéma ou urticaire le plus souvent).

Les viandes

Du point de vue des allergies, la classification culinaire en viandes rouges et viandes blanches prête à confusion et n'est pas appropriée. C'est pourquoi il est préférable de distinguer les viandes de mammifères des viandes de volailles. Certaines viandes de volailles sont d'une couleur rouge, due à la myoglobine de certains muscles. Comme l'hémoglobine, la myoglobine fixe l'oxygène, ce qui permet à certains muscles de disposer d'une réserve supplémentaire d'oxygène. Les muscles rouges riches en myoglobine permettent aux oiseaux, dont le canard, de voler. Le poulet et la dinde, qui ne volent pas, ont des muscles pauvres en myoglobine (chair blanche, sauf le pilon). L'autruche, qui court très vite, a elle aussi des muscles rouges. En France, les viandes sont peu responsables d'allergie, eu égard à leur niveau de consommation élevé, de l'ordre de 86 kg/personne/an (France-AgriMer, 2015).

Les viandes de mammifères

Les viandes de mammifères domestiques les plus consommées en France sont le bœuf, le veau (24 kg par personne et par an) et la viande de porc (32 kg par personne et par an). La consommation de mouton, d'agneau ou de chèvre (cabri) est huit à dix fois moindre. Celle de cheval et de lapin est rare. Les chasseurs consomment du gibier et certaines boucheries ou restaurants en proposent. Enfin, les abats de bœuf et de porc (rognons surtout) sont des mets habituellement consommés en France.

Selon les données du RAV, les anaphylaxies aux viandes représentaient, jusqu'en 2010, environ 2,5 % des anaphylaxies avant l'âge de quinze ans et environ 3 % au-delà. Entre 2010 et aujourd'hui, on assiste à une augmentation du nombre de déclarations d'allergie à la viande de mammifères, surtout chez l'adulte. Ceci est lié au fait que cette allergie est mieux connue et que son diagnostic a été facilité depuis la commercialisation du dosage des IgE anti-alpha-Gal. En 2015, les anaphylaxies aux viandes et abats de mammifères ont atteint 9 % des déclarations au RAV (adultes et un seul enfant).

Chez le nourrisson et l'enfant, l'allergie alimentaire à la viande de bœuf est souvent associée à une allergie aux protéines de lait de vache. Elle est responsable de manifestations immédiates (urticaire, angio-œdème), mais aussi de poussées d'eczéma atopique. L'allergène impliqué est souvent l'albumine sérique de bœuf. Cette allergie disparaît généralement avec l'acquisition de tolérance au lait de vache. Dans de très rares cas, elle persiste jusqu'à l'âge adulte. Chez l'enfant allergique aux protéines de lait de vache, il est fréquent d'observer la positivité faible ou modérée des IgE anti-albumine sérique bovine ou anti-bœuf, mais la viande de bœuf bien cuite est en général tolérée.

Chez l'adulte, l'allergie à la viande de bœuf est rare en France, et elle s'accompagne souvent d'une allergie à la viande de porc ou d'autres mammifères. Les symptômes vont du simple syndrome d'allergie orale avec des démangeaisons buccales et parfois un œdème des lèvres, à l'urticaire et au choc anaphylactique. L'allergie à la viande et aux rognons de porc semble plus fréquente que l'allergie au bœuf. En 1994, une association particulière entre l'allergie à la viande de porc et une sensibilisation à l'albumine de chat, sans allergie réelle au chat, a été décrite sous le nom de syndrome porc-chat. Les patients étaient sensibilisés à l'albumine et pouvaient réagir à d'autres viandes de mammifères, tandis que les viandes de volailles étaient, elles, toujours tolérées. D'autres allergènes sont impliqués dans l'allergie à la viande de bœuf, comme les immunoglobulines G (IgG), l'actine, la myoglobine, etc. Les patients allergiques à l'albumine bovine doivent se méfier de certains médicaments susceptibles d'en contenir. Des femmes allergiques aux viandes par sensibilisation à l'albumine avaient ainsi présenté une réaction allergique au moment d'une insémination artificielle ou d'une fécondation in vitro (FIV). Le liquide dans lequel les embryons sont cultivés contient en effet du sérum de veau fœtal.

Depuis 2009, une nouvelle forme d'allergie aux viandes de mammifères a été identifiée, d'abord aux États-Unis et en Australie, puis en Europe. Cette allergie est liée à la sensibilisation à un assemblage particulier de deux sucres (galactose-alpha-1,3-galactose), présent sur les protéines des mammifères non primates et communément appelé alpha-Gal. La caractéristique de cette allergie est que les symptômes (urticaire, angio-œdème et choc anaphylactique) peuvent survenir jusqu'à huit heures après l'ingestion de viande, ce qui rend difficile l'identification de l'aliment responsable. Les manifestations sont plus précoces avec les rognons de porc, probablement parce qu'ils expriment en plus grande quantité l'allergène alpha-Gal. La deuxième particularité est qu'elle apparaît, dans la majorité des cas, dans les semaines à quelques mois qui suivent des morsures de tiques dures (du genre *Ixodes* en Europe, et *Amblyomma* aux États-Unis). Cette allergie a été découverte grâce à un effet indésirable inhabituel induit par un nouveau médicament (Erbitux), à base d'anticorps monoclonal (Cetuximab), utilisé dans le traitement de certains cancers. Un anticorps monoclonal est fabriqué en laboratoire par des cellules de souris ou de hamster immortalisées. Il a la particularité d'être spécifique à une seule cible. Afin d'éviter une réaction de rejet par l'organisme, les anticorps monoclonaux de souris sont humanisés : ils ne conservent que 5 % de l'anticorps de souris, le reste étant d'origine humaine. Jusqu'à un tiers des patients vivant dans des états de la côte Est des États-Unis avaient présenté des chocs anaphylactiques à la première utilisation de ce nouveau médicament. Ceci s'explique par la découverte d'une sensibilisation préexistante à l'alpha-Gal chez ces patients, dont certains avaient aussi une allergie aux viandes. Le diagnostic est confirmé par les tests cutanés aux viandes, au Cetuximab (réservé aux hôpitaux et cliniques) et par le dosage des IgE anti-alpha-Gal commercialement disponible depuis 2015. Certains patients souffrant du syndrome porc-chat ont été reconnus allergiques aux viandes par sensibilisation à l'alpha-Gal à l'occasion d'un nouveau bilan. Il est probable qu'une partie des patients initialement diagnostiqués « syndrome porc-chat » soient des patients allergiques à l'alpha-Gal.

Les allergiques aux viandes de mammifères peuvent parfois consommer sans problème des viandes de mammifères, surtout au début. Assez souvent, les symptômes n'apparaissent que lorsqu'il y a un ou plusieurs cofacteurs comme l'exercice physique, l'alcool ou un médicament (AINS, IPP, IEC, Sartans). Au cours de l'évolution, des réactions à d'autres viandes de mammifères peuvent se déclarer. La majorité des patients tolère les laits et laitages de mammifères, mais parfois le lait peut être responsable d'urticaire récidivante ou de douleurs abdominales inexpliquées. Les allergiques aux viandes de mammifères doivent se méfier de la gélatine de porc ou de bœuf utilisée dans les plats et les desserts, car elle exprime l'allergène alpha-Gal. La gélatine est également utilisée comme soluté de perfusion en chirurgie pour compenser les pertes sanguines. Des allergies peropératoires (urticaire, choc anaphylactique) peuvent s'observer. D'autres médicaments et vaccins peuvent enfin contenir de la gélatine bovine susceptible d'entraîner des manifestations d'allergie.

Les viandes de gibier (sanglier, chevreuil) peuvent également être responsables de réactions chez les patients allergiques aux viandes de mammifères domestiques. En France, il y a quelques années, un patient allergique aux viandes de mammifères a succombé à un choc anaphylactique grave survenu après consommation de viande de sanglier, accompagnée d'alcool et d'effort physique (danse au cours d'un mariage célébré dans un gîte rural, éloigné des secours).

Les saucissons

L'allergie peut être liée à la viande (voir paragraphe précédent) ou à un autre composant du saucisson, comme le conservateur ou le colorant (rouge de cochenille, appelé rouge carmin, ou poudre de riz rouge contenant une moisissure microscopique, *Monascus purpureus*).

L'allergie peut se manifester par de l'urticaire et parfois un angio-œdème lors de la consommation du saucisson (de porc ou de bœuf) avec sa peau. Il ne s'agit alors pas d'une allergie vraie au saucisson, mais d'une allergie à la moisissure (*Penicillium chrysogenum*) présente sur la peau du saucisson, dans la poudre de fleurage. L'allergie débute souvent dans l'enfance et persiste jusqu'à l'âge adulte.
Les saucissons peuvent être à l'origine de fausses allergies se manifestant par des rougeurs cutanées, à cause de leur teneur en nitrites. Ces conservateurs augmentent la sensibilité à l'histamine en bloquant l'activité de l'enzyme qui dégrade l'histamine alimentaire (voir le chapitre 1, p. 26).

Les volailles

Les allergies alimentaires à la viande de volailles sont très rares compte tenu de sa consommation en France (26 kg par personne et par an). Les symptômes peuvent aller du syndrome oral bénin à l'anaphylaxie grave. La consommation des volailles autres que le poulet et la dinde étant plus rare en France, seuls deux cas d'allergie au canard ont récemment été décrits en 2012 et 2013.
La majorité des patients allergiques à la viande de poulet sont sensibilisés à l'albumine sérique de poulet présente aussi dans le jaune d'œuf (alpha-livétine). C'est un allergène majeur de cette viande. L'alpha-parvalbumine de poulet est une protéine résistante à la cuisson. Des allergènes mineurs (hémoglobine, énolase et aldolase) ont aussi été décrits.
Les allergiques à l'œuf tolèrent la consommation de viande de volailles, car ils réagissent en grande majorité au blanc d'œuf (ovalbumine, ovomucoïde essentiellement). Les rares cas d'allergie à l'alpha-livétine du jaune d'œuf peuvent présenter une allergie à la chair de volailles.
En 2015 et 2016, des cas d'allergie croisée poulet-poisson ont été décrits en Espagne et en France. Les allergènes impliqués dans ces allergies croisées sont les parvalbumines, les énolases et les aldolases.
Les viandes de volailles, surtout le poulet du fait de sa plus large consommation, peuvent être responsables d'œsophagites à éosinophiles et de syndrome d'entérocolite (voir, au sujet des manifestations digestives, le chapitre 3, p. 62). Des eczémas atopiques en lien avec la consommation de viande de poulet ou volailles ont aussi été décrits.

Ces affections débutent chez le nourrisson avec la diversification alimentaire. L'idée très répandue que les viandes blanches ne donnent pas d'allergie rend difficile l'identification de cette allergie.

L'œuf de poule

L'allergie à l'œuf de poule est la plus fréquente chez l'enfant de moins de trois ans. Au-delà de trois ans, elle est la deuxième cause d'allergie chez l'enfant après l'arachide. En France, les anaphylaxies à l'œuf (surtout enfants) représentent 4 à 10 % des déclarations annuelles selon les statistiques du RAV (2012 à 2015). Paradoxalement, l'œuf est peu responsable d'anaphylaxies graves chez l'enfant (angio-œdème laryngé et choc anaphylactique), et c'est une allergie le plus souvent transitoire. À trois ans, environ 80 % des allergies à l'œuf disparaissent. Environ 5 % persistent après l'âge de six ans. L'allergie à l'œuf est rare chez l'adulte, bien que des cas d'apparition tardive aient été rapportés.
L'œuf fait partie des quatorze « allergènes » à déclaration obligatoire sur les denrées alimentaires préemballées (cf. Tab. VII, p. 233). Le blanc d'œuf est de loin beaucoup plus sensibilisant que le jaune et plus souvent impliqué dans des manifestations d'allergie alimentaire. Les principaux allergènes du blanc d'œuf sont l'ovomucoïde et l'ovalbumine, qui représentent respectivement 10 % et 65 % des protéines du blanc d'œuf. L'ovomucoïde, allergène résistant à la cuisson, est responsable d'allergie persistante à l'œuf cru et cuit. Il existe des formes d'allergie à l'œuf cru ou peu cuit, sans allergie à l'œuf bien cuit qui, lui, peut être consommé et parfaitement toléré. L'explication est que la sensibilisation s'est faite vis-à-vis d'allergènes facilement dénaturés par la cuisson comme l'ovalbumine ou l'ovotransferrine. Cette dernière est un allergène mineur représentant 15 % des protéines du blanc d'œuf. Le changement de conformation de l'allergène sous l'effet de la cuisson fait disparaître sa capacité de réaction avec les IgE. Par conséquent, les patients souffrant de ce type d'allergie n'ont pas de réaction à l'ingestion d'œuf bien cuit. Le lysozyme est un autre allergène mineur qui représente environ 4 % des protéines du blanc d'œuf. Ses propriétés antibactériennes font du lysozyme un bon conservateur, largement utilisé dans les fromages mais aussi dans l'industrie pharmaceutique.
Le jaune d'œuf est rarement allergisant, mais peut être facilement contaminé par les allergènes du blanc. L'allergène principal du jaune d'œuf est

l'albumine (alpha-livétine), allergène mineur impliqué dans l'allergie croisée œuf-poulet. Le syndrome œuf-oiseau est une forme rare d'allergie alimentaire au jaune d'œuf apparaissant chez les éleveurs d'oiseaux (tels que les canaris, perruches, etc.) après une allergie initiale (rhino-conjonctivite ou asthme) à l'albumine présente dans les plumes d'oiseaux.
L'allergie aux protéines d'œuf de poule peut se manifester très tôt, même chez le nourrisson allaité, par un eczéma atopique. Le passage d'allergènes d'œuf à travers le lait maternel peut être responsable d'urticaire récidivante chaque fois que la maman consomme de l'œuf entier ou un aliment riche en œuf. Les manifestations d'allergie IgE-dépendante sont plus fréquentes lors de la période de diversification et se reproduisent à chaque consommation d'œuf ou d'aliments riches en œuf. Les symptômes vont de l'urticaire récidivante à l'anaphylaxie plus grave. Une enfant est décédée d'une anaphylaxie grave survenue après la consommation d'un lait de poule (boisson à base de lait et de jaune d'œuf cru) utilisé comme remède traditionnel contre le rhume.
Lorsque le diagnostic est confirmé, l'éviction de l'œuf entraîne rapidement la disparition des lésions d'eczéma (sous réserve d'absence d'une autre allergie alimentaire associée) ou des manifestations immédiates (urticaire, angio-œdème). L'éviction doit concerner en priorité l'œuf entier et les aliments riches en œuf (quiche, île flottante, meringue, mayonnaise, etc.). Les compléments alimentaires pour les sportifs peuvent contenir de fortes quantités de protéines de blanc d'œuf. L'éviction concerne également les produits d'hygiène et cosmétiques à base de protéines d'œuf (cf. Tab. XII, p. 236). Les aliments contenant des traces ou de faibles quantités d'œuf cuit (biscuits) sont autorisés dans la grande majorité des cas. Il n'est pas nécessaire de supprimer les fromages, car l'œuf y est présent sous forme de lysozyme, peu allergisant. De même, chez l'adulte, le vin peut être consommé même si des protéines d'œuf peuvent être présentes en tant que résidu du collage du vin rouge avec du blanc d'œuf (Ovocol) pour clarifier les impuretés (étiquetage non obligatoire). Cependant, les allergiques au jaune d'œuf doivent éviter l'apéritif italien Marsala Cremovo (mélange de liqueur et de jaune d'œuf). Pour les patients réagissant à de faibles quantités de protéines d'œuf, il faut se méfier des allergènes de blanc d'œuf présents dans le surimi, les sauces, les confiseries, etc. L'œuf peut être remplacé dans les gâteaux par une préparation à base de soja ou de lupin, qui a un pouvoir émulsifiant élevé. Sinon, une banane peut remplacer l'œuf dans un gâteau.

Une question qui préoccupe sans cesse les médecins généralistes et les pédiatres concerne le risque allergique en cas d'injection d'un vaccin contenant des résidus de protéines d'œuf. Sur le plan légal, seul un accident anaphylactique précédent, suite à un vaccin identique ou similaire, peut constituer une contre-indication à la vaccination. La circulaire ministérielle du 27 décembre 1985 recommande de tester les « grands allergiques » au préalable. S'il y a un antécédent d'anaphylaxie à l'œuf, ou à un vaccin, le risque doit être évalué au cas par cas, la teneur en protéines aviaires résiduelles étant différente selon le vaccin. Les vaccins contre la fièvre jaune sont les plus riches, ainsi que certains vaccins antigrippaux. Les antigrippaux commercialisés ces dernières années ont une teneur en protéines aviaires résiduelles très faible, comprise entre 0,005 et 0,2 µg/ml. La faible teneur en protéines aviaires résiduelles des vaccins ROR et les essais cliniques de vaccination chez les allergiques aux protéines d'œuf permettent de vacciner sans risque les allergiques à l'œuf avec les vaccins ROR disponibles en France.

En cas d'antécédents de réaction allergique à un vaccin, il est nécessaire de considérer l'utilité de la vaccination, de pratiquer des tests cutanés au vaccin (prick tests et IDR, intra dermo réaction au vaccin contenant des résidus d'œuf) et de procéder à une vaccination fractionnée en milieu hospitalier ou par accoutumance. Par précaution, l'allergique asthmatique ayant présenté une réaction générale à un vaccin sera vacciné en milieu hospitalier.

L'acquisition de la tolérance à l'œuf sera évaluée en contrôlant les prick tests, mais aussi en suivant le dosage des IgE spécifiques du blanc d'œuf (ou ovalbumine) et de l'ovomucoïde. La disparition des IgE anti-ovomucoïde permet de réintroduire progressivement l'œuf cuit : d'abord celui cuit au four (sous forme de gratins, quiches, etc.), puis l'œuf dur, ensuite l'œuf cuit à la poêle (sous forme d'omelette ou d'œuf au plat). L'œuf cru ou peu cuit (mayonnaise, œuf à la coque) seront introduits en dernier. L'œuf est ensuite souvent bien toléré, malgré la persistance d'une faible positivité des IgE spécifiques lors des contrôles sanguins.

Les poissons

Comme d'autres protéines animales, les allergènes de poissons sont responsables d'allergies alimentaires et professionnelles. Les poissons consommés

sont obtenus par la pêche, mais aussi de plus en plus, par divers procédés de pisciculture (élevage des poissons). Ils sont une ressource nutritionnelle importante dans de nombreuses régions du globe. L'ensemble du poisson est utilisé : les œufs (œufs de lompe, caviar), la peau (gélatine), la chair (y compris sous une forme reconstituée : surimi, etc.).
L'allergie au poisson concerne 0,1 à 3 % de la population générale dans le monde. Elle est plus importante dans les pays qui en consomment beaucoup comme le Japon, les pays scandinaves et l'Espagne. En France, les anaphylaxies aux poissons représentent environ 6 % des déclarations recensées par le RAV entre 2003 et 2010. Les données de 2007 plaçaient le poisson au sixième rang des allergènes responsables d'anaphylaxies modérées à sévères avant l'âge de quinze ans (4 % des déclarations) et au treizième rang après cet âge (2 % des déclarations). La fréquence plus élevée chez l'enfant est probablement liée à l'introduction précoce de cet aliment au cours de la diversification alimentaire, mais l'allergie au poisson peut apparaître à l'âge adulte. Le terrain atopique favorise aussi la sensibilisation, laquelle s'accompagne souvent d'eczéma. L'allergie vraie au poisson est persistante dans la majorité des cas.
Les réactions allergiques immédiates (urticaire, angio-œdème, bronchospasme, choc anaphylactique) apparaissent suite à l'ingestion de poisson ou, parfois, à l'inhalation de vapeurs de cuisson. Une réactivation de l'eczéma atopique par des vapeurs de cuisson (sans ingestion) a été décrite chez l'enfant. Le syndrome d'allergie orale à l'ingestion est assez commun. Tout en restant rares, de plus en plus de réactions allergiques de type syndrome d'entérocolite induite par les protéines alimentaires de poissons sont décrites chez l'enfant (SEIPA). Les poissons sont aussi responsables d'œsophagites à éosinophiles (voir, au sujet des manifestations digestives, le chapitre 3, p. 62).
Outre les réactions allergiques alimentaires avérées, les poissons peuvent être à l'origine de « fausses » allergies alimentaires : leur chair peut en effet être riche en histamine, provoquant de l'urticaire, des nausées et vomissements, des troubles intestinaux et des céphalées. Il s'agit alors d'une intoxication à l'histamine appelée scombroïdose. L'histamine provient de la dégradation de l'histidine (acide aminé présent dans la chair de poisson) par les bactéries durant le stockage du poisson lorsque la chaîne de froid n'est pas respectée. Les poissons les plus souvent concernés sont le thon, le maquereau, parfois la sardine et l'espadon. Un cas de fausse allergie au thon a été rapporté en Italie chez un adolescent : il présentait des épisodes

récurrents d'œdèmes des lèvres, des paupières et des organes génitaux après consommation de thon à l'huile en conserve. La contamination par de la tartrazine a été suspectée devant la positivité du test de provocation en aveugle, alors que le test réalisé avec le thon frais était négatif chez cet adolescent qui tolérait parfaitement tous les autres poissons.
Les fausses réactions allergiques aux poissons peuvent être également liées à la sensibilisation aux allergènes d'*Anisakis simplex*, un ver parasite du poisson. En cas de consommation de poisson cru non préalablement congelé ou peu cuit, une ingestion de larves vivantes peut se produire, entraînant dans les douze heures qui suivent des accidents allergiques (urticaire, choc anaphylactique). En Espagne, environ 10 % des anaphylaxies sont liées à une allergie à *Anisakis simplex*. Au Japon, 30 à 75 % des patients souffrant d'urticaire chronique ont des IgE anti-*Anisakis simplex*. Les vermifuges sont efficaces pour détruire le parasite. Les vers d'*Anisakis* contiennent un allergène non spécifique (tropomyosine), responsable de réactions croisées avec plusieurs espèces de vers, crustacés, acariens et blattes.
La ciguatera est une autre fausse allergie au poisson provoquée par une intoxication à l'algue marine (*Gambierdiscus toxicus*) qui contient la ciguatoxine. Cette algue pousse dans les massifs coralliens tropicaux (océan Pacifique, Antilles, Floride) : elle est consommée par des poissons herbivores, eux-mêmes dévorés par des poissons carnivores qui accumulent la toxine. Une intoxication survient douze heures après l'ingestion du poisson. Les symptômes sont essentiellement des nausées, des vomissements, de la diarrhée, des démangeaisons cutanées, des troubles neurologiques, voire une défaillance cardio-respiratoire qui peut être fatale.
Les poissons font partie des quatorze « allergènes » à déclaration obligatoire sur les denrées alimentaires préemballées (cf. Tab. VII, p. 233). Plusieurs allergènes de poissons ont été identifiés, dont les parvalbumines, résistantes à la cuisson, responsables de réactions d'allergie croisée entre les différentes espèces de poissons. Cependant, l'IgE-réactivité peut varier chez certains patients en fonction de l'espèce. L'allergie peut concerner uniquement une famille de poissons (par exemple, les Salmonidés : saumon et truite), se limiter à un seul poisson (sole, roussette, panga, etc.) ou à certains poissons (sardine, espadon, etc.). Ces particularités cliniques pourraient être dues à une forme particulière de parvalbumine présente dans certains poissons, ou à des allergènes mineurs spécifiques de certaines espèces. Le contenu en parvalbumine est plus élevé vers la tête que vers la queue du poisson, et dans la chair blanche que dans

la chair rouge. Le thon, poisson à chair rouge, est moins allergisant que d'autres poissons, notamment le thon en boîte. Les parvalbumines sont impliquées dans des réactions croisées entre les poissons et la grenouille. Avec d'autres allergènes mineurs thermosensibles (aldolases, énolases), elles sont impliquées dans des réactions croisées avec la chair de poulet. Le collagène de poisson est aussi un allergène mineur commun à plusieurs espèces de poissons.
L'éviction du poisson est le seul moyen d'écarter les récidives d'allergie. La plupart du temps, l'allergie concerne tous les poissons. Dans le cas contraire, il ne faut pas interrompre la consommation des poissons qui sont tolérés. Il faut se méfier des contaminations par des allergènes présents dans les huiles ayant servi à frire du poisson. Des allergènes masqués de poisson sont présents dans plusieurs sauces (Nuoc-mâm, Worcester, César, etc.), préparations culinaires (anchois sur la pizza, surimi, etc.), confiseries (marshmallow à la gélatine de poisson). D'autres dérivés ont des applications pharmaceutiques, comme le sperme de saumon (protamine), le foie de morue (huile) et la gélatine (gélules de médicaments), et ont été impliqués dans des réactions d'allergie. Des résidus de protéines de poisson peuvent se retrouver dans le vin collé à l'aide d'un produit à base de gélatine de poisson hydrolysée (Calisol) ou dans la bière (Isinglass, dérivé de la vessie natatoire d'esturgeon). Aucune réaction allergique imputable à ces produits n'a été rapportée, car l'hydrolyse de la gélatine détruit les allergènes.
De rares cas d'allergie aux œufs de poissons ont été rapportés chez des personnes non allergiques au poisson. Il s'agit d'œufs de saumon, de truite, de morue (cabillaud), de caviar Beluga. L'allergène impliqué est la vitellogénine, qui ne donne pas d'allergie croisée avec la chair de poisson, ni avec l'œuf de poule.
Les allergies professionnelles peuvent être des allergies de contact (eczéma), mais aussi des allergies respiratoires (rhino-conjonctivite et asthme). Elles sont liées à une sensibilisation aux allergènes de poisson et parfois à l'*Anisakis simplex* qui parasite les poissons de mer.
Les allergènes de poisson sont de plus en plus présents dans les produits alimentaires (surimi, anchois dans les garnitures de pizza, gélatine, huile de poisson ajoutée pour augmenter la teneur en acides gras polyinsaturés, oméga 3, etc.) et dans les aliments halal. Il est ainsi probable que les allergies au poisson se développent à l'avenir.
Quant à « l'allergie à l'iode », elle n'existe pas au sens commun du terme. Les patients qui ont présenté une réaction allergique lors de l'injection

d'un produit de contraste iodé pour un examen radiologique ne sont pas allergiques à l'iode (métal), mais c'est une activation directe des mastocytes, polynucléaires basophiles, plaquettes ou protéines du complément par le produit de contraste iodé du fait de son osmolarité différente de celle du sang ou une allergie IgE-dépendante à la molécule qui fixe l'iode, qui déclenche les symptômes d'allergie immédiate ou retardée.
Les personnes qui ont eu ce type de réaction peuvent sans problème consommer du poisson, des fruits de mer ou du sel de mer iodé. De même, les allergiques au poisson ou aux crustacés ne courent pas plus de risques qu'un autre allergique en cas d'examen radiologique nécessitant l'injection de produit de contraste.

Les crustacés

Parmi la famille des décapodes marins (cinq paires de pattes), les crevettes sont plus consommées que les langoustines, les crabes, les homards, les langoustes ou les écrevisses, vivant en eau douce. Environ la moitié de la production mondiale de crevettes provient de la pénéiculture. Le Brésil, la Thaïlande et la Chine en sont les plus grands producteurs. Les crevettes sont souvent colorées artificiellement pour rendre leur aspect plus attirant, à l'aide de bêta-carotène (E160a), de paprika (E160c), d'apocaroténal (E160e), de rouge de betterave (E162).
L'allergie est plus fréquente dans les pays d'Asie du Sud-Est, fortement consommateurs de crustacés. Elle tend à augmenter à travers le monde à la faveur du succès de la cuisine asiatique. En France, l'allergie aux crustacés représente environ 3 % des anaphylaxies graves déclarées (CICBAA, 2009). Ces anaphylaxies concernent 1 à 2 % des enfants âgés de moins de quinze ans et environ 3,5 % au-delà. La fréquence faible chez l'enfant s'explique par les habitudes alimentaires en France. Chez l'adulte, des cofacteurs (alcool, médicaments, exercice physique) favorisent l'anaphylaxie.
L'allergie immédiate aux crustacés, de type IgE-dépendante, se manifeste par un syndrome d'allergie orale, de l'urticaire, des angio-œdèmes ou un choc anaphylactique. L'allergie aux crustacés est souvent facile à identifier lorsque l'aliment a été ingéré et que le délai d'apparition des symptômes est compatible. Le diagnostic est confirmé par les prick tests cutanés (extrait commercial ou aliment natif) et des dosages sanguins d'IgE spécifiques. Les allergiques aux crustacés peuvent développer des manifestations par

simple contact avec la peau (par exemple, la projection de jus de crevette) qui provoque une urticaire locale ou étendue, voire un œdème. L'inhalation de vapeurs de cuisson peut déclencher une rhino-conjonctivite, des œdèmes de la face ou une crise d'asthme chez certains allergiques. Il a aussi été décrit des asthmes professionnels aux allergènes de crustacés chez des ouvriers de conserveries tolérant la consommation de crustacés. Enfin, un cas exceptionnel d'allergie après une transfusion sanguine a été décrit. Le patient, allergique à la crevette, avait reçu une transfusion de concentré de globules rouges d'une personne qui venait de consommer des crevettes au cours du repas précédant le don.

L'allergie aux crustacés est de type persistante, et l'éviction est pour l'instant le seul moyen de prévenir les récidives. Les crustacés font partie des quatorze « allergènes » à déclaration obligatoire (cf. Tab. VII, p. 233). Les allergiques aux crustacés doivent se méfier des allergènes masqués présents dans les préparations alimentaires, les compléments alimentaires ou les médicaments. Les carapaces de crustacés servent ainsi à fabriquer de la chitine et du chitosane qui entrent dans la fabrication de textile (fibres), de certains cosmétiques, de pansements cicatrisants et de fils chirurgicaux. Le chitosane est également un complément alimentaire qui est utilisé pour diminuer l'absorption des graisses. Le chitosane et la chitine-glucane d'origine fongique (*Aspergillus niger*), utilisés depuis 2011 pour la clarification du vin, ne comportent pas de risque pour les allergiques aux crustacés. La glucosamine, dérivée de la chitine, est utilisé pour le traitement de l'arthrose. En 2006, des tests de provocation orale en aveugle effectués chez quinze patients allergiques aux crustacés se sont révélés négatifs à la glucosamine. Cependant, en 2013 a été publié le cas d'une femme allergique aux crevettes et qui avait présenté vingt épisodes d'anaphylaxies inexpliquées en deux ans et demi, sous régime d'éviction stricte des crustacés. Cette patiente a vraisemblablement été sensibilisée par la chitine présente dans la colle des faux ongles qu'elle s'était fait poser quelques jours avant son premier accident allergique avec les crevettes. Les autres épisodes étaient consécutifs à la prise d'un complément alimentaire contenant de la glucosamine.

La tropomyosine, allergène majeur des crustacés, est présente dans la queue et résiste à la cuisson. Elle est reconnue par 50 à 80 % des allergiques. Les trois quarts des allergiques aux crevettes le sont à d'autres crustacés. Les réactions croisées peuvent intéresser d'autres aliments riches en tropomyosine (mollusques, calamars, sèche, etc.), mais semblent plutôt rares et sujettes à discussion. Dans au moins 20 % des cas, d'autres allergènes mineurs présents dans la tête de la crevette (arginine kinase, sarcoplasmine, hémocyanine, etc.) ou dans la queue (myosine, hémocyanine) sont impliqués. Ils peuvent être responsables de réactions tout aussi sévères. L'allergie est rarement liée à la sensibilisation à la carapace de la crevette, riche en chitine. Comme pour les poissons, l'allergie peut être limitée à une espèce ou à une variété de crustacés.

Les mollusques

Les mollusques marins

Les mollusques marins comestibles font partie des fruits de mer. Ce sont les gastéropodes (bulots, bigorneaux, etc.), les bivalves (moules, huîtres et autres coquillages) et les céphalopodes (sèche, calamar, poulpe, etc.). La fréquence de l'allergie aux mollusques marins est plus importante dans les pays à forte consommation (Espagne, Japon, Chine). Dans le monde, la consommation de mollusques marins suit une croissance exponentielle grâce à la mariculture. En France, la fréquence des allergies aux mollusques est inférieure à 1 %. La majorité des cas concerne les coquilles Saint-Jacques et les moules, plus rarement l'huître ou le calamar. Des réactions d'anaphylaxie après exercice physique ont été rapportées.
Les allergènes impliqués sont principalement des tropomyosines. Assez semblables au sein d'une même famille, celles des mollusques sont relativement différentes des tropomyosines d'autres invertébrés. Même lorsque les IgE spécifiques sont positives, les réactions d'allergie croisées sont rares entre les mollusques et les crustacés. Une réaction croisée mollusque-acarien a été suspectée, car de 30 à 64 % des allergiques aux mollusques le sont également aux acariens. L'allergie concerne parfois un seul type de mollusque. Une manifestation classiquement observée en France, pays consommateur d'huîtres, est le syndrome d'entérocolite, observé surtout chez l'adulte et caractérisé par des vomissements répétés une à quatre heure après l'ingestion. Les symptômes n'apparaissent qu'avec l'huître, les autres bivalves étant bien tolérés. D'autres protéines allergènes ont été identifiées chez des patients non sensibilisés aux tropomyosines, mais ne sont pas disponibles pour le diagnostic en routine.

L'allergie aux mollusques apparaît habituellement chez le grand enfant et l'adulte, et s'avère persistante. L'éviction est pour l'instant le seul moyen d'éviter les récidives. Les bilans allergologiques (prick tests et IgE spécifiques) sont insuffisants pour déterminer le risque de réaction croisée avec d'autres espèces (mollusques ou crustacés). En revanche, l'éviction des poissons n'est pas justifiée car il n'a pas été décrit d'allergie croisée mollusques-poissons.
La consommation de bivalves (moules et huîtres) et de coquillages riches en nickel peut occasionner des poussées d'eczéma, voire des réactions plus précoces de type urticaire en cas d'allergie sévère au nickel. Pourtant le nickel est responsable d'allergie non IgE-dépendante se manifestant par de l'eczéma de contact. Comme les bivalves, la consommation d'aliments riches en nickel (chocolat, margarine, etc.) est susceptible de déclencher chez certains patients très sensibles des lésions d'eczéma, voire de l'urticaire.

Les mollusques terrestres

Les escargots terrestres sont traditionnellement consommés dans les pays d'Europe du Sud (France, Espagne, Italie, Portugal) et en Afrique (sauf au Sahara). C'est dans ces pays que l'allergie aux mollusques terrestres a été rapportée (dont quelques cas en Afrique du Nord). Ce sont surtout les escargots du genre *Helix* qui sont en cause.
L'allergie aux escargots touche les enfants et les adultes. Des réactions fatales sont survenues dans plusieurs pays d'Europe. Le décès survient dans un tableau de bronchospasme aigu grave. La relation possible entre l'allergie aux acariens – plus particulièrement, la désensibilisation par voie injectable aux acariens – et l'apparition d'une sensibilité aux escargots a été soulignée par plusieurs équipes médicales en France et en Italie. Jusqu'à deux tiers des patients allergiques aux acariens peuvent avoir des prick tests positifs à l'escargot, même s'ils n'en ont jamais consommé. De plus, 80 à 100 % des allergiques aux escargots ont des prick tests ou des IgE anti-acariens positifs. Chez certains patients, la consommation d'escargots déclenche des démangeaisons aux endroits où ils avaient eu des injections de désensibilisation aux acariens. Dans deux études, le test de provocation orale ouvert ou en double aveugle a entraîné une gêne respiratoire mesurable après l'ingestion de 8 à 30 g d'escargots terrestres. En France, en 2011, un garçon de dix ans est décédé suite à un bronchospasme aigu ayant entraîné une asphyxie fatale malgré les efforts

de réanimation. Il venait de consommer un plat d'escargots. Cet enfant avait pourtant l'habitude d'en consommer. Il venait de terminer un traitement de désensibilisation de trois ans aux acariens par voie injectable. La relation entre la désensibilisation et l'allergie à l'escargot n'est à ce jour pas élucidée. Environ 40 % des allergiques à l'escargot seulement ont été traités par désensibilisation par voie injectable aux acariens. Il n'y a pas de recommandation pour rechercher une allergie à l'escargot avant de débuter une désensibilisation par voie injectable aux acariens. La relation avec l'allergie aux escargots n'a pas été établie pour les patients suivant un traitement de désensibilisation par voie sublinguale aux acariens.
La tropomyosine est un allergène commun aux escargots terrestres et marins, aux autres mollusques et aux crustacés. La tropomyosine de l'escargot peut croiser avec celle de l'acarien, mais n'est pas impliquée dans l'anaphylaxie à l'escargot. L'allergie aux escargots sans allergie aux acariens a déjà été rapportée. Certains patients réagissent aussi aux escargots marins, mais pas aux autres mollusques, ni aux crustacés. Les allergènes responsables de ces réactions croisées ne sont pas identifiés. À noter que d'autres allergènes d'escargots terrestres ont été décrits (myosine, hémocyanine).
Le sirop Helicidine (antitussif) contient un extrait de glycoprotéines provenant d'escargots (*Helix pomatia*). Il n'a pas été relevé d'allergie à ces glycoprotéines. Son utilisation n'est donc pas contre-indiquée chez les allergiques aux escargots.

LES ALIMENTS D'ORIGINE VÉGÉTALE

Les légumineuses

C'est un groupe d'aliments appartenant à la famille des Fabacées, à laquelle appartient aussi l'arachide. Il s'agit de graines qui poussent dans des gousses. Les légumineuses sont subdivisées en trois sous-familles : les haricots (soja, haricots, fèves, etc.), les lentilles et les pois (petits pois, pois chiches, etc.). Elles sont riches en protéines (15 % à 38 %) et en fibres (10 %). On note deux pics d'allergie aux légumineuses : le premier, chez l'enfant lors de la diversification alimentaire, qui concerne souvent les lentilles, les petits pois et l'arachide par sensibilisation primaire aux protéines de ces légumineuses ; le second pic, chez l'adulte, assez fréquemment lors de la consommation de soja par réaction croisée avec les pollens de bouleau. En France, selon les données du RAV (2003 à 2012), les légumineuses ont été responsables de 32 % des anaphylaxies graves déclarées chez l'enfant et d'environ 12 % chez l'adulte.

L'arachide

L'arachide (ou cacahuète) est une graine enveloppée dans une coque qui pousse sous la terre (pistache de terre). L'arachide (*Arachis hypogaea*) n'est pas un fruit à coque, mais une graine de la famille des légumineuses (Fabacées). C'est une source alimentaire importante (environ 25 % de protéines et 50 % de lipides), surtout dans certains pays d'Afrique. Elle est traditionnellement beaucoup consommée aux États-Unis. En Europe et aux États-Unis, l'allergie à l'arachide est une des allergies alimentaires les plus fréquentes et les plus préoccupantes en raison de la gravité des anaphylaxies qu'elle entraîne. En France, c'est la deuxième cause (après l'œuf) d'allergie alimentaire chez l'enfant de moins de trois ans, et la première au-delà de cet âge. Selon les statistiques du RAV (2015), l'arachide est responsable de 25 % des anaphylaxies graves déclarées en France. Elle est en cause dans deux tiers des anaphylaxies aux légumineuses chez l'enfant et un tiers chez l'adulte.

Dans 40 à 50 % des cas, l'allergie à l'arachide se manifeste par de l'eczéma atopique chez l'enfant. Les manifestations immédiates sont dominées par l'urticaire et l'angio-œdème, surtout au niveau de la face, avec un risque d'œdème laryngé. Dans moins de 15 % des réactions, il s'agit d'un choc anaphylactique et d'un bronchospasme aigu. Elles sont souvent plus graves que celles observées avec les autres légumineuses et les fruits à coques. Les réactions immédiates apparaissent après ingestion ou par inhalation, mais aussi, dans un quart des cas, par simple contact avec la peau (direct ou indirect par l'intermédiaire d'une autre personne ou d'objets contaminés).

Certains allergiques peuvent réagir à des traces d'arachide (contamination) présentes dans des aliments, soit l'équivalent de 1/10e voire 1/100e de cacahuète, mais ils sont rares. Une étude effectuée en France a estimé que 5 % des allergiques à l'arachide sont susceptibles de réagir à une dose inférieure ou égale à 5 mg d'arachide. L'allergie à l'arachide fait redouter un choc anaphylactique fatal, et c'est celle qui est le plus responsable de décès dans les pays occidentaux. L'allergie par procuration a été rapportée chez l'adulte par plusieurs auteurs suite à un contact indirect via le baiser. Si le partenaire ne s'est pas correctement lavé la bouche, la quantité d'allergène présente dans la salive peut parfois être suffisante pour déclencher une réaction allergique grave. Au Canada, une jeune fille de seize ans est décédée en 2005, des suites d'asphyxie par angio-œdème laryngé après le baiser de son copain qui avait consommé quelques heures plus tôt deux tartines au beurre d'arachide.

Le diagnostic d'allergie à l'arachide repose sur l'histoire clinique et la mise en évidence d'une sensibilisation. Les patch tests à l'arachide ont une bonne valeur diagnostique dans les allergies à manifestations cliniques retardées comme l'eczéma atopique de l'enfant en l'absence de sensibilisation IgE-dépendante détectable. Les prick tests utilisés avec les extraits commerciaux sont habituellement suffisants pour confirmer la sensibilisation lorsque les manifestations cliniques sont de type immédiates. En cas de doute, il est parfois nécessaire de tester la pâte d'arachide ou de l'arachide pilée (attention, le risque de réaction adverse est alors plus important). Un prick test positif à l'arachide n'est pas obligatoirement le signe d'une allergie à l'arachide, notamment chez l'enfant s'il n'a jamais consommé d'arachide.

Le dosage des IgE spécifiques de l'extrait total d'arachide est peu contributif au diagnostic si le prick test est déjà positif à l'arachide. Il est préférable de doser les IgE spécifiques des allergènes moléculaires d'arachide ou d'effectuer un test de provocation orale à l'arachide. Environ 40 % des tests de provocation peuvent être négatifs en cas de découverte fortuite d'une sensibilisation à l'arachide. Si la consommation de l'arachide est bien tolérée, il ne faut pas interrompre sa consommation, et ce même si les tests cutanés ou les IgE spécifiques d'arachide sont positifs, au risque d'entraîner une rupture de tolérance. Une surveillance des IgE spécifiques des allergènes moléculaires d'arachide est utile pour le suivi de cette sensibilisation asymptomatique.

Plusieurs allergènes moléculaires d'arachide sont bien connus et utilisés pour le diagnostic et le suivi des patients. Les allergènes Ara h 1, Ara h 2, Ara h 3, Ara h 6 et Ara h 9 sont des marqueurs de sensibilisation primaire à l'arachide (allergie de type 1, voir p. 34). L'allergène Ara h 2 est celui qui est le mieux corrélé à une allergie vraie à l'arachide et à un test de provocation positif à l'arachide. L'allergène Ara h 6 ressemble beaucoup à Ara h 2 et sa positivité possède la même signification. La positivité simultanée de deux autres marqueurs, Ara h 1 et Ara h 3, est associée à un risque d'allergie plus grave à l'arachide et à une possibilité de réaction croisée avec d'autres légumineuses (soja, lupin, lentille, etc.). L'allergène Ara h 9 est un marqueur qui peut être associé à un risque d'allergie grave surtout pour les patients issus de la zone méditerranéenne. Les allergènes Ara h 5 et Ara h 8 sont des marqueurs de sensibilisation par réaction croisée. L'allergène Ara h 8 est souvent positif chez les personnes allergiques aux pollens d'arbres de la famille du bouleau. La sensibilisation à cet allergène est responsable d'un syndrome d'allergie orale (démangeaisons buccales) lors de la consommation de cacahuètes crues ou pas assez grillées. Cet allergène d'arachide est détruit par la cuisson. L'allergène Ara h 5 peut être positif chez les sujets allergiques à des pollens, par réaction croisée, mais il n'est pas associé à une allergie vraie à l'arachide (faux positif). Enfin, certains allergiques ont des IgE vis-à-vis des sucres présents sur les protéines d'arachide, responsables de résultats faussement positifs à l'arachide chez des personnes qui en tolèrent pourtant la consommation. Compte tenu des risques de résultats faussement positifs, un régime d'éviction prolongé n'est pas recommandé en cas de découverte fortuite d'IgE anti-arachide positives (extrait total) sans l'avis d'un spécialiste pour confirmer le diagnostic d'allergie. L'allergie à l'arachide apparaît souvent tôt et persiste le reste de la vie. Cependant, dans 10 à 20 % des cas, elle peut disparaître spontanément, et la tolérance est restaurée. L'éviction était, jusqu'au début des années 2000, le seul moyen d'éviter les récidives. Le suivi des patients montre en effet qu'environ un quart d'entre eux présente une récidive de manifestation d'allergie dans les cinq ans qui suivent le diagnostic. L'éviction doit cependant être adaptée au risque allergique de chaque patient. Ce risque peut être évalué grâce à l'utilisation des IgE spécifiques d'allergènes moléculaires et à la réalisation du test de provocation orale dans le but de déterminer le seuil de réactivité clinique. Le régime sera ainsi moins strict chez les allergiques réagissant à quelques centaines de milligrammes, voire quelques grammes d'arachide : sachant que le poids moyen d'une cacahuète est de 600 mg, cela représente d'une demi-cacahuète à cinq cacahuètes. Les patients réagissant à moins de 5 mg risquent de réagir avec des traces d'arachide, mais ils ne représentent qu'environ 5 % des patients. L'éviction sera alors plus rigoureuse. Pour ces patients qui ont le plus de risque de présenter une réaction allergique, une immunothérapie par voie orale peut être proposée dans certains centres spécialisés (voir le chapitre 5, p. 196). Elle a pour objectif d'induire une tolérance à l'arachide par l'exposition à domicile à de faibles doses d'arachide progressivement croissantes, parfois combinée à des progressions plus rapides en milieu hospitalier. Cette méthode thérapeutique permet de relever le seuil de réaction. L'allergique à l'arachide pourra ainsi parvenir à tolérer plusieurs centaines de milligrammes, voire quelques grammes, sans déclencher de symptômes.

L'éviction de l'huile d'arachide fait toujours débat. Les huiles d'arachide raffinées commercialisées en France sont pauvres en protéines (environ 0,2 µg/g d'huile). En pratique, il faudrait consommer 300 ml d'huile d'arachide raffinée pour obtenir l'équivalent de 1 mg de cacahuète. Par conséquent, à quelques rares exceptions près, les personnes allergiques à l'arachide peuvent consommer sans risque de l'huile d'arachide raffinée. En revanche, chez les allergiques aux traces, il convient d'éviter les huiles artisanales d'arachide non raffinées, qui sont beaucoup plus riches en protéines. Des allergènes spécifiques à l'huile, appelés oléosines, ont été décrits chez de rares patients. En l'absence de dosage d'IgE spécifiques, il est recommandé de pratiquer un test cutané à l'huile d'arachide pour rechercher une sensibiliation aux oléosines.
L'arachide fait partie des quatorze « allergènes » à déclaration obligatoire sur les denrées alimentaires préemballées (cf. Tab. VII, p. 233). Il est nécessaire de bien lire les étiquettes même pour les produits régulièrement consommés, car les ingrédients peuvent changer sous un emballage identique. Les allergènes d'arachide peuvent être présents dans de nombreuses recettes dans la cuisine asiatique (rouleau de printemps, sauce saté, etc.), africaine (mafé), dans les préparations de la restauration rapide, dans les pâtisseries (pâtisserie orientale, nougat chinois), dans les confiseries, les glaces, les soupes, etc. En 2015, aux États-Unis, de la poudre de cumin contaminée par de l'arachide a été signalée par le service des fraudes de la FDA (*Food and Drug Administration*).
Des allergènes d'arachide sont susceptibles d'être présents dans plusieurs médicaments, c'est pourquoi l'arachide et l'huile d'arachide font partie des excipients à effet notoire. Ils doivent être signalés dans la notice d'information destinée au patient dans les rubriques « contre-indications » et « précautions d'emploi, mises en gardes spéciales ». Une quarantaine de médicaments contiennent de l'huile d'arachide, qu'ils s'administrent par voie orale – comme certaines vitamines –, par voie injectable ou par voie cutanée. Les médicaments par voie injectable comportent certainement davantage de risques. Enfin, l'arachide et ses dérivés sont susceptibles d'être présents dans des produits cosmétiques et d'hygiène (cf. Tab. XIII, p. 236).

Le soja

Les graines de soja peuvent être consommées vertes dans leur gousse (notamment dans la cuisine asiatique) ou sous forme de graines séchées et transformées (farine de soja, boisson, yaourt, tofu, miso, sauces, etc.).

Il ne faut pas confondre le vrai soja (*Glycinus max*) avec les « pousses de soja » ou « germes de soja », termes couramment utilisés pour désigner en réalité du haricot mungo (*Vigna radiata*) germé et non du soja. Le soja fait partie des légumineuses les plus souvent responsables d'allergie, sans doute du fait de sa richesse en protéines (38 %), mais peut-être aussi par sa fréquence d'utilisation de plus en plus importante dans l'alimentation humaine, surtout aux États-Unis. En France, selon les données du RAV, le soja est responsable d'environ 2,5 % des anaphylaxies graves déclarées (un cas d'anaphylaxie fatale au soja a été rapporté). L'anaphylaxie au soja est trois à quatre fois plus fréquente chez l'adulte, notamment en raison de la réaction croisée avec le pollen de bouleau.
Les manifestations allergiques sont surtout l'eczéma chez le nourrisson. Elles peuvent être de type immédiates chez le grand enfant et l'adulte (urticaire, angio-œdème et choc anaphylactique). Une forme particulière d'allergie immédiate est liée à l'ingestion de boisson de soja chez l'allergique au pollen de bouleau. Les manifestations se produisent quelques minutes après l'ingestion. Cette forme d'allergie est due à une réaction croisée entre des allergènes de soja et ceux du pollen de bouleau (allergènes de la famille des PR10, voir le chapitre 1, p. 18) qui donne habituellement des manifestations bénignes de type syndrome d'allergie orale. La gravité des symptômes observés serait liée, d'une part au fait que les allergènes du soja impliqués dans cette réaction croisée sont plus résistants à la dénaturation par la chaleur lors du processus de fabrication, d'autre part, au fait que la quantité d'allergène ingérée est souvent assez importante dans le cas d'une boisson (un verre ou une briquette). De rares patients très allergiques au pollen de bouleau et au soja peuvent présenter un syndrome d'allergie orale en présence de pousses de haricot mungo qui contiennent deux allergènes semblables de la famille des PR10.
Entre 10 et 15 % des nourrissons allergiques aux protéines de lait de vache développent une allergie aux protéines de soja lorsqu'ils sont nourris avec une formule de soja. Il n'existe pas d'allergie croisée entre le soja et le lait, comme cela est parfois écrit dans certains articles. Les allergènes de soja, d'origine végétale, n'ont pas de similarité avec les allergènes du lait de vache. Un enfant allergique au lait de vache peut tout simplement développer une autre allergie alimentaire aux protéines de soja.
La présence de phyto-œstrogènes dans le soja a été mise en avant pour déconseiller de le substituer au lait de vache en cas d'allergie. Ces allégations

ne reposent pas sur des données cliniques robustes. Les formules de soja destinées à l'alimentation pédiatrique ont beaucoup progressé en qualité. Aujourd'hui, les recommandations internationales d'experts pédiatres autorisent l'utilisation d'une formule de soja dès l'âge de six mois tout en préconisant un retour à une alimentation lactée dès que possible. Les boissons et yaourts de soja du commerce ne sont pas adaptés à l'alimentation de l'enfant avant l'âge de trois ans, selon les recommandations de l'AFSSA. En tenant compte de la recommandation concernant l'apport quotidien en phyto-œstrogènes de 1 mg/kg de poids, la consommation journalière de 200 ml de boisson ou de yaourt de soja du commerce ne devrait pas être dépassée. Cette recommandation ne concerne pas les formules pédiatriques de soja.
En cas de manifestations non IgE-dépendantes, le diagnostic d'allergie repose sur la mise en évidence de la sensibilisation au soja par la pratique de patch tests. Les prick tests sont positifs à l'extrait commercial dans la plupart des cas d'allergie immédiate. Les IgE spécifiques du soja n'ont pas une sensibilité suffisante pour diagnostiquer toutes les formes d'allergie immédiate au soja, notamment en cas de suspicion d'allergie croisée avec le pollen de bouleau. Il vaut mieux recourir au dosage d'IgE spécifiques d'allergène moléculaire (Gly m 4).
Le soja fait partie des quatorze « allergènes » à déclaration obligatoire sur les produits alimentaires préemballés (cf. Tab. VII, p. 233). Il peut être référencé sous différentes appellations (cf. Tab. XIV, p. 237). L'éviction du soja concernera surtout les farines, isolats qui sont de plus en plus incorporés dans les produits alimentaires : steaks hachés de bœuf (jusqu'à 30 % de leur poids), cordons bleus et nuggets de volailles, terrines de viandes, certains pains spéciaux, biscuits, compléments alimentaires. La pâte miso peut être tolérée par certains allergiques au soja par sensibilisation croisée avec les pollens de bouleau. Il en est de même pour le tofu, fromage de soja obtenu à partir de soja cuit, et pour la sauce de soja. Le soja peut également être présent dans les sauces et bouillons comme le Viandox. Les lécithines et huiles de soja, largement utilisées dans l'industrie agroalimentaire, sont pauvres en protéines et sont, de ce fait, souvent tolérées par les allergiques aux protéines de soja, qui n'ont donc pas à exclure systématiquement les aliments qui en contiennent. Peu de cas d'allergie aux lécithines ont été décrits.
Le soja est présent dans des médicaments prescrits en cas de ménopause, des médicaments contre l'arthrose et des solutés de perfusion lipidiques (Piasclédine, Sojanat, Intralipid). L'huile de soja fait partie des excipients à effet notoire dont la déclaration est obligatoire, de même que la mention

sur la notice de sa contre-indication. Les personnes très allergiques au soja doivent se méfier de certains cosmétiques ou produits d'hygiène qui peuvent en contenir (cf. Tab. XV, p. 237).

Les haricots

Les haricots communs (*Phaseolus vulgaris*) sont consommés comme légumes secs (haricots secs) et avant maturité (haricots verts, haricot beurre) ; le haricot mungo (dit « soja vert ») est consommé sous le nom de germes de soja. Ils sont responsables de rares manifestations allergiques, notamment chez l'enfant. L'allergie aux haricots secs et aux haricots verts se manifeste par un syndrome d'allergie orale dans un tiers des cas. Une urticaire, un angio-œdème ou une anaphylaxie grave peut se voir dans la majorité des cas. Les symptômes peuvent être digestifs dans environ un tiers des cas (vomissements, douleurs abdominales). Les haricots secs sont riches en FODMAPs (galacto-oligosaccharides ou GOS) et peuvent provoquer des symptômes d'inconfort intestinal chez les intolérants à ces sucres.

Le lupin

Cette légumineuse du genre *Lupinus* produit des graines jaunes, aplaties comme les fèves. Elle est utilisée pour nourrir les animaux d'élevage et pour la consommation humaine (lupin blanc), surtout dans le bassin méditerranéen (tramousses). D'autres variétés sont cultivées en Europe centrale, en Amérique du Sud et en Australie. Le lupin est plus riche que le soja en protéines (43 %) et en fibres (27 %). La farine de lupin est autorisée dans les produits alimentaires en France depuis 1997. Son utilisation en boulangerie-pâtisserie permet d'améliorer la qualité de certaines farines. Le lupin est utilisé comme émulsifiant pour remplacer l'œuf chez les allergiques. Les allergènes de lupin sont souvent bien reconnus par les allergiques à l'arachide (réactions croisées). Le premier cas d'allergie croisée a été décrit au Royaume Uni en 2005 chez une jeune femme allergique à l'arachide qui avait présenté un choc anaphylactique en consommant des oignons panés dans de la farine contenant du lupin. Chez les patients allergiques à l'arachide et/ou au lupin, de nombreuses réactions ont été signalées au lupin présent dans les viennoiseries, le pain de mie, les biscuits, les pizzas et les pâtisseries industrielles, les cordons bleus, les nuggets, certains potages industriels, les boissons chocolatées, etc. Le lupin fait partie des quatorze

« allergènes » à déclaration obligatoire sur les denrées alimentaires préemballées (cf. Tab. VII, p. 233). Les allergiques à l'arachide doivent, dans le doute, éviter le lupin, en attendant une évaluation par l'allergologue.

Les pois

Les pois (*Pisum sativum*) sont la quatrième légumineuse la plus cultivée au monde après le soja, l'arachide et les haricots. Ils sont consommés en légumes verts (petits pois, pois gourmands) ou secs (pois cassés). En France, le pois blond est traditionnellement cultivé en Auvergne (Cantal) pour la consommation humaine. Très riche en protéines, il a récemment été introduit dans l'industrie agroalimentaire sous forme de farine (charcuteries, nuggets) ou d'isolat utilisé comme émulsifiant (gâteaux et biscuits sans gluten), ou encore comme solubilisant. Il entre même dans la fabrication de certaines glaces. La boisson protéique pour sportifs Nutralys pea XF est constituée de 85 % de protéines de pois blond. Il est même employé depuis peu pour la clarification des vins. Ces cinq dernières années, plusieurs cas d'anaphylaxie par allergie aux protéines de pois blond ont été signalés au RAV.
Le diagnostic repose sur l'interrogatoire et la positivité des prick tests cutanés au pois blond (aliment natif) car il n'existe pas d'extrait commercial pour cet aliment, ni de dosage des IgE spécifiques. Il s'agit d'une allergie récemment signalée pour laquelle peu d'informations et de publications sont disponibles pour guider la prise en charge.

Les pois chiches

Les pois chiches sont peu consommés en France, mais beaucoup plus dans les pays méditerranéens. Ils sont très présents dans la cuisine libanaise (houmous), la cuisine turque, et dans tout le Maghreb (couscous, tajines). L'allergie aux pois chiches se constate dès l'enfance, parfois associée à une allergie à l'arachide. Des manifestations digestives (vomissements et douleurs abdominales) ou un syndrome d'allergie orale sont décrits dans un tiers des cas. Dans les autres, on note une urticaire, un angio-œdème et une anaphylaxie grave.
Les allergies aux haricots et pois chiches sont plus fréquentes en Espagne. Chez l'enfant, les allergies aux haricots et pois chiches sont associées à de l'eczéma atopique dans plus de deux tiers des cas. Une allergie à l'arachide ou au pollen est relativement fréquente. Les allergènes identifiés sont des protéines de stockage communes à d'autres légumineuses.

Les pois chiches sont riches en FODMAPs (galacto-oligosaccharides ou GOS) et peuvent provoquer des symptômes d'inconfort intestinal chez les intolérants à ces sucres.

Les céréales

Le riz, le blé et le maïs sont, par ordre décroissant, les céréales les plus consommées au monde. Elles appartiennent à la famille des Graminées (ou Poacées). Le blé désigne plusieurs céréales appartenant au genre *Triticum*. C'est une céréale importante dans l'alimentation occidentale et au Proche-Orient, où elle a été domestiquée environ 8000 ans av. J.-C. (Mésopotamie, actuel Irak). Le blé dur (*Triticum turgidum spp durum*) est très riche en gluten et sert à fabriquer des semoules et des pâtes alimentaires. Le blé tendre, ou froment (*Triticum æstivum*), sert à produire de la farine. Le seigle et l'orge sont des céréales proches du blé. Le maïs, originaire d'Amérique centrale, a été introduit en Europe par Christophe Colomb. Plusieurs espèces de maïs du genre *Zea* sont cultivées. Elles appartiennent à la même sous-famille botanique que le sorgho et la canne à sucre (*Panicoideae*). Deux espèces de riz du genre *Oryza* sont cultivées (riz asiatique et riz africain), représentant la première céréale pour la nutrition humaine.
Plusieurs pathologies allergiques aux céréales sont connues. La sensibilisation aux protéines de blé atteint 0,5 % de la population générale en France. Les céréales constituent environ 7 % des déclarations d'anaphylaxies graves en France (RAV, 2015). Mais les allergies professionnelles à la farine sont de loin les plus fréquentes et touchent surtout l'adulte. La maladie cœliaque (ou intolérance au gluten) n'est pas une allergie au gluten de blé. C'est une maladie auto-immune liée à la consommation de gluten et qui touche 0,5 à 1 % de la population française ayant une prédisposition génétique. Ses symptômes disparaissent sous régime d'éviction à vie du gluten de blé et ses équivalents dans le seigle (sécaline) et de l'orge (hordéine). L'avoine est une céréale proche du blé dont l'avénine est peu ou pas reconnue par les intolérants au gluten. Les allergies au riz concernent surtout les populations originaires d'Asie et d'Afrique, pour lesquelles il constitue une nourriture de base. Les allergies au maïs sont beaucoup plus rares.

Le blé

Le blé est le sixième aliment le plus souvent responsable d'allergie chez l'enfant après l'œuf, le lait, l'arachide, le soja et les fruits à coque. L'eczéma atopique est l'une des premières manifestations de l'allergie au blé. Une allergie aux protéines de blé est retrouvée chez 14 à 18 % des nourrissons et enfants souffrant d'eczéma atopique. L'eczéma atopique par sensibilisation aux protéines de blé est souvent sévère et fréquemment associé à une sensibilisation à d'autres aliments comme le lait, l'œuf ou l'arachide, dont l'éviction séparée ne permet pas la disparition complète de l'eczéma. Le diagnostic repose essentiellement sur le test de provocation par voie orale qui peut être effectué avec 10 g de farine par jour après éviction de la farine et dérivés pendant quatre semaines. Le test de provocation orale à la farine, débuté en hôpital de jour en raison du risque de réaction immédiate (20 % des cas), est poursuivi à domicile pendant huit jours. Le patch test à la farine de blé est pratiqué pour la mise en évidence d'une sensibilisation de type retardée aux protéines de blé chez l'enfant.
L'allergie au blé peut se manifester chez le nourrisson par des symptômes digestifs dominés par les diarrhées ressemblant à une entéropathie par intolérance au gluten. Elle peut se compliquer par une malabsorption, avec un retentissement sur la croissance. Chez l'adulte, la sensibilité au blé (gluten) non cœliaque est à l'origine de troubles intestinaux fonctionnels, améliorés par l'éviction du blé et des céréales contenant du gluten. La sensibilité au gluten non cœliaque est caractérisée par l'absence des marqueurs sérologiques de la maladie cœliaque et de l'allergie, et par la normalité de la bordure de l'intestin (biopsie du duodénum). Le rôle des fructanes (intolérance aux sucres non fermentescibles du blé) et celui de l'inhibiteur de l'amylase trypsine sont suspectés dans cette forme d'intolérance au blé. Chez le nourrisson, le blé peut être responsable d'un syndrome d'entérocolite aux protéines alimentaires, tout comme l'avoine, de plus en plus présente dans les céréales pédiatriques. Le blé est impliqué dans l'œsophagite à éosinophiles (enfant et adultes) dans près de 30 % des cas.
L'allergie immédiate aux protéines de blé peut se manifester par de l'urticaire ou un angio-œdème récidivant avec la consommation de tous les aliments à base de blé, mais parfois uniquement avec certains aliments (pizza, pain) et ce, en raison de leur mode de cuisson.
L'anaphylaxie induite par l'exercice physique est une forme d'allergie alimentaire identifiée en 1980. Celle-ci survient au cours d'un effort physique

intense ou soutenu (course à pied, marche prolongée, etc.). Le blé est le premier aliment dont la responsabilité a été identifiée dans cette pathologie susceptible d'être induite par d'autres aliments. Il est parfaitement toléré en l'absence d'exercice physique. Le passage des protéines de blé augmente au niveau intestinal au cours de l'exercice physique. La baisse des médiateurs protecteurs (catécholamines et corticostéroïdes), après vingt minutes d'exercice, favorise la survenue de l'anaphylaxie. De plus, l'exercice physique inhibe la sécrétion acide de l'estomac, ce qui diminue l'efficacité des enzymes digestives pour dégrader les protéines de blé. Il est recommandé à ces patients d'éviter les efforts physiques dans les quatre heures qui suivent les repas et la prise d'anti-inflammatoires non stéroïdiens ou d'alcool, qui augmentent la perméabilité intestinale. Un certain nombre de personnes souffrant de cette forme d'allergie au blé ont une sensibilisation concomitante à la levure de boulangerie (*Saccharomyces cerivisiae*).
L'allergie aux hydrolysats de blé est apparue il y a moins de vingt ans, depuis que les préparations industrielles de gluten de blé rendu soluble par hydrolyse chimique (acide) ou enzymatique sont utilisées comme ingrédients dans l'industrie agroalimentaire. L'hydrolyse chimique produit de nouveaux allergènes par modification de certaines protéines du gluten. Les patients sensibilisés uniquement aux allergènes de blé modifiés tolèrent parfaitement la farine de blé naturelle et réagissent exclusivement aux isolats (hydrolysats) de blé. Les manifestations d'anaphylaxie peuvent parfois être violentes et entraîner un choc mortel. Les isolats de blé peuvent se retrouver dans des aliments comme le jambon reconstitué de porc, de dinde ou de poulet, dans les pâtés en croûte industriels, les saucisses, les paupiettes, les cordons bleus, etc. Certains patients peuvent présenter de l'urticaire ou un angio-œdème avec des cosmétiques contenant des hydrolysats de protéines de blé (mascara, crème de soins). Au Japon, un savon contenant ce type d'hydrolysat a été retiré du commerce suite aux réactions d'allergie immédiate qu'il a provoquées.
Les protéines représentent environ 10 % du poids sec du grain de blé. Le gluten (80 % des protéines de blé) est un ensemble de protéines insolubles dans l'eau, qui forment un réseau élastique lors du pétrissage de la farine. Les autres protéines solubles (20 %) sont des enzymes et des protéines de défense du grain de blé. Les allergènes impliqués dans les allergies au blé sont de mieux en mieux connus. Les gliadines et certaines protéines solubles (LTP) sont des allergènes reconnus par les enfants souffrant de dermatite atopique. Au cours de l'anaphylaxie et/ou d'urticaire

induites par l'exercice physique chez les adultes, ce sont des protéines du gluten, le plus souvent l'oméga5-gliadine, et parfois des gluténines du blé, qui sont en cause.
Le blé est aussi responsable d'allergie professionnelle. En France, 25 % des asthmes professionnels sont liés à la farine. C'est la première cause d'asthme professionnel. La rhino-conjonctivite (10 à 30 % des boulangers) et l'asthme (7 à 10 % des boulangers) à la farine apparaissent après un délai d'exposition professionnelle variable selon les individus. Plusieurs protéines de blé responsables d'asthme du boulanger ont été identifiées. Mais l'alpha-amylase fongique d'*Aspergillus oryzae* (additifs de panification) est le premier agent sensibilisant retrouvé chez 25 % des boulangers asthmatiques à la farine de blé (cf. Tab. XVI, p. 238).
Le blé germé (blé malté) sert à la fabrication de la bière et peut ainsi être responsable d'allergie à cette boisson. L'éviction de la bière est recommandée dans certaines formes d'allergie au blé ou à des fruits avec sensibilisation aux allergènes de la famille des LTP. Afin d'évaluer ce risque, un avis spécialisé est nécessaire.
Le diagnostic d'allergie IgE-dépendante aux protéines de blé est suspecté à l'interrogatoire et confirmé par la mise en évidence d'une sensibilisation au blé par la positivité du prick test cutané avec l'extrait commercial ou la farine de blé apportée par le patient. Le dosage des IgE spécifiques permet de préciser la nature des allergènes moléculaires impliqués (gluten, gliadine, oméga5-gliadine et LTP). Certains allergènes importants sont encore manquants à la batterie d'examens biologiques (inhibiteur de l'alpha1-antitrypsine, gluténines).
Chez le nourrisson et l'enfant, les formes digestives de l'allergie au blé guérissent dans la majorité des cas avec l'âge. Il en est de même de l'eczéma atopique et du syndrome d'entérocolite au blé, qui disparaît après une durée médiane de cinq ans. La durée d'éviction du blé dans l'œsophagite n'est pas documentée pour l'instant.
Le blé est un allergène masqué présent dans de nombreuses préparations alimentaires (sauces, nappages, moutarde, surimi, confiseries, boissons, etc.), dans certains cosmétiques et médicaments. L'amidon de blé fait partie des excipients à effet notoire qui doivent être obligatoirement signalés dans la notice d'information des patients dans les rubriques « contre-indications » et « précautions d'emploi, mises en gardes spéciales ».
Le blé peut renfermer des allergènes masqués comme les acariens. De nombreux cas d'anaphylaxies liés à l'ingestion de farines contaminées

ont été décrits. Il s'agit de farines fortement contaminées par les acariens et qui ont servi à la fabrication de gâteaux (pancakes, etc.), surtout dans les pays chauds ou en été. Certains allergènes d'acariens (surtout allergènes du groupe 2), résistants à la cuisson, déclenchent, dans les trente à quarante-cinq minutes qui suivent l'ingestion, des manifestations d'urticaire généralisée, une gêne respiratoire avec sifflements, un angio-œdème, voire un choc anaphylactique. La consommation du même gâteau non contaminé par les acariens ne déclenche aucun symptôme. Ceux-ci peuvent apparaître lors de l'ingestion de plus d'un milligramme d'allergènes d'acariens chez une personne allergique. L'exercice physique et la prise d'anti-inflammatoires non stéroïdiens augmentent le risque de réaction. Un cas d'anaphylaxie mortelle a été rapporté après l'ingestion d'une bouillie de céréales fortement contaminée par les acariens.

Le riz

Plus de 520 millions de tonnes de riz sont consommés chaque année par plus de la moitié de la population mondiale. En France, sa consommation est estimée à 4,5 kg par habitant et par an, contre une moyenne mondiale de 12 kg par habitant et par an. Pourtant, peu d'allergies à cette céréale ont été décrites. Le diagnostic est souvent difficile, le riz étant considéré comme un aliment qui n'est allergisant qu'à titre exceptionnel. L'hypothèse d'une allergie au riz est, parfois à tort, vite écartée.

La sensibilisation doit être recherchée en cas d'eczéma atopique persistant chez un enfant consommant du riz. Au Japon, pays fort consommateur, une sensibilisation au riz a été retrouvée chez 2,5 % des patients souffrant d'eczéma atopique sévère. Le riz est par ailleurs responsable d'environ 20 % des cas d'entérocolites induits par les protéines alimentaires chez le nourrisson dans le monde. Elles finissent par guérir dans la majorité des cas dans un délai médian de 4,5 ans. Le riz est aussi impliqué dans environ 20 % des œsophagites à éosinophiles chez l'adulte. La durée d'éviction du riz n'est pas connue dans cette affection.

Quelques cas d'urticaire de contact au riz en grains ont été décrits chez des patients qui toléraient parfaitement la consommation de riz cuit. L'allergie au riz a été décrite dans de rares cas d'asthme par inhalation de vapeur de cuisson. La consommation de riz peut être responsable de crises d'asthme sévères. Les manifestations d'anaphylaxie sévère sont très rares. Quelques cas ont été décrits chez l'adulte et l'enfant après

ingestion, voire par inhalation de vapeur de cuisson. L'anaphylaxie induite par l'exercice physique en rapport avec une allergie au riz a également été décrite.
Plusieurs allergènes moléculaires ont été identifiés (inhibiteur de l'alpha-amylase, alpha-globuline, glyoxalase I, etc.), mais aucun n'est disponible pour le diagnostic en routine. Le diagnostic se fonde sur les manifestations cliniques et la mise en évidence d'une sensibilisation par le prick test, le patch test et le dosage des IgE spécifiques du riz (extrait total).
En cas d'allergie au riz, il faut se méfier des allergènes de riz qui peuvent être présents dans les produits cosmétiques et les médicaments.
Le riz rouge est obtenu par culture d'une moisissure microscopique, *Monascus purpureus,* qui donne au riz une couleur rouge intense. Originaire de Chine, où il est consommé depuis des siècles, il est utilisé comme colorant alimentaire et conservateur dans les charcuteries et comme ingrédient de sauces et condiments. Le riz rouge est riche en monacolines, phytostérols et isoflavones. La teneur élevée en monacoline K (lovastatine) peut contribuer à maintenir un taux normal de cholestérol LDL et de triglycérides. Les compléments alimentaires à base de riz rouge sont destinés à faire baisser le cholestérol sanguin. Leur efficacité dépend de leur teneur en lovastatine. Les effets indésirables de la consommation de riz rouge sont liés à la lovastatine (constipation, nausées, flatulences, diarrhées, douleurs abdominales, maux de tête, fatigue ou vertiges) ou à ses interactions avec d'autres médicaments. Le riz rouge peut aussi être contaminé par une mycotoxine (citrinine), toxique pour les reins. Un cas d'anaphylaxie grave par manipulation de poudre de riz rouge chez un boucher a été décrit en Allemagne.

Le maïs

C'est quantitativement la céréale la plus cultivée au monde pour l'alimentation animale et humaine. Traditionnellement consommé en Amérique, le maïs est de plus en plus présent en Europe et en Afrique. Comme pour le riz, les allergies à cette céréale sont rares.
De l'eczéma et de l'urticaire de contact ont été rapportés. Les réactions anaphylactiques au maïs sont liées à une sensibilisation à une protéine de défense (LTP). Cette allergie est plus fréquente en région méditerranéenne, où elle est souvent associée à une allergie à des fruits à noyau. L'allergie au maïs peut s'associer à une allergie aux pollens de graminées.

Un tiers des patients reconnaissent un autre allergène (l'inhibiteur de la trypsine/alpha-amylase).
Des allergies professionnelles à la farine de maïs peuvent se voir chez les boulangers et surtout chez les pizzaïolos (rhino-conjonctivite et eczéma de contact).

Les autres céréales

D'autres céréales comme **l'orge** (*Hordeum vulgare*) et **l'avoine** (*Avena sativa*) peuvent être impliquées dans des manifestations d'allergie. L'orge est responsable d'allergie à la bière par sensibilisation à un allergène de la famille des LTP. L'avoine, de plus en plus consommée dans les céréales du petit-déjeuner, peut être responsable de manifestations allergiques non IgE-dépendantes (eczéma atopique et syndrome d'entérocolite aux protéines alimentaires). L'avoine est utilisée dans des préparations cosmétiques à visée émolliente ou des formules nettoyantes sans savon qui devront être évitées en cas d'allergie avérée à cette céréale.
Le millet est un terme générique qui désigne plusieurs graines appartenant à différentes espèces botaniques de la famille des Graminées : le millet commun (*Panicum miliaceum*), le mil africain (ou fonio), le millet indien, le teff et le millet perle (ou petit mil), qui est le plus cultivé au monde. Le millet des oiseaux est une espèce différente (*Setaria italica*). La description de l'anaphylaxie au millet est récente (1981) et semble plus fréquente chez les végétariens. Elle peut être responsable d'anaphylaxie grave lors de la consommation d'aliments en contenant. Dans certains cas, l'allergie au millet est précédée par une rhinite ou, chez des amateurs d'oiseaux, par un asthme au millet des oiseaux. Le fait de nourrir des oiseaux au millet pendant plusieurs années semble être un facteur de risque d'allergie, même en l'absence de symptômes respiratoires.
Le sorgho commun (*Sorgum bicolor*) est la cinquième céréale la plus cultivée au monde. C'est une graminée qui ne contient pas de gluten. Le sorgho est utilisé pour l'alimentation humaine (graines, farines) et animale. Il entre dans la composition de certains biscuits en Europe. En Chine, il sert à fabriquer une liqueur alcoolisée (Maotai) et, sous forme maltée, de la bière. Des cas d'urticaire au sorgho de la bière ont été décrits dans ce pays.

Les graines

L'augmentation des régimes sans gluten, pour des raisons le plus souvent non médicales, a conduit à un regain d'intérêt pour la consommation de certaines graines.

L'amarante est une plante de la famille des Chénopodiacées dont les feuilles et les graines sont comestibles. Ces graines sont dépourvues de gluten. Deux cas d'anaphylaxie par consommation de graines d'amarante ont été décrits.

Le cacao désigne la poudre fabriquée à partir des fèves séchées extraites des baies d'un arbre tropical, le cacaotier (*Theobroma cacao*). Il sert d'ingrédient de base pour la fabrication du chocolat. Avec une production mondiale de 4,5 millions tonnes/an, la consommation française s'établit à 6,7 kg par habitant et par an (Syndicat du chocolat, 2015), ce qui la place au septième rang en Europe. Le cacao est riche en flavonoïdes antioxydants et en polyphénols. Il contient aussi de la théobromine, un alcaloïde semblable à la caféine.

Les allergies autodéclarées au cacao sont fréquentes (15 à 30 % de consommateurs). Il s'agit le plus souvent d'urticaire, rhinite, eczéma atopique et asthme. Cependant, moins de 5 % sont confirmées par test de provocation en aveugle. La majorité des réactions adverses au chocolat sont probablement liées aux effets histamino-libérateurs de la tyramine et d'une glycoprotéine également présente dans le café et le tabac. Les effets des médiateurs vasoactifs du cacao (tyramine, théobromine) peuvent aussi être responsables de maux de tête induits par la consommation de chocolat.

Deux allergènes ont été identifiés dans le cacao : une protéine de stockage (albumine 2S) semblable à celle d'autres graines (noix du Brésil et graine de coton) ; une autre protéine de stockage (vicilline), qui ne donne pas de réaction d'allergie croisée avec les vicillines des fruits à coque.

Le chocolat peut être responsable d'œsophagite à éosinophiles. Une rhinite et/ou un asthme professionnel chez les travailleurs des chocolateries ont été rapportés et semblent liés à l'inhalation de poussières de cacao.

Le chocolat, riche en FODMAPs, est responsable de manifestations d'inconfort intestinal (douleurs, ballonnements et flatulences) chez les personnes intolérantes à ces sucres.

Les graines de courge (*Cucurbita pepo*) sont consommées séchées et grillées et sont de plus en plus utilisées dans les pains spéciaux. Un cas d'anaphylaxie grave a récemment été rapporté en France chez un enfant allergique à la noix de cajou, ayant consommé un pain aux graines de courge. Plusieurs autres cas d'anaphylaxie ont été décrits, mais cette allergie reste très rare. Les allergènes impliqués ne sont pas bien caractérisés. Ils sont toutefois résistants à la cuisson. Les cas décrits ne faisaient pas état d'allergie alimentaire à la consommation de courgette ou de citrouille. Les graines de courge séchées peuvent être contaminées par des moisissures, ce qui pourrait occasionner des manifestations respiratoires chez les personnes qui y sont allergiques.

Les graines de cannabis (graines de chanvre), issues de la culture du chanvre agricole (famille des Cannabacées), peuvent être consommées grillées. Des cas d'anaphylaxie ont été décrits chez des personnes initialement sensibilisées aux LTP du cannabis à visée récréative (résine). L'allergie peut se manifester lors de l'inhalation de vapeur de cuisson par une rhino-conjonctivite ou de l'asthme et par des manifestations d'urticaire en cas d'ingestion des graines. Un cas d'urticaire et d'angio-œdème a été rapporté chez un patient connu pour une allergie aux graines de tournesol et qui avait consommé un gâteau à la farine et aux graines de chanvre.

Le lin est une plante de la famille des Linacées cultivée pour ses fibres et ses graines riches en huile (31 %), fibres (38 %) et protéines (24 %). Les graines sont utilisées en boulangerie pour la fabrication de pains spéciaux. Les graines de lin crues (entières ou moulues) et leur huile sont traditionnellement utilisées dans le traitement de la constipation chronique.

L'exposition aux poussières de graines ou de fibres de lin est responsable de rhinite et d'asthme reconnus comme maladie professionnelle depuis de nombreuses années. Depuis une vingtaine d'années, des cas d'anaphylaxie aux graines de lin ou à leur huile laxative ont été décrits, y compris en France. Un allergène a été identifié (malate déshydrogénase). Les allergiques au lin doivent se méfier des compléments alimentaires (Nutrilin) et des cosmétiques qui en contiennent.

Le pavot est une plante à fleur de la famille des Papavéracées à laquelle appartient le coquelicot, mais aussi le pavot à opium. Les graines de pavot sont utilisées en boulangerie-pâtisserie pour la fabrication de pains spéciaux et de biscuits. La graine est riche en protéines (24 %) et contient des allergènes puissants, responsables de quelques anaphylaxies rapportées. Dans plusieurs cas, une allergie aux pollens de bouleau, d'armoise ou de graminées a été retrouvée. Un syndrome d'allergie orale aux graines de pavot par allergie croisée avec les protéines de stockage (allergènes majeurs) de sarrasin et de noisette a été rapporté chez un enfant allergique au sarrasin. La sensibilisation aux graines de pavot ne prédispose pas à une réaction allergique aux opiacés utilisés au cours des anesthésies générales.

Le pignon de pin est utilisé en cuisine et en pâtisserie dans les pays méditerranéens. L'allergie au pignon de pin est rare en France. Elle est responsable d'environ deux cas d'anaphylaxie par an. Elle peut parfois être associée à une allergie à l'arachide, dans environ un quart des cas, ou à une allergie à d'autres graines ou à des fruits.

Le quinoa est une graine issue d'une plante de la famille des Chénopodiacées. Appelée parfois « blé des Incas », cette plante est cultivée en Amérique du Sud. Le quinoa est riche en protéines (15 %) et ne contient pas de gluten. En France, où sa consommation est récente, le premier cas d'anaphylaxie grave avec urticaire généralisé et angio-œdème a été rapporté en 2009, chez un patient qui avait présenté trois ans plus tôt une anaphylaxie dont la cause n'avait pas été identifiée à l'époque. Un allergène résistant à la cuisson (*chenopodin A*) a été identifié dans cette allergie. Une sensibilisation au quinoa, au sarrasin et au blé a été décrite chez une femme souffrant d'œsophagite à éosinophiles, sans allergie au latex associée.

Le ricin est un arbrisseau tropical de la famille des Euphorbiacées cultivé pour ses graines riches en huile. La plante est réputée toxique à cause de sa richesse en ricine (lectine toxique). Mais celle-ci est détruite par le chauffage à haute température. En cas d'ingestion accidentelle, trois graines peuvent suffire à une intoxication fatale chez l'enfant. La graine et l'huile renferment des allergènes tout aussi puissants. Plusieurs cas d'anaphylaxie grave récidivante ont été rapportés avec le ricin. L'allergie peut être déclenchée par l'ingestion d'huile de ricin (laxatif) ou par le simple contact avec des graines, des feuilles de la plante, des cosmétiques (*Castor oil* ou *Ricinus communis*) ou des médicaments contenant de l'huile de ricin. Le ricin fait partie des excipients à effet notoire dont la déclaration obligatoire est accompagnée de mises en garde dans la notice destinée au patient. Certains médicaments injectables en contiennent (Progestérone Retard, Androtardyl).

Des allergies professionnelles au ricin (asthme) sont décrites chez les ouvriers agricoles et des entreprises d'extraction ou de transformation d'huile de ricin (industrie automobile, peintures, etc.).

Le sarrasin est une plante herbacée de la famille des Polygonacées, cultivée pour ses graines comestibles. Également appelé blé noir, le sarrasin

est cultivé en France depuis le xve siècle. Il contient environ 11 % de protéines, ce qui le rend aussi riche que le blé, mais il est dépourvu de gluten. Sa farine est donc consommée par les personnes sous régime sans gluten. Le sarrasin est responsable de plusieurs cas d'anaphylaxie grave déclarés chaque année au RAV. Les manifestations d'allergie comportent de l'urticaire et une rhino-conjonctivite par inhalation ou consommation, ainsi que de l'asthme. Des cas d'anaphylaxie graves ont été décrits après exercice physique. Il y a un risque d'allergie croisée avec le latex.
Plusieurs cas d'asthme nocturne lié à des oreillers anatomiques en cosses de sarrasin ont été rapportés.
Le diagnostic repose sur l'interrogatoire et la positivité du prick test cutané à l'extrait commercial de sarrasin, éventuellement complétés par le dosage des IgE spécifiques du sarrasin. Il n'y a pas d'allergène moléculaire disponible en dosage unitaire. Seule une albumine 2S de sarrasin est présente dans la biopuce ISAC.
L'éviction est le seul moyen de prévention. Les allergiques au sarrasin doivent se méfier de la présence de sarrasin dans certains aliments, car elle n'est pas soumise à déclaration obligatoire. Il peut être présent dans des farines et préparations sans gluten. Certains pains d'épices peuvent en contenir. Sous le nom taxonomique *Polygonum fagopyrum*, il apparaît dans des compléments alimentaires et des cosmétiques.
Le sésame est une plante herbacée de la famille des Pédaliacées qui produit des graines comestibles utilisées en boulangerie-pâtisserie et en cuisine. La graine de sésame est riche en huile (50 %) et en protéines (21 %). Le succès de la cuisine orientale et asiatique, et la fréquentation d'établissements de restauration rapide (hamburgers) a rendu le sésame très populaire en France (septième pays importateur au monde). L'allergie au sésame a augmenté proportionnellement à sa consommation. Les anaphylaxies au sésame représentent environ 3,5 % des déclarations (CICBAA, 2009). Ce chiffre est resté stable en 2014 (3,6 % selon données du RAV). En Israël, l'allergie au sésame est la troisième allergie alimentaire chez l'enfant et la deuxième cause d'anaphylaxie grave. C'est le cas également au Canada et en Australie, où le sésame fait partie des principaux aliments allergisants chez le nourrisson et l'enfant.
L'allergie au sésame peut débuter tôt chez le nourrisson, même sous allaitement maternel exclusif, par de l'eczéma atopique lorsque la maman en consomme régulièrement. L'éviction du sésame chez la maman fait disparaître les lésions. Des eczémas de contact et de l'urticaire avec des cosmétiques

ou produits d'hygiène contenant de l'huile de sésame ont été décrits. Chez l'enfant et l'adulte, l'allergie à l'ingestion de sésame peut se manifester par de l'urticaire, un angio-œdème ou un choc anaphylactique. Les anaphylaxies graves sont assez fréquentes chez l'adolescent et l'adulte. Des allergies immédiates par voie aéroportée ont été décrites chez des boulangers et des cuisiniers manipulant des graines de sésame ou de l'huile de cuisson.
Plusieurs allergènes de sésame ont été identifiés. Il s'agit de protéines de stockage de la graine (albumine 2S et vicilline) et deux allergènes associés à l'huile de sésame (oléosines). Le diagnostic repose sur l'histoire clinique, parfois difficile en raison de la présence de sésame sous forme d'allergène masqué dans des aliments. Dans certains cas, les prick tests peuvent être négatifs avec les extraits commerciaux pauvres en oléosines. Le prick test à la farine de sésame est plus souvent positif et l'est parfois avec de l'huile de sésame. Il n'y a pas d'allergène moléculaire de sésame disponible en dosage unitaire, en dehors du dosage des IgE spécifiques du sésame entier.
Le sésame fait partie des quatorze « allergènes » à déclaration obligatoire dans les denrées alimentaires préemballées (cf. Tab. VII, p. 233). Certains allergiques peuvent réagir à de très faibles quantités et doivent se méfier de la présence de sésame dans les mets asiatiques et orientaux, les confiseries et les cosmétiques. Un patient allergique au sésame a ainsi présenté plusieurs réactions d'urticaire inexpliquées liées à la présence de sésame dans le rouge à lèvre de son épouse et dans l'une de ses crèmes cosmétiques. La nourriture pour oiseaux peut également contenir du sésame. Sa manipulation pourrait déclencher des symptômes par inhalation. Des allergies croisées avec le latex ont aussi été décrites.
L'huile de sésame fait partie des excipients à effet notoire. Sa présence est obligatoirement signalée dans les médicaments. Certains neuroleptiques injectables (Haldol Decanoas, Piportil L4) en contiennent. Dans les progestatifs (Progestérone Retard, Androtardyl), l'huile de sésame a été remplacée par de l'huile de ricin. La notice destinée au patient doit préciser les risques dans la rubrique des précautions d'emploi et des mises en garde spéciales.
Le tournesol est une plante de la famille des Astéracées (Composées) cultivée pour sa richesse en huile (40 %). Elle constitue, avec l'olive et le colza, une des trois principales sources d'huile à usage alimentaire et entre dans la fabrication de la margarine. Elle est très utilisée dans les produits cosmétiques et certains savons. Des cas d'anaphylaxie aux graines de tournesol ont été décrits chez des patients souvent allergiques au pollen. Un cas d'allergie aux pelotes de pollen a été décrit chez un allergique

aux graines de tournesol. En France, quatre cas ont été déclarés au RAV. Les allergènes impliqués seraient des profilines. Mais d'autres allergènes (protéines de stockage de la graine et oléosines) semblent impliqués dans des cas d'anaphylaxie grave chez l'enfant et chez l'adulte. La sensibilisation chez l'enfant atopique pourrait se faire à travers la peau.
Les graines de tournesol, comme d'autres graines, peuvent être contaminées durant leur stockage par des moisissures du genre *Alternaria*, *Penicillium* ou *Rhizopus*. L'allergie aux moisissures *Alternaria* est la plus fréquente des allergies aux moisissures. La consommation de graines de tournesol (pépites) peut être responsable de rhinite et/ou de crises d'asthme chez les allergiques à *Alternaria,* comme cela a été observé par une équipe de chercheurs en Espagne. Ces symptômes sont liés à l'inhalation de spores de moisissures *Alternaria* lors de l'ouverture des graines avec les dents et non à une allergie alimentaire à la graine de tournesol. Les spores de moisissures inhalées après l'ouverture d'environ 100 g de graines de tournesol sont suffisantes pour déclencher des symptômes respiratoires, sans qu'il soit nécessaire que les graines soient consommées.
La noix de l'arganier (*Argania spinosa*) n'est pas considérée comme un fruit à coque. Il s'agit d'une noix contenant deux ou trois graines oléagineuses, fruit d'un arbre qui pousse au sud du Maroc et dans le sud-ouest de l'Algérie. L'huile d'argan, riche en vitamine E et en antioxydants, est très recherchée pour ses propriétés cosmétiques et diététiques. La forte demande en huile d'argan a fait augmenter les prix et les contrefaçons. Elle est réputée non allergisante, mais un premier cas a été décrit en France en 2010 par des collègues nancéens, chez une jeune femme marocaine de trente-quatre ans. Elle avait présenté une rhino-conjonctivite après inhalation d'huile d'argan et des signes d'anaphylaxie de grade II après consommation d'huile d'argan. Les prick tests cutanés à l'huile et à la pâte de graines d'argan broyées ont été positifs et suivis d'une urticaire généralisée avec gêne pharyngée et difficulté à respirer. L'allergène en cause identifié est une protéine de la famille des oléosines.

Les fruits à coque

Les fruits à coques désignent un ensemble de graines (amandes) enfermées dans une coque solide (écale) à l'état mature. Ils sont généralement couverts d'une enveloppe extérieure charnue ou fibreuse (drupe) dont ils sont débarrassés au moment de la récolte. Ne sont considérés comme fruits à coque que ceux qui sont consommés à table. Ils appartiennent à plusieurs familles botaniques différentes : les noisettes (Bétulacées), les amandes (Rosacées), les noix (de Grenoble, premier fruit AOC au monde depuis 1938) et noix de Pécan (Juglandacées), les noix de cajou et pistaches (Anacardiacées), les noix du Brésil (Lecithidacées), les noix de Macadamia (ou noix de Queensland, Proteacées). D'autres fruits entourés de coque et comportant une noix comestibles comme la noix de coco, la noix de muscade, la châtaigne et le pignon de pin sont parfois considérés à tort comme des fruits à coque. Ils n'en sont pas selon la définition de la FAO (*Food and Agriculture Organization*), à l'exception de la noix de Bétel (noix d'arec) et de la noix de kola (cola), dont les dérivés sont utilisés dans l'alimentation. L'arachide, elle, est une légumineuse et non un fruit à coque. L'allergie aux fruits à coques est responsable d'environ 11 % des anaphylaxies graves déclarées, selon les statistiques du CICBAA (2009). La noisette est le premier aliment responsable d'allergie en Europe, tous âges confondus, selon l'étude Europreval.

En France, les fruits à coque sont au quatrième rang des allergies alimentaires (4 % jusqu'à l'âge de trois ans, 10 % entre trois et quinze ans, environ 16 % chez l'adulte). La noix de cajou et la pistache (Anacardiacées) représentent près de la moitié des cas déclarés d'anaphylaxie grave aux fruits à coque. En France, un cas d'anaphylaxie fatale à la noix de cajou a été rapporté en 2014. Le rôle possible d'une sensibilisation aux fruits à coque par voie cutanée via l'huile d'amande douce a été soulevé. Les deux tiers des patients ne sont allergiques qu'à une seule famille de fruits à coque. Entre 30 à 50 % des allergiques aux fruits à coque ont aussi une allergie à l'arachide. Les allergies aux fruits à coque sont souvent persistantes lorsqu'elles débutent dans l'enfance. Mais au moins 10 % disparaissent spontanément.

Les manifestations cliniques peuvent se limiter à des lésions d'eczéma atopique, avec la noisette notamment. Avec la noix de cajou et la pistache, les réactions immédiates sont souvent plus graves, de type urticaire généralisée, angio-œdème laryngé ou choc anaphylactique. La gravité des réactions est liée à la nature des allergènes impliqués et à leur concentration élevée, de l'ordre de plusieurs milligrammes par gramme de fruit à coque. Les protéines de stockage de ces graines sont très résistantes à la cuisson et à la digestion gastrique. Comme pour l'arachide, des réactions d'urticaire et d'anaphylaxie peuvent être déclenchées par simple contact cutané. D'autres protéines de défense de la famille des LTP sont présentes

dans les fruits à coques mais en quantité plus faible que les protéines de stockage. Ces allergènes, également résistants à la cuisson et à la digestion, sont aussi impliqués dans des réactions allergiques graves.
Les noisettes renferment, outre les protéines de stockage, des protéines de défense de la famille des LTP et PR10. Ces dernières sont responsables de syndrome d'allergie orale (démangeaisons buccales) avec la noisette crue, mais pas avec la noisette torréfiée, car les PR10 sont des allergènes facilement détruits par la cuisson et la digestion. Il est facile d'identifier ces allergiques qui réagissent aux noisettes crues, mais qui tolèrent les pâtes chocolatées (type Nutella), car l'allergène est détruit par le chauffage des noisettes à 120 °C. Les allergiques aux protéines de stockage ou aux LTP de la noisette ne tolèrent ni les noisettes crues, ni les noisettes cuites.
Le diagnostic est souvent facile à établir à partir de l'histoire clinique et de la positivité des prick tests cutanés aux extraits commerciaux ou au fruit à coque broyé. Les dosages d'IgE spécifiques sont assez performants. Mais la positivité des IgE spécifiques de l'extrait total de fruit à coque est peu contributive si le prick test est déjà positif, car elle ne renseigne pas sur la nature de l'allergène moléculaire reconnu. Pour évaluer la sévérité de l'allergie à la noisette, il est préférable d'utiliser les IgE spécifiques des allergènes moléculaires qui permettent de faire la distinction entre une sensibilisation aux allergènes spécifiques de la noisette (associée à un risque de réaction allergique grave) et une positivité des IgE liée à une réaction croisée avec des pollens (associée à un risque bénin). On dispose actuellement de dosages unitaires pour deux protéines de stockage de la noisette (Cor a 9 et Cor a 14), une protéine de stockage pour la noix (Jug r 1), une protéine pour la noix de cajou (Ana o 3), une protéine pour la noix du Brésil (Ber e 1), et deux autres protéines de la famille des LTP de la noisette (Cor a 8) et de la noix (Jug r 3). La positivité des IgE spécifiques de ces allergènes est associée à un risque de réaction grave. La positivité des IgE spécifiques des protéines de la famille des PR10 pour la noisette (Cor a 1) est associée à un risque de réaction allergique bénigne de type syndrome d'allergie orale. Ces protéines sont aussi disponibles sur les biopuces ISAC et FABER. En revanche, les dosages des IgE anti-oléosines ne sont disponibles pour aucun fruit à coque.
L'éviction des fruits à coque est recommandée en cas de réaction allergique avérée. Les fruits à coques font partie des quatorze « allergènes » à déclaration obligatoire sur les denrées préemballées (cf. Tab. VII, p. 233). Le régime d'éviction doit être adapté selon le risque prévisible qui

dépend des allergènes auxquels le patient est sensibilisé et des antécédents de réaction allergique. Le bilan allergologique sert à déterminer ce risque. Le test de provocation orale est très utile pour définir le seuil de réactivité et adapter les mesures d'éviction. En cas de découverte fortuite d'une sensibilisation à un fruit à coque chez un enfant qui n'en a jamais consommé et en l'absence d'antécédents de réaction allergique (expliquée ou non expliquée), l'éviction sera maintenue jusqu'à la réalisation du test de provocation orale. L'allergie aux fruits à coque s'accompagnant dans près de la moitié des cas d'une allergie à l'arachide, l'éviction englobera souvent cet aliment, sauf si l'arachide est bien tolérée.

Les allergènes masqués de fruits à coque sont souvent responsables de récidives de réactions. Il est impératif de bien lire les étiquettes de composition car de nombreux aliments peuvent contenir des fruits à coque. Les fromages et desserts lactés peuvent contenir des noix, de la pistache, des noisettes ou des amandes. Les charcuteries peuvent contenir des pistaches et des noisettes. Les pains spéciaux aux graines, barres de céréales, viennoiseries, pâtisseries, biscuits, chocolats, céréales pour petit-déjeuner peuvent contenir diverses sortes de fruits à coque. Ils peuvent être présents dans des produits comme les sauces tomate cuisinées et le pesto (noix de cajou). Des fragments de noyaux de mangues sont susceptibles d'être broyés et se retrouver dans le jus de mangue du commerce, fruit de la même famille que la noix de cajou et susceptible de conduire à une réaction d'allergie. Une association fréquente de l'allergie à la noix de cajou/pistache avec l'allergie à la pectine de fruits a été rapportée.

Les allergiques doivent se méfier des plats cuisinés et salades préparées qui peuvent contenir des fruits à coque ou des huiles de fruits à coque. Il en est de même pour certaines boissons et apéritifs (sirop d'orgeat, sirop Amaretto, Marsala aux amandes, vin de noix, liqueur de brou de noix). Dans plusieurs pays d'Europe, les services des fraudes ont signalé la présence d'amandes dans un assaisonnement à base de paprika, ce qui a donné lieu à un rappel de lot.

Les allergènes des fruits à coques peuvent entrer dans la composition des produits d'hygiène et des cosmétiques. Les personnes allergiques doivent se méfier des ingrédients qui ne sont pas explicites (huiles, protéines végétales sans autre précision, etc.). Ils peuvent aussi être présents dans des

aliments pour animaux et risquent de donner des réactions par contact ou inhalation.
Certains fruits à coque comme l'amande et la noix de cajou sont riches en salicylates, responsables d'hypersensibilité, et doivent être évités dans le cadre d'un régime pauvre en salicylates.

Les autres fruits

Les fruits représentent une source importante de nourriture apportant des glucides, des vitamines et des fibres. En Europe, la consommation moyenne de fruit est estimée à 90 kg par habitant et par an.

Les fruits à noyau

La majorité des fruits à noyau consommés en France appartient à la famille des Rosacées qui comporte les pommes et poires (sous-famille des Maloïdées), et les pêches, nectarines, abricots, prunes, cerises (sous-famille des Prunoïdées ou Amygdaloïdées). La pomme et la poire, bien qu'ayant des pépins et non des noyaux, appartiennent – au plan botanique – à la famille des fruits à noyau. La pomme est le fruit le plus consommé en France avec 8,7 kg par habitant et par an (Eurostat, 2014). Les fruits à noyau sont responsables d'environ 10 % des anaphylaxies (CICBAA, 2009). Les amandes, bien qu'étant des fruits de la sous-famille des Amygdaloïdées, sont traitées avec les fruits à coques (voir plus haut). D'autres fruits et baies comportant un noyau comme les olives, les litchis, l'avocat, etc., appartiennent à d'autres familles botaniques et ne sont pas abordés ici. L'allergie aux fruits à noyau de la famille des Rosacées a beaucoup contribué à la compréhension des allergies croisées pollens-aliments.
Une des particularités de l'allergie aux fruits à noyau de la famille des Rosacées est la différence de réactivité clinique au même fruit selon l'origine géographique. Ces différences s'expliquent par une sensibilisation à des allergènes différents. Classiquement, il faut distinguer deux types de sensibilisation aux fruits à noyau. Une sensibilisation considérée comme primaire au fruit (allergie de type 1) qui se voit davantage dans les pays du sud de l'Europe et, plus précisément, dans le Bassin méditerranéen, et une sensibilisation secondaire par réaction croisée (allergie de type 2) avec le pollen de bouleau qui prédomine dans les pays d'Europe du Nord.

En Europe du Nord, dans la grande majorité des cas, l'allergie alimentaire aux fruits à noyau apparaît après l'allergie respiratoire aux pollens d'arbres de la famille du bouleau. Elle est responsable d'un syndrome d'allergie orale localisé, et très rarement de manifestations graves locales ou systémiques. Les fruits concernés par cette réaction croisée sont la pomme, la poire, la pêche, la nectarine, l'abricot, la prune et la cerise. Le coing n'est pas impliqué dans le syndrome d'allergie orale car il est habituellement consommé cuit.

En Europe du Sud, dans la majorité des cas, l'allergie alimentaire aux fruits à noyau semble sans relation avec l'allergie au pollen, probablement par sensibilisation primaire aux fruits (Prunoïdées surtout). Pourtant, en Espagne, l'allergie à la pêche s'accompagne d'une allergie au pollen chez 24 % des enfants avant l'âge de cinq ans et chez 84 % des patients après l'âge de quinze ans. Les sujets allergiques à la pêche sont des atopiques qui développent fréquemment une allergie au pollen. Dans ce type d'allergie aux fruits à noyau, les manifestations cliniques sont souvent plus graves d'emblée, avec urticaire généralisée, angio-œdème, voire choc anaphylactique.

Certains fruits de la famille des Rosacées sont plus fréquemment impliqués dans des réactions cliniques que d'autres. Pour les réactions croisées bouleau-Rosacées, c'est souvent la pomme (*Malus domesticus*) qui réagit en premier. En revanche, lorsqu'il s'agit d'une sensibilisation primaire au fruit, c'est le plus souvent la pêche *(Prunus persica)* qui donne le plus de réactions allergiques en Europe du Sud. Les différences entre ces fruits s'expliquent par la nature des allergènes impliqués et leur quantité dans le fruit. Le diagnostic d'allergie sera porté sur la base de la concordance entre une histoire clinique et des résultats des tests cutanés avec le fruit frais (peau et pulpe) et, si besoin, avec le fruit cuit. Le dosage des IgE spécifiques des allergènes moléculaires est très utile pour l'identification de l'allergène sensibilisant.

Les fruits des Rosacées contiennent des protéines de défense de la famille des PR10 ayant de fortes ressemblances avec l'allergène majeur du pollen de bouleau (Bet v 1), qui appartient à la même famille. L'allergène majeur de la pomme (Mal d 1), qui donne fréquemment des réactions d'allergie croisée avec le pollen de bouleau, présente 60 % de ressemblances avec l'allergène majeur du bouleau (Bet v 1). Il y a aussi de fortes ressemblances entre les allergènes majeurs de la poire, de la pêche et de la cerise, et l'allergène majeur du bouleau. Ces allergènes de la famille des PR10 ont la particularité d'être facilement détruits par la cuisson. L'aliment

cuit est bien toléré, alors que le fruit cru déclenche des symptômes dans la bouche. Le dosage des IgE spécifiques de cette famille d'allergènes est disponible en routine pour la pomme (Mal d 1) et la pêche (Pru p 1).
Bien que plus de 95 % des allergiques au pollen de bouleau reconnaissent l'allergène majeur Bet v 1, l'allergie croisée pollen de bouleau-fruits des Rosacées n'est pas systématique. Habituellement, les symptômes d'allergie au pollen précèdent l'allergie au fruit, mais quelques rares patients présentent d'abord des symptômes d'allergie orale avant l'apparition des symptômes d'allergie au pollen. L'allergie croisée ne touche qu'environ 50 à 70 % des patients allergiques au pollen de bouleau. Les symptômes d'allergie alimentaire peuvent être concomitants à ceux de l'allergie au pollen, comme ils peuvent mettre plusieurs années avant de se déclarer. L'allergie alimentaire est souvent progressive, démarrant le plus souvent par la pomme, puis s'étendant au fil des ans à d'autres fruits ou légumes. Les symptômes peuvent être persistants ou fluctuants durant l'année.
Les symptômes liés à la consommation de ces fruits sont le plus souvent bénins, limités à des démangeaisons buccales et pharyngées, des picotements des lèvres ou de la langue. Les symptômes dépassant la sphère ORL sont rares. Les manifestations générales sont deux fois plus fréquentes si l'allergie au pollen de bouleau a démarré avant l'âge de cinq ans que si celle-ci a démarré après l'âge de quinze ans. Chez les patients très sensibles, la consommation de fruits à noyau, et notamment de la pomme, pendant la saison des pollens de bouleau peut déclencher des symptômes généraux. Certains patients ne présentant pas de symptômes oraux peuvent présenter un prurit cutané récidivant, une urticaire récidivante ou des lésions d'eczéma diffus qui cèdent à l'arrêt de la consommation des pommes, poires et fruits à noyau.
Les fruits peuvent être tolérés en dehors de la saison pollinique, surtout au début de l'évolution. Tous les fruits ne donnent pas les mêmes symptômes. Certaines variétés de pommes donnent plus de réactions buccales que d'autres, voire des réactions de rhino-conjonctivite, d'angio-œdème de la face, de toux ou d'asthme. Ces différences de réactions s'expliquent par une teneur plus élevée en allergène majeur de la pomme (Mal d 1). Cet allergène est une protéine de défense parmi d'autres qui peut être davantage exprimée par certaines variétés de pommes comme la golden delicious, la gala ou la granny smith. La culture de ces variétés s'est développée en partie parce qu'elles présentent une plus grande résistance aux maladies et qu'elles nécessitent moins de pesticides. Inversement, des

pommes hypoallergéniques (élise, santana, modi, pink lady) ont été obtenues par sélection naturelle de variétés pauvres en allergène Mal d 1.

Certains allergiques tolèrent plus facilement les pommes épluchées et pensent que leurs symptômes sont liés aux pesticides présents sur la peau du fruit. En réalité, ce ne sont pas les pesticides qui sont en cause, mais simplement les protéines de défense qui sont davantage exprimées en surface, dans la peau du fruit et juste en dessous. La quantité d'allergènes (protéines de défense) est plus faible dans la chair que dans la peau du fruit, ce qui explique une meilleure tolérance du fruit épluché chez les allergiques peu sévères. Ces constatations ne sont valables que pour certaines variétés de pommes : ainsi, dans les golden et les gala, la quantité d'allergène est élevée dans la chair.

Certains allergiques constatent qu'ils tolèrent les pommes cueillies dans un jardin, mais pas celles qu'ils achètent dans le commerce. L'explication réside probablement dans la quantité d'allergène, plus importante dans les fruits du commerce parce qu'ils ont été stockés parfois longtemps (jusqu'à douze mois) après leur cueillette. Le stockage, surtout en chambre froide pendant plusieurs mois, peut accroître la quantité des protéines de défense dans la pomme. Les fruits produisent naturellement de l'éthylène, qui déclenche le processus de maturation puis de vieillissement, lequel s'accompagne d'une teneur plus élevée en protéines de défense (allergènes). Pour ralentir le vieillissement, les fruits sont conservés dans des chambres froides sous atmosphère contrôlée (pauvre en oxygène). Mais ce mode de conservation n'assure pas une protection suffisante contre les effets néfastes de l'éthylène. Un nouveau conservateur, SmartFresh (1-méthylcyclopropène ou 1-MCP), bloque les récepteurs de l'éthylène présents dans le fruit et limite son vieillissement durant le stockage. Des résultats contradictoires sur l'allergénicité des pommes stockées ont été observés par différents chercheurs, rendant difficile l'interprétation de ces données.

Dans le cas d'une sensibilisation primaire au fruit, sans allergie au pollen obligatoire, les allergènes impliqués sont souvent des protéines de défense de la famille des LTP. Deux dosages sont disponibles en routine pour rechercher la sensibilisation vis-à-vis des LTP de la pomme (Mal d 3) et de la pêche (Pru p 3). Ces allergènes de fruits sont résistants à la cuisson et à la digestion. Par conséquent, les réactions peuvent survenir avec le fruit consommé cru ou cuit. Les protéines de défense de la famille des LTP sont exprimées en grande quantité dans le duvet de la peau de pêche ainsi que dans la chair du fruit. Certains patients (jusqu'à 60 % en Espagne) peuvent présenter des réactions d'urticaire ou de rhino-conjonctivite par simple contact avec le fruit, voire sans contact direct, par voie aéroportée. Les ouvriers agricoles qui récoltent les pêches et les vendeurs de fruits sont confrontés à ce type de symptômes. Des chercheurs français ont observé que les fruits bio produisaient une quantité plus importante de protéines de défense de la famille des LTP. L'explication de cette étonnante constatation provient vraisemblablement du fait que ces fruits sont cultivés sans pesticide, ce qui augmente leur production en protéines de défense pour se protéger des maladies. Par conséquent, manger bio ne protégera pas les allergiques aux fruits.

La notion de sensibilisation primaire aux allergènes de fruit (LTP) fait l'objet de discussion par les chercheurs. Pourquoi les patients vivant au sud de l'Europe déclenchent-ils plus facilement des allergies sévères aux fruits à noyau que ceux qui vivent dans le centre ou le nord de l'Europe ? Même si cette forme sévère par sensibilisation aux LTP est moins fréquente, des patients développent ce type d'allergie en Europe du Nord. Il est possible que des pollens riches en LTP (olivier, platane, armoise) puissent induire ou faciliter la sensibilisation aux LTP des fruits à noyau, même si l'allergie au pollen n'est pas au premier plan.

Le rôle d'autres protéines de défense du fruit, de la famille des *thaumatin-like*, est suspecté dans certaines réactions allergiques graves car il s'agit de protéines résistant à la cuisson et à la digestion. La positivité à ces allergènes est plus fréquente dans le sud de l'Europe (jusqu'à 25 % en Espagne). Leur rôle est suspecté dans des réactions d'anaphylaxie en l'absence de sensibilisation aux allergènes de la famille des LTP. Le dosage des IgE spécifiques de ces allergènes n'est pas disponible en routine. Un nouvel allergène appelé peamacléine (Pru p 7) a été identifié dans la pêche et semble impliqué dans l'allergie à la pêche chez les sujets allergiques au pollen de cyprès.

Les allergiques au pollen (surtout celui des graminées et de l'olivier) peuvent avoir une positivité des IgE contre la pomme, liée à des allergènes communs à la pomme et aux pollens (profilines). La sensibilisation isolée à ces allergènes mineurs ne donne, en règle générale, pas de symptômes ou des symptômes peu sévères avec les fruits des Rosacées. En Espagne, les patients ayant développé des IgE anti-profilines ont plus fréquemment un syndrome d'allergie orale.

Un diagnostic précis de l'allergène sensibilisant est donc important pour guider les conseils d'éviction. En pratique, un syndrome d'allergie orale

(démangeaisons oro-pharyngées) avec les fruits à noyau est en faveur d'une allergie croisée avec les pollens de bouleau. L'éviction est moins stricte et ne concernera que les fruits crus non tolérés, les fruits cuits pouvant être consommés sans danger. Une réaction grave (anaphylaxie), en particulier si elle survient avec le fruit cuit, est en faveur d'une réactivité aux LTP ou à un autre allergène résistant à la cuisson, surtout en l'absence de pollinose associée. Une éviction du fruit cru et cuit est recommandée. Les fruits de la même famille botanique ne doivent pas être systématiquement évités s'ils sont bien tolérés.
Enfin, une forme d'allergie de contact rare concerne des personnes qui déclenchent des lésions mixtes d'urticaire puis d'eczéma des paumes et des doigts au contact du fruit lors de l'épluchage. Il s'agit d'une dermatite de contact aux protéines alimentaires. Le port de gants pour l'épluchage évite la récidive des lésions. Ces personnes ne souffrent pas d'allergie au pollen et la consommation des fruits est habituellement tolérée.

Les fruits rouges

Les fruits rouges désignent des fruits et des baies appartenant à plusieurs familles botaniques comme les fraises, les fraises des bois, les framboises, les mûres des ronces et les cerises (Rosacées), les airelles, les arbouses, les canneberges et les myrtilles (Éricacées), le cassis et les groseilles (Grossulariacées). La mûre du mûrier ne fait pas partie des fruits rouges car elle appartient, comme la figue, à la famille des Moracées.
Les fraises : elles appartiennent à la famille des Rosacées comme les fruits à noyau. Elles sont le premier fruit préféré des Français selon un sondage effectué en 2015 auprès d'un échantillon de 1 500 personnes, même si leur consommation n'est estimée qu'à 1,2 kg par habitant et par an (Eurostat, 2014). Elles sont peu responsables d'allergies vraies comparées aux pêches, qui appartiennent à la même famille botanique et qui ont la même richesse en protéines (0,7 %).
Les fraises ont des propriétés irritantes non spécifiques mises sur le compte d'un effet histamino-libérateur responsable de fausses allergies chez l'enfant. Les symptômes ne sont pas reproductibles à chaque consommation de fraises. Cette sensibilité disparaît avec l'âge. Très souvent, les fraises sont incriminées alors que l'urticaire est liée à une autre cause. La répétition de l'urticaire après un repas sans fraise motive alors une consultation chez l'allergologue.

L'allergie à la fraise consécutive à une allergie au pollen de bouleau se manifeste le plus souvent par un syndrome d'allergie orale (démangeaisons buccales). Dans de rares cas, on constate des démangeaisons cutanées accompagnées parfois d'urticaire. L'allergie à la fraise peut se manifester par des gastralgies et des douleurs abdominales déclenchées par la consommation de fraises crues. La majorité des allergiques au pollen de bouleau tolère la consommation de fraises crues. Les allergiques aux fruits à noyau sous forme crue et cuite par sensibilisation aux LTP doivent se méfier des fraises (qui contiennent une LTP) car ils peuvent réagir avec le fruit cru ou cuit, même si ce risque est considéré comme très faible.
Les autres fruits rouges sont rarement responsables d'allergie en France, vu le faible nombre de déclarations au RAV. Les cas d'anaphylaxie à **la framboise**, à **la mûre de ronce** et au **cassis** rapportés par des allergologues espagnols suggèrent le rôle possible d'une sensibilisation aux protéines de défense (LTP ou protéine *thaumatin-like*) de ces fruits.
Les fraises et les framboises sont naturellement riches en xylitol. Ce sucre-alcool peut être responsable de douleurs abdominales et d'une accélération du transit chez les intolérants aux FODMAPs ou après la consommation d'une quantité importante de ces fruits.
Les myrtilles sont des baies très riches en benzoates, susceptibles de provoquer des manifestations d'hypersensibilité chez les personnes ne les tolérant pas. L'allergie immédiate aux myrtilles est extrêmement rare. Elle a été décrite pour la première fois chez une jeune femme allemande qui a présenté un choc anaphylactique à deux reprises après l'ingestion d'une tartelette aux myrtilles et de confiture de myrtilles. D'autres patients ont été décrits depuis en Turquie. L'allergène impliqué est une protéine de la famille des LTP.

Les agrumes

Les agrumes sont des fruits de la famille de Rutacées, très consommés pour leur richesse en antioxydants (vitamine C) : oranges, mandarines, clémentines, tangerines, pamplemousses, pomelos, citrons, etc. L'orange (*Citrus sinensis*) est le troisième fruit le plus consommé en France (4,3 kg par habitant et par an, Eurostat, 2014). Certaines espèces sont rarement consommées en France comme le yuzu (sorte de mandarine acide du Japon), les limes ou le kumquat. La bergamote est un agrume cultivé pour l'huile issue de son écorce (essence de bergamote), utilisée en parfumerie et pour aromatiser le thé Earl Grey. Les essences d'agrumes sont très présentes dans les eaux de toilette (citron, orange, limette et bergamote). Elles peuvent être impliquées dans des allergies de contact lors de la manipulation et du pressage manuel des fruits. Cette allergie de contact se rencontre particulièrement chez les cuisiniers, les serveurs, les restaurateurs. En France, l'anaphylaxie par allergie alimentaire aux agrumes est très rare. Un cas particulier d'anaphylaxie au yuzu sans allergie aux autres agrumes a été déclaré au RAV.

L'intérêt pour ces allergies a connu un regain depuis l'identification de plusieurs allergènes moléculaires dans l'orange (*germin-like*, LTP, profiline). Plusieurs cas d'anaphylaxie à l'orange et au pamplemousse ont été décrits. Cette allergie touche assez souvent des enfants. Les manifestations cliniques bénignes, limitées à un syndrome d'allergie oral (démangeaisons buccales), sont plus fréquentes chez des patients allergiques aux pollens. L'allergie aux agrumes, y compris de type anaphylaxie, est, dans environ deux tiers des cas, associée à une allergie aux pollens avec sensibilisation aux allergènes appartenant à la famille des profilines. Il a été montré par test de provocation orale que les patients allergiques aux agrumes peuvent déclencher des manifestations d'anaphylaxie en ingérant de la profiline purifiée de pollen. La quantité de profiline dans les agrumes est importante (2,1 µg/g) comparée, par exemple, à celle contenue dans la tomate (0,28 µg/g). En revanche, les patients allergiques aux fruits à noyau par sensibilisation aux LTP sont très rarement allergiques aux agrumes.

Le diagnostic repose sur l'histoire clinique compatible et la positivité des prick tests cutanés, complétées par le dosage des IgE spécifiques du fruit et de certains allergènes représentatifs des familles moléculaires (profilines, PR10, LTP). En cas de doute, le diagnostic est confirmé par la pratique d'un test de provocation orale. L'éviction des agrumes est recommandée en cas de réaction allergique grave. Il convient de se méfier de la présence d'agrumes naturels dans des tisanes, compléments alimentaires, cosmétiques, produits d'hygiène corporelle et médicaments.

Des cas particuliers d'allergie à manifestations graves ont été observés avec des jus d'agrumes du commerce ou des jus faits maison. L'enquête allergologique a montré qu'il s'agissait d'une allergie aux LTP des pépins qui sont libérées lors de la préparation du jus au mixeur. La consommation du fruit sans les pépins est tolérée dans certains cas. La concentration en LTP est très élevée dans la peau, laquelle peut être broyée dans certains jus du commerce.

Les agrumes, et en particulier l'orange, sont riches en baume du Pérou. Cette substance, extraite de la résine du baumier du Pérou (*Myroxylon balsamum*), arbre d'Amérique centrale dont l'exportation se faisait par un port du Pérou (d'où son nom), est naturellement présente dans plusieurs végétaux. C'est la troisième cause d'allergie de contact en Europe. Certains aliments comme la vanille, la cannelle ou le miel en sont riches. La consommation importante de jus d'orange peut être responsable de démangeaisons cutanées chez les personnes sensibilisées au baume du Pérou. Une consommation importante ou prolongée peut s'accompagner d'eczéma.
Enfin, une forme d'allergie de contact rare concerne des personnes qui déclenchent une dermite au niveau des paumes lors de l'épluchage du fruit ou du pressage des agrumes. Le port de gants en vinyle évite la récidive des lésions. La consommation du fruit est habituellement tolérée.

Le kiwi

Il appartient à la famille des Actinidiacées. Découvert par les consommateurs français dans les années 1970, c'est maintenant le dixième fruit le plus consommé en France, soit en moyenne 1,3 kg par habitant et par an (Eurostat, 2014). La France est passée au rang de cinquième producteur mondial de kiwis. La variété la plus consommée en France est le heyward ou kiwi vert (*Actinidia deliciosa*). Il existe une nouvelle variété à la chair jaune plus sucrée appelée zespri gold (*Actinidia chinensis*). Dans les années 1980, plusieurs cas d'allergie au kiwi ont été signalés en France, en particulier chez l'enfant. En France, l'allergie au kiwi est actuellement responsable d'environ 1 à 2 % des anaphylaxies graves (CICBAA-RAV).
Les symptômes apparaissent après ingestion du fruit, par simple contact cutané (urticaire) ou par inhalation (rhino-conjonctivite). Les symptômes déclenchés par l'ingestion sont limités à un syndrome d'allergie orale dans deux tiers des cas environ, lorsque l'allergie au kiwi survient chez un sujet allergique au pollen. En l'absence d'allergie au pollen, les symptômes sont souvent plus graves (urticaire généralisée, angio-œdème, choc anaphylactique). Dans un tiers des cas environ, l'allergie au kiwi est associée à une allergie au latex. Les manifestations cliniques sont généralement plus graves quand l'allergie au kiwi est isolée ou associée à une allergie au latex que quand elle est associée à une allergie au pollen.
Plusieurs allergènes sont maintenant bien identifiés. L'actinidine (cystéine protéase) est un allergène majeur. Une protéine *thaumatin-like* et une

LTP assez proche de celle des fruits à noyau sont des allergènes mineurs, reconnus par moins d'un tiers des allergiques au kiwi, mais impliqués dans des manifestations graves d'allergie. On compte un allergène commun au pollen de bouleau de la famille des PR10, surtout responsable du syndrome d'allergie orale. D'autres allergènes comme la cystatite, la kiwelline et des profilines ont été identifiés. Ils sont impliqués dans des réactions allergiques de gravité variable.

Le diagnostic est assez facile à confirmer car l'histoire clinique est souvent très évocatrice. Le prick test peut être effectué avec l'extrait commercial. S'il est négatif, il sera fait avec le fruit frais. Le dosage des IgE spécifiques du kiwi entier n'apporte pas plus d'arguments si le test cutané est positif. En revanche, le dosage des IgE spécifiques des allergènes moléculaires permet de préciser le profil de sensibilisation : réaction croisée avec le pollen de bouleau (allergène Act d 8 positif) ou sensibilisation primaire au fruit (actinidine et/ou protéine *thaumatin-like* et/ou kiwelline positives, dosages disponibles uniquement sur les biopuces ISAC et FABER).

Ces dernières années, grâce à l'analyse des profils de sensibilisation IgE des patients, il est apparu qu'environ 85 % des allergiques au kiwi qui sont positifs à la *thaumatin-like* (Act d 2 protéine de défense) reconnaissaient aussi l'allergène majeur de la moisissure *Alternaria alternata* (Alt a 1). Inversement, seuls 40 % environ des allergiques aux moisissures *Alternaria* reconnaissant l'allergène Alt a 1 réagissent avec cet allergène du kiwi. Cette moisissure est habituellement retrouvée sur les fruits en décomposition. Une partie de ces allergiques au kiwi peuvent avoir une vraie allergie aux moisissures *Alternaria*. Une allergie concomitante aux champignons comestibles peut se voir chez des allergiques au kiwi. Des chercheurs espagnols ont montré la présence de cet allergène majeur de moisissures *Alternaria* (Alt a 1) dans la pulpe du fruit combiné à cette protéine de défense. Durant le stockage des kiwis, les protéines de défense (Act d 2) empêchent les moisissures *Alternaria* de se développer en surface, mais pas de pénétrer dans le fruit. La présence de cet allergène de moisissure dans la pulpe pourrait être responsable de symptômes d'asthme chez les allergiques aux moisissures *Alternaria*.

L'allergie au kiwi est souvent acquise dans l'enfance et persistante. Mais elle peut apparaître plus tard par réaction croisée chez l'allergique au latex. L'éviction reste le seul moyen de prévenir les récidives. Des essais d'induction de tolérance par voie orale ont été publiés, mais cette méthode de traitement est peu courante, les allergiques au kiwi préférant souvent s'en tenir à l'éviction.

La banane

La banane est la quatrième denrée alimentaire au monde après le riz, le blé et le maïs. Ce fruit tropical (une baie) est également le deuxième fruit le plus cultivé après les agrumes. Il est très consommé en France et arrive au second rang après la pomme, à raison d'environ 8 kg par habitant et par an (Eurostat, 2014). La banane fait partie des fruits introduits tôt chez le nourrisson lors de la diversification alimentaire. L'allergie à la banane est cependant rare. En France, les anaphylaxies graves à la banane représentent 1 à 4 déclarations par an au RAV. Le syndrome d'allergie orale avec la banane crue est plus fréquent chez les patients allergiques aux pollens. L'allergie croisée banane-latex, initialement décrite par des allergologues en France, fait partie des allergies croisées les plus fréquentes qui aident à identifier les allergiques au latex lors de la consultation pré-anesthésique. L'allergie à la banane peut être associée à une allergie à l'avocat et/ou au melon et/ou au kiwi. Les allergènes de la banane impliqués dans cette réaction croisée sont des chitinases I qui ressemblent à l'allergène majeur du latex (hévéine). L'anaphylaxie à la banane peut aussi être liée à la sensibilisation à un allergène de la famille des LTP et s'accompagne dans ce cas d'une allergie à d'autres fruits et/ ou d'une allergie au cannabis.

L'allergie à la banane peut se manifester par des symptômes légers de type syndrome d'allergie orale. L'éviction est toujours de règle lorsqu'il s'agit d'allergie à manifestations graves. Les allergies par réaction croisée avec le latex peuvent parfois évoluer favorablement avec le temps. Une urticaire de contact et un angio-œdème ont été décrits chez une personne allergique au latex après un simple contact cutané avec un après-shampoing à la banane.

La banane peut être responsable de fausse allergie en raison de la présence parfois importante de tyramine, cette substance chimique semblable à l'histamine qui peut, comme elle, induire des manifestations pseudo-allergiques.

Le melon, la pastèque et les courges

Le melon (*Cucumis melo*) et la pastèque (*Citrillus lanatus*) appartiennent à la famille des Cucurbitacées, tout comme les concombres, les courges et les citrouilles. Ce sont de fausses baies renfermant des pépins comestibles.

Près de 1 000 variétés de **melon** sont cultivées en Europe. En France, c'est un fruit local très apprécié. La consommation est d'environ 2,6 kg par habitant et par an pour seulement 1,3 kg par habitant et par an pour la pastèque (Eurostat, 2014). L'allergie au melon est rare en France avec, en moyenne, une déclaration d'anaphylaxie par an.

L'allergie au melon est fréquente en Espagne où sa consommation est plus importante. Elle se manifeste souvent par un syndrome d'allergie orale. Ce type de manifestation est plus fréquent chez les patients allergiques aux pollens de graminées, d'ambroisie, de tournesol ou d'arbres (orme, olivier). Plus de la moitié des allergiques au melon l'est à d'autres fruits (pêche, kiwi, figue, etc.), et environ un quart est aussi allergique au latex. Le melon fait partie des principaux fruits qui donnent une réaction croisée avec le latex.

Plusieurs allergènes ont été identifiés. Le melon contient une profiline semblable à celle des pollens. Il contient aussi un allergène majeur spécifique (cucumisine) et un allergène de la famille des LTP. La cucumisine est une enzyme stable qui a la propriété de dégrader la caséine du lait. Le melon contient aussi un ou plusieurs allergènes impliqués dans la réaction d'allergie croisée avec l'allergène majeur du latex (hévéine).

Un cas exceptionnel d'allergie à l'alcool contenu dans un melon cantaloup très mûr a été rapporté en Australie chez une patiente ayant eu plusieurs anaphylaxies à l'éthanol et qui évitait l'alcool. Le test de provocation était négatif au melon peu mûr.

En cas d'anaphylaxie, l'éviction du melon cru mais aussi cuit est recommandée, car certains allergènes sont résistant à la cuisson. Le melon peut être présent dans certains cosmétiques.

La pastèque est rarement responsable d'allergie en France. L'allergie à la pastèque est plus fréquente en Espagne où des cas d'anaphylaxie ont été décrits. La majorité des allergies sont de type syndrome d'allergie orale ou urticaire.

La courgette, introduite en France depuis environ un siècle, est devenue un des dix légumes préférés des Français, avec une consommation moyenne d'un peu plus de 2 kg par habitant et par an (Kantar Worldpanel). Quelques cas d'anaphylaxie à la courgette (*Cucurbita pepo*) et au **potiron** ont été décrits. Une association avec une allergie au latex a été retrouvée dans un cas. Les graines de **courge**, enfin, peuvent donner des allergies (voir p. 124).

Le raisin

Le raisin (famille des Vitacées) est le troisième fruit le plus cultivé au monde après les agrumes et la banane. Une grande partie sert à la fabrication du vin, le reste est consommé sous forme de raisin de table ou de raisins secs. En France, depuis 1935, certains cépages (clinton, herbemont, isabelle, jacquez, othello, noah) ont été interdits en raison des risques de toxicité liée à un taux de méthanol important. Les cépages de table proviennent de *Vitis vinifera* (Europe) ou de *Vitis labrusca* (Amérique). Le raisin sert aussi à la fabrication de jus, de vinaigre et de confit de vin pour la cuisine. À partir des pépins, une huile diététique est produite. L'extrait de pépins de raisin et l'huile de pépins de raisin sont utilisés en cosmétique.

L'allergie au raisin se manifeste le plus souvent par un syndrome d'allergie orale. Les anaphylaxies au raisin et/ou au vin sont très rares. Il a été décrit des urticaires généralisées, des angio-œdèmes, des chocs anaphylactiques et de l'asthme avec ou sans exercice associé. Un cas de choc anaphylactique a été observé en Belgique chez une jeune femme après avoir croqué un grain de raisin. Elle était sensibilisée aux LTP et PR10. L'allergie au raisin semble plus fréquente en Grèce, où l'allergie à la pêche et à la pomme débute après une allergie au raisin, le syndrome d'allergie orale précédant souvent l'anaphylaxie au raisin. Dans plusieurs cas décrits, l'allergie au raisin est couplée à une allergie au vin et concerne l'adulte. En Espagne, une jeune femme a présenté plusieurs anaphylaxies après avoir consommé du raisin et bu du vin ou du champagne, alors que le raisin seul ou le vin seul étaient bien tolérés. Elle avait un test cutané positif au raisin. L'alcool du vin a été, chez elle, un cofacteur inducteur de réaction allergique grave. L'allergie au raisin de table est rare chez l'enfant. De plus en plus de syndromes d'allergie orale sont décrits chez les patients allergiques au pollen de bouleau avec allergie croisée aux fruits des Rosacées (pomme, pêche, cerise, etc.) et au raisin, qui contient une protéine de la famille des PR10.

Plusieurs allergènes ont été identifiés dans le raisin, dont deux majeurs : une protéine de la famille des LTP et une endochitinase. D'autres allergènes mineurs ont été identifiés, dont un de la famille des protéines *thaumatin-like*. Deux cas d'anaphylaxie aux raisins secs ont été rapportés chez des allergiques au raisin, et un cas en France chez une jeune femme n'ayant pas d'allergie préalable au raisin. Les raisins secs contiennent des sulfites que les intolérants aux sulfites doivent éviter.

En Grèce, où l'on consomme traditionnellement les feuilles de vigne, 8 cas d'anaphylaxie à cet aliment ont été décrits.
Le raisin est riche en fructose et peut être mal supporté par les personnes souffrant d'intolérance aux FODMAPs.
Enfin, les vignerons peuvent développer des maladies professionnelles de types eczéma de contact avec le raisin et rhinite par sensibilisation au pollen de la vigne ou aux acariens parasites de la vigne (*Tetranychus urticae*).

Les fruits exotiques

Les fruits exotiques désignent des fruits originaires des pays tropicaux comme la banane, l'ananas, la mangue, l'avocat, qui sont les fruits tropicaux les plus consommés en France. Chaque année, plus de 90 000 tonnes sont importées. La banane, bien que d'origine tropicale, n'est pratiquement plus considérée comme un fruit exotique puisqu'une grande partie provient des départements d'Outre-mer. Les kiwis sont devenus tellement populaires qu'ils sont cultivés en France. Les fruits exotiques appartiennent à des familles botaniques différentes : ananas (Bromeliacées), avocat (Lauracées), acérola ou « cerise des Barbades » (Malpighiacées), carambole (Oxalidacées), durian (Malvacées), fruit de l'arbre à pain, fruit du jacquier (Moracées), fruit de la passion ou grenadille (Passifloracées), litchi ou letchi (Sapindacées), papaye (Caricacées), ramboutan (Clusiacées), etc.
L'ananas : l'allergie à l'ananas est extrêmement rare alors qu'il s'agit pourtant du treizième fruit le plus consommé en France. Deux cas d'anaphylaxie ont été signalés en France. La réaction est majoritairement un syndrome d'allergie orale (démangeaisons buccales), parfois une urticaire. Une allergie aux pollens de graminées ou de bouleau est souvent associée. Une sensibilisation aux profilines des pollens et de l'ananas a été retrouvée dans 40 % des cas d'allergie à l'ananas. D'autres allergènes mineurs ont été identifiés (broméline, ananaïne). Les allergiques au latex sont rarement allergiques à l'ananas. Des allergies professionnelles respiratoires (rhino-conjonctivite et asthme) ont été rapportées dans l'industrie pharmaceutique, dans l'industrie cosmétique ou chez les brasseurs, qui manipulent de la broméline d'ananas.
L'avocat : c'est une baie contenant un gros pépin (appelé noyau) qui pousse sur un arbre originaire du Mexique. Connu depuis le XVIIe siècle, ce n'est qu'à la fin du XIXe siècle qu'il a été adopté par la gastronomie

française. La France en est le premier consommateur européen avec environ 1 kg par habitant et par an. L'avocat est riche en lipides (15 %), mais ne contient que 2 % de protéines. En France, en moyenne, un cas d'anaphylaxie grave est rapporté chaque année au RAV. Ce fruit donne des réactions d'allergie croisée avec le latex. Cette réaction fait intervenir un allergène de l'avocat (chitinase) qui a des ressemblances avec un allergène majeur du latex (hévéine). La réaction d'allergie croisée est tellement fréquente qu'elle fait partie des questions systématiquement posées lors de la consultation pré-anesthésique dans le but de dépister une éventuelle allergie au latex. L'huile d'avocat est aussi responsable d'eczéma de contact.

Le diagnostic d'allergie à l'avocat est souvent facile à établir. Il repose sur une histoire clinique compatible (urticaire, angio-œdème, choc anaphylactique) et un prick test positif au fruit frais. Le dosage des IgE spécifiques de l'avocat sera demandé en cas de doute. L'allergie à l'avocat est souvent persistante, et l'éviction nécessaire pour éviter les récidives. L'avocat est de plus en plus consommé dans des préparations culinaires (guacamole, makis, etc.). Des allergènes d'avocat peuvent être présents dans l'alimentation (sauces pour salades et mayonnaise) et dans les produits cosmétiques. Il s'agit essentiellement d'huile d'avocat pauvre en protéines. Des compléments alimentaires indiqués dans l'arthrose (Piasdol 490) ainsi que des médicaments (Piasclédine) peuvent contenir des insaponifiables d'huile d'avocat. Ils sont contre-indiqués chez l'allergique à l'avocat en cas d'antécédents d'anaphylaxie.

La mangue : c'est le fruit exotique le plus consommé au monde après la banane. Il est peu consommé en France en comparaison avec la banane. L'allergie à la mangue reste rare, estimée à 0,2 % des anaphylaxies alimentaires. En moyenne, un cas d'anaphylaxie grave par an est déclaré en France au RAV. Les allergènes identifiés sont des profilines et des chitinases susceptibles de donner une réaction d'allergie croisée avec le latex. Pourtant, les cas d'allergie à la mangue chez les allergiques au latex sont rares. Le rôle d'un allergène de la famille des LTP est possible : plusieurs patients allergiques à la mangue ont une positivité au pollen d'armoise, souvent associé à ce type d'allergie. Une allergie à la mangue peut s'accompagner d'une allergie à la noix de cajou, qui appartient à la même famille botanique. Un test de provocation à la noix de cajou est utile pour ne pas prolonger inutilement l'éviction.

Le litchi : c'est le fruit tropical d'un arbre originaire de Chine (*Litchi sinensis*), actuellement cultivé sur l'île de la Réunion, à Madagascar, en

Nouvelle-Calédonie et en Amérique du Sud. Il est de plus en plus consommé en France, mais l'allergie à ce fruit est rare. Les symptômes peuvent être bénins, de type syndrome d'allergie orale. En France, 6 cas d'anaphylaxie ont été déclarés au RAV, soit moins d'un cas par an, ce qui représente 0,8 % des anaphylaxies graves. Des cas d'allergie au litchi associée à une allergie aux graines de tournesol font suspecter le rôle des profilines de pollen. Le rôle de la profiline comme allergène impliqué dans l'anaphylaxie au litchi est suggéré par l'étude du sérum des patients. Plusieurs patients allergiques au litchi sont aussi allergiques au pollen de bouleau et aux Apiacées (céleri, persil), faisant suspecter le rôle d'allergènes communs de la famille des PR10, d'autant que les manifestations d'allergie sont souvent des œdèmes laryngés et/ou du visage. Les allergiques au litchi sont souvent des allergiques au pollen (armoise en particulier). Les cas d'anaphylaxie chez des allergiques au pollen d'armoise font suspecter le rôle des allergènes de la famille des LTP. Deux autres allergènes mineurs ont été décrits. Le litchi fait partie des fruits susceptibles de donner une allergie croisée avec le latex. Un eczéma de contact au litchi a aussi été rapporté.

Le fruit de la passion : en France, il est surtout consommé dans des jus à base de mélange de fruits tropicaux. L'allergie au fruit de la passion frais se voit chez les allergiques au latex par réaction croisée. Les allergènes impliqués sont les chitinases du latex et celles du fruit. La rareté de cette allergie croisée pourrait être liée à la destruction de l'allergène lors de la pasteurisation des jus du commerce.

Le fruit du jacquier : il est peu connu des Français, qui le découvrent surtout à l'occasion de voyages. Peu de cas d'allergie ont été rapportés. L'allergie croisée avec le latex et une allergie au pollen de bouleau pourraient expliquer l'allergie à ce fruit.

La carambole : cette baie est souvent cueillie verte, avant maturité. La section transversale du fruit dévoile une étoile à cinq branches. Il n'y a pas de description d'allergie à ce fruit. En revanche, par sa richesse en oxalate, la carambole peut avoir des effets neurotoxiques et néphrotoxiques graves (plusieurs cas en Martinique).

La papaye : elle est surtout cultivée en Indonésie, en Inde et au Brésil, mais aussi sur l'île de la Réunion. Ce fruit est peu consommé en France, où aucun cas d'anaphylaxie à la papaye n'a été signalé. Très peu de cas d'allergie à la papaye ont été publiés, mais les prick tests cutanés et les IgE spécifiques peuvent se révéler faussement positifs. L'allergie croisée latex-papaye reste rare malgré la positivité fréquente des prick tests chez

les allergiques au latex. Les rares cas documentés impliquent des allergènes communs de nature enzymatique (chitinases et cystéines protéases). En cas de doute sur l'allergie à la papaye, un test de provocation orale est recommandé.
La papaye sert à fabriquer la papaïne, une enzyme utilisée dans l'industrie agroalimentaire pour attendrir les viandes. Elle est présente dans certains cosmétiques et comme principe actif de plusieurs médicaments. La papaïne peut être responsable de pathologie professionnelle par inhalation et d'allergie médicamenteuse.
La noix de coco est largement utilisée en France en cuisine, en pâtisserie et en confiserie. L'allergie à la noix de coco demeure exceptionnelle. Un seul cas d'anaphylaxie à la noix de coco chez un allergique au sésame et au pollen a été rapporté en France.

Les autres fruits

L'olive : c'est un fruit à noyau de la famille des Oléacées, pour lequel des réactions allergiques sont exceptionnelles eu égard à sa fréquente consommation en France et dans le monde. Les allergiques au pollen des Bétulacées ne présentent pas d'allergie alimentaire à l'olive, car ce fruit à noyau n'exprime pas l'allergène (PR10) qui croise avec le pollen de bouleau. Peu de cas d'allergie à l'olive (essentiellement en France, Maghreb et Turquie) sont décrits dans la littérature médicale. Il n'a pas été rapporté de cas d'allergie à l'huile d'olive.
La figue : c'est un fruit de la famille des Moracées impliqué dans des allergies surtout croisées après sensibilisation aux plantes ornementales du genre *Ficus benjamina* par allergie croisée liée à la ficine (cystéine protéase) ou par allergie croisée avec le pollen de bouleau. Les figues expriment un allergène commun de la famille des PR10 impliqué dans la réaction croisée avec le pollen de bouleau. Des cas d'allergie croisée avec le latex ont été rapportés.
La nèfle : ce fruit de la famille des Rosacées est peu connu et rarement consommé en France, en dehors des régions méditerranéennes. Comme les autres fruits des Rosacées, il est responsable de syndrome d'allergie orale chez les allergiques au pollen de bouleau habitués à consommer ce fruit. Le syndrome d'allergie orale peut être extrêmement gênant, faisant craindre un angio-œdème laryngé. Des cas d'anaphylaxie ont été décrits chez des patients méditerranéens, par sensibilisation aux allergènes de la famille des LTP.

Le kaki (également appelé plaquemine) : c'est un fruit de la famille des Ébénacées, consommé dans la zone méditerranéenne (Israël) et en Asie. Il est peu connu et peu consommé en France. Un syndrome d'allergie orale peut être rapporté par les patients allergiques au pollen de bouleau qui ont l'habitude d'en consommer. Des cas d'anaphylaxie par sensibilisation à d'autres allergènes (LTP, isoflavone réductase, etc.) ont été décrits.

La grenade : ce fruit de la famille de Lythracées est peu consommé en France, mais sa consommation est répandue dans la zone méditerranéenne et en Orient. L'allergie se manifeste par un syndrome d'allergie orale assez fréquent chez les allergiques au pollen de bouleau habitués à consommer ce fruit. Les symptômes peuvent parfois être très angoissants chez les patients très sensibles aux pollens de bouleau, et faire craindre un angio-œdème laryngé. Des cas d'anaphylaxie au fruit ont été décrits surtout dans les pays méditerranéens, par sensibilisation aux allergènes de la famille des LTP. Un cas d'allergie par contact avec la pulpe de grenade ayant déclenché une urticaire puis un angio-œdème a aussi été rapporté. Un cas d'allergie à la grenade par sensibilisation au mannitol (sucre-alcool) naturellement présent dans la grenade a été décrit.

La datte : la France est le premier pays consommateur de dattes en Europe. Les dattes qui sont, au plan botanique, des baies (Aricacées) et non des fruits à noyau sont susceptibles de donner des réactions d'allergie par sensibilisation directe. Cependant, l'allergie à la datte est extrêmement rare en France et dans les pays qui en consomment beaucoup. Elle se manifeste par un syndrome d'allergie orale (démangeaisons buccales) le plus souvent lié à une sensibilisation à des profilines de pollen. Quelques cas d'anaphylaxie grave ont été rapportés, dont une observation personnelle chez une patiente originaire d'Algérie par sensibilisation à un allergène de la famille des LTP.

La jujube ou datte de Chine : ce fruit méditerranéen originaire de Chine pousse sur un arbre et appartient à la famille des Rhamnacées. Il a la taille et la couleur d'une olive verte. En mûrissant, il se colore en rouge brun et se dessèche pour ressembler à une petite datte. Très peu connu en France, il n'a jamais fait l'objet d'une déclaration d'allergie. Quelques cas d'allergie ont été publiés à l'étranger, dont deux en rapport avec une allergie croisée au latex, et une observation personnelle a été faite chez un jeune homme originaire d'Arabie saoudite. Un allergène a été identifié (chitinase classe 3).

Les légumes

La carotte

C'est une racine charnue comestible (*Daucus carota*) de la famille des Ombellifères (Apiacées), laquelle regroupe le céleri, le fenouil, le persil, la coriandre, la livèche, l'aneth, le cerfeuil, l'anis, le cumin, le carvi, etc. (voir ci-après la partie consacrée aux épices et condiments, p. 161). En France, l'allergie aux Apiacées est responsable d'environ 4 à 5 % des anaphylaxies graves déclarées (CICBAA, 2009 et 2015), en grande partie dues au céleri. Après la pomme de terre, la carotte est le deuxième légume le plus consommé en France, premier pays consommateur en Europe, avec près de 4 kg par habitant et par an (Kantar Worldpanel, 2014). La carotte fait partie des aliments solides introduits tôt dans l'alimentation des nourrissons. Elle est pauvre en protéines (0,1 %) et consommée surtout cuite, ce qui expliquerait en partie pourquoi l'allergie est rare chez l'enfant. Chez l'adulte, l'allergie à la carotte se traduit le plus souvent par un syndrome d'allergie orale avec la carotte crue, alors que la carotte cuite est tolérée. Il s'agit d'une réaction d'allergie croisée avec le pollen de bouleau. L'allergène responsable est une protéine de la famille des PR10 présentant une ressemblance limitée avec celle du pollen de bouleau : la réaction survient donc en général tardivement au cours de l'évolution de cette allergie au pollen et ne concerne pas tous les patients. Dans de rares cas, des allergiques au pollen de bouleau peuvent présenter un syndrome d'allergie orale grave avec œdème laryngé après consommation de jus de carotte fraîche. Les réactions par voie aéroportée sont fréquemment responsables de rhino-conjonctivites, de démangeaisons des mains et du visage chez des allergiques au pollen de bouleau avec ou sans syndrome d'allergie orale à la carotte. Les projections de jus de carotte dans l'œil peuvent déclencher une conjonctivite aiguë avec parfois un œdème unilatéral des paupières.

Tous les allergènes de la carotte ne sont pas identifiés, comme le prouve le cas d'une femme espagnole ayant présenté une anaphylaxie grave à la carotte crue sans allergie associée au pollen, ni aux allergènes de la famille des LTP, et tolérant la carotte cuite. Un autre cas d'anaphylaxie grave a été rapporté chez un patient italien allergique au pollen de bouleau, qui a présenté deux chocs anaphylactiques avec la carotte crue, dont un après avoir consommé par inadvertance une glace au chocolat contenant de la carotte crue.

L'allergie à la carotte chez les personnes allergiques au pollen de bouleau peut fluctuer dans le temps voire disparaître si le patient vit dans une zone exempte de pollen des Bétulacées. Dans certains cas, elle peut s'améliorer suite à un traitement de désensibilisation au pollen de bouleau. Mais, pour quelques patients, la mise en route d'une désensibilisation par voie sublinguale au pollen de bouleau accélère au contraire l'apparition de l'allergie à la carotte.

Les Solanacées

La pomme de terre est un tubercule comestible de la famille des Solanacées à laquelle appartiennent aussi la tomate, le poivron et l'aubergine. De nombreuses variétés de pomme de terre (*Solanum tuberosum*) sont cultivées. Ce tubercule riche en amidon et en glucides (19 %) ne contient qu'environ 2 % de protéines. La pomme de terre est le premier légume consommé en France avec 50 kg par habitant et par an (CNIPT, 2016) et l'un des premiers aliments solides de la diversification alimentaire du nourrisson. L'allergie à la pomme de terre est très rare. Elle se manifeste dans la majorité des cas (plus de 80 %) par de l'eczéma chez le nourrisson et l'enfant. D'autres symptômes d'allergie immédiate de type rhinite, asthme, urticaire ou des vomissements ont été rapportés chez des nourrissons après consommation de cet aliment cuit. Plusieurs cas d'anaphylaxie grave ont été rapportés en Turquie chez des enfants après consommation de pomme de terre cuite et, dans un cas, après avoir croqué de la pomme de terre crue. Il s'agissait souvent d'enfants atopiques, mais aucun n'avait d'allergie au latex. Une possible entérocolite aux protéines de la pomme de terre a été évoquée chez un enfant de huit mois en Italie. En Belgique, le suivi d'un groupe d'enfants âgés de moins de trois ans, allergiques à la pomme de terre (eczéma et troubles gastro-intestinaux), a permis de constater une guérison spontanée de cette allergie dans 80 % des cas dans un délai moyen de quatre ans (de seize mois à huit ans et demi). Chez l'enfant, le diagnostic est confirmé par la positivité du prick test à la pomme de terre cuite et le dosage des IgE spécifiques de la pomme de terre qui sont souvent positifs même dans les formes d'allergie avec eczéma atopique isolé.
Chez l'adulte allergique au pollen, l'allergie à la pomme de terre crue se manifeste par des démangeaisons des mains, voire de l'urticaire de contact lors de l'épluchage. Une rhino-conjonctivite est souvent décrite

lors de l'épluchage des pommes de terre. Des cas d'asthme déclenchés par l'inhalation d'allergènes libérés par l'épluchage des pommes de terre crues ont été décrits. Les pollens le plus souvent impliqués dans ces réactions croisées avec la pomme de terre sont les pollens de bouleau. Des réactions croisées avec les pollens de graminées et d'armoise ont aussi été décrites. L'allergie à la pomme de terre crue peut se voir au cours de l'allergie au latex.

Des allergies professionnelles de type eczéma ou urticaire de contact se rencontrent chez les ouvriers agricoles et dans les entreprises de stockage et de distribution des pommes de terre.

Plusieurs allergènes moléculaires de la pomme de terre ont été identifiés. L'allergène majeur est une protéine de défense (protéine *Patatin-like*) impliquée dans la réaction croisée avec le latex. D'autres allergènes ont été décrits comme les inhibiteurs de protéases (inhibiteurs de la trypsine, de cystéine protéase, de l'aspartate protéase et de sérine protéase), une LTP, une profiline et une glucanase.

La tomate (*Solanum lycopersicum*) est un fruit de la famille de Solanacées, consommé comme un légume cru ou cuit. C'est le troisième fruit, après la pomme et la banane, avec en moyenne 6 kg par habitant et par an. Sa consommation a augmenté avec l'évolution des habitudes alimentaires (engouement pour le ketchup, la pizza, le jus de tomate, etc.) et l'incitation du Programme national nutrition santé à consommer des fruits et légumes. La saveur « umami », mélange de sucré, de salé, d'amer et d'acide, fait par exemple le succès du jus de tomate dans les avions. La compagnie allemande Lufthansa en écoule plus de 200 000 l/an. Cependant, l'allergie à la tomate est rare.

La tomate fraîche est souvent responsable de rougeurs autour de la bouche chez les nourrissons, mais celles-ci sont rarement de nature allergique. Ces réactions bénignes sont surtout liées à l'histamine et à la tyramine présentes dans la tomate. À cet âge, elle peut provoquer de l'eczéma.

L'allergie à la tomate crue se manifeste chez le grand enfant et l'adulte allergique au pollen par un syndrome d'allergie orale et parfois d'urticaire. Les pollens les plus souvent associés à ce type d'allergie sont les pollens de graminées, d'armoise et d'ambroisie. Les anaphylaxies graves à la tomate sont plus fréquentes dans les pays méditerranéens forts consommateurs comme l'Italie et l'Espagne. En Italie, la majorité des cas d'anaphylaxie induite par l'exercice physique sont liés à la tomate.

L'allergie à la tomate crue – qui se manifeste par un syndrome d'allergie orale ou de l'anaphylaxie à la tomate crue et cuite chez l'adulte – a une évolution persistante dans les cas décrits. L'éviction de la tomate est le seul moyen d'écarter les récidives.

La tomate est responsable de pathologies professionnelles chez les maraîchers et les ouvriers des entreprises de conditionnement ou de transformation de la tomate. Des cas de rhinite et d'asthme, d'urticaire et d'eczéma de contact sont décrits. Le pollen de tomate peut être responsable de rhino-conjonctivite chez les maraîchers cultivant les tomates sous serres.

Plusieurs allergènes ont été identifiés dans la tomate. L'allergène majeur est une profiline qui donne des réactions croisées avec les profilines de pollen. Une protéine de la famille des PR10 responsable de réaction croisée avec le pollen de bouleau a aussi été décrite dans la tomate. Les anaphylaxies sont liées à la sensibilisation à des allergènes de la famille des LTP, ou à d'autres allergènes plus rares (protéine *thaumatin-like*, protéines de stockage, etc.). L'utilisation de phythormones (éthylène) pour augmenter la production maraîchère a pour effet d'augmenter la quantité de protéines allergènes dans la tomate.

La baie de Goji (*Lycium barbarum*) est un fruit de la taille d'une petite tomate cerise, qui appartient à la même famille que la tomate (Solanacées). Ce fruit, très consommé en Asie sous une forme séchée, connaît un succès grandissant auprès des Français car il est très riche en antioxydants et en vitamines B et C. En Italie, deux cas d'anaphylaxie grave ont été rapportés en 2015.

Le poivron (*Capsicum annuum*) est le fruit d'une plante de la famille des Solanacées, comme la tomate et la pomme de terre. Il fait partie de la cuisine traditionnelle méridionale. En France, la consommation moyenne s'établit à 1,6 kg par habitant et par an (Kantar Worldplanet, 2014). L'allergie au poivron est rare. Elle se manifeste par un syndrome d'allergie orale chez les allergiques au pollen de bouleau en particulier. Des cas de rhinite et d'asthme par inhalation d'émanation de cuisson ont été rapportés. Des cas d'urticaire de contact ont été observés. Plusieurs cas d'anaphylaxie au poivron ont été décrits surtout en Espagne, pays fort consommateur. Un cas d'anaphylaxie grave a été rapporté en Allemagne. Des allergies professionnelles chez les maraîchers se manifestent par une rhinite allergique au pollen de poivron, de l'eczéma de contact aux feuilles et aux poivrons. Une dermite de contact aux protéines de poivron a été rapportée chez un cuisinier.

Le poivron frais et le paprika font partie des aliments qui donnent une réaction d'allergie croisée avec le latex et le pollen de bouleau. Plusieurs allergènes ont été décrits dans le poivron (protéine de la famille des PR10, chitinase 1, bêta-glucanase, protéine *thaumatin-like*, profiline, protéine *osmotin-like*, etc.). Les allergiques au poivron ont souvent une allergie au pollen et/ou à d'autres aliments végétaux. En cas d'anaphylaxie, il faut se méfier de poivron ou de paprika sous forme d'allergène masqué dans les préparations culinaires (guacamole, gaspacho, sauces, vinaigre parfumé, etc).

L'aubergine (*Solanum melongena*) est responsable de fausse allergie chez le nourrisson qui se manifeste, comme pour la tomate, par des rougeurs autour de la bouche. Cette réaction est liée à la présence d'histamine et de tyramine. Un seul cas d'anaphylaxie à l'aubergine a été rapporté en Corée du Sud, chez une allergique au latex. Les maraîchers peuvent présenter de l'eczéma de contact aux feuilles de la plante et à l'aubergine, pendant la cueillette.

Les Brassicacées

Cette famille botanique était initialement appelée Crucifères, car les fleurs de certaines espèces (cresson et chou) donnent des fleurs dont les pétales sont disposés en croix. Les Brassicacées regroupent plusieurs plantes potagères (choux, navets, raifort, rutabaga et radis), mais aussi des salades (cresson, roquette) et la moutarde (traitée ici dans la partie consacrée aux condiments, p. 161). Le colza est une Brassicacée cultivée pour la production d'huile alimentaire et de biocarburant.

Les choux (*Brassica oleracea*) sont très consommés en France, sous différentes variétés : chou-fleur, brocoli, chou de Bruxelles, chou chinois, etc. La plupart des allergiques au chou ne tolèrent pas les autres espèces de chou ni la moutarde, en particulier s'ils sont allergiques à des fruits à noyau et/ou sensibilisés au pollen d'armoise. L'allergène majeur identifié dans le chou et le brocoli est une protéine résistante à la cuisson de la famille des LTP. En Allemagne, un cas d'anaphylaxie grave au brocoli a été décrit chez une femme allergique aux pollens (armoise et ambroisie) par sensibilisation aux allergènes de la famille des LTP. En Espagne, trois cas d'anaphylaxies graves au chou vert ont été observés, par sensibilisation à un allergène résistant à la cuisson (glutathion S-transférase). Un cas de choc anaphylactique au brocoli a été rapporté en France.

D'autres allergènes mineurs (chitinases) ont été décrits dans le chou. L'allergie peut se manifester par simple inhalation de vapeurs de cuisson, responsables de rhino-conjonctivite et de difficultés à respirer. Des cas d'urticaire de contact ont été rapportés. Des eczémas de contact professionnels par sensibilisation aux isothiocyanates présents dans la feuille de chou ont été décrits.
Trois cas d'allergie au **chou-fleur** sont connus : une anaphylaxie grave en Espagne chez un allergique aux pollens de cyprès, platane et graminées ; une anaphylaxie en Allemagne chez un adolescent, induite par l'exercice physique et la consommation de chou-fleur ; un choc anaphylactique en France chez un homme allergique au brocoli.
Les choux, chou-fleur et brocoli sont riches en fructanes et en polyols responsables de ballonnements et de flatulences chez les sujets sensibles aux FODMAPs. De même, leur consommation par la maman qui allaite est susceptible d'entraîner des coliques chez le nourrisson.
Plusieurs variétés de **navet** (*Brassica rappa*) sont cultivées. Un cas d'anaphylaxie grave par ingestion de navet cuit a été rapporté chez un patient portugais allergique au latex ayant déjà eu plusieurs épisodes d'anaphylaxie avec d'autres aliments croisant avec le latex (châtaigne, figue, banane, kiwi, mangue, avocat).
Le radis (*Raphanus sativus*) se consomme habituellement cru, en entrée, mais ses feuilles se cuisinent aussi en soupe. L'allergie au radis est exceptionnelle. Un cas d'anaphylaxie grave a été rapporté en France. Un autre cas d'anaphylaxie grave à deux reprises dont une avec baisse de tension nécessitant l'injection d'adrénaline est survenu chez une femme en Corée du Sud. Enfin, une anaphylaxie grave, sans relation avec la consommation directe de radis, est survenue chez une femme au Portugal après la prise d'une ampoule buvable de complément alimentaire à visée amincissante et contenant un extrait de radis noir.

Les Liliacées

L'ail commun ou ail cultivé (*Allium sativum*) est le bulbe d'une plante potagère de la famille des Liliacées qui regroupe l'oignon, l'échalote, le poireau, la ciboulette et l'asperge. Il est décrit en détail avec les épices et condiments (voir p. 162).
L'oignon est le bulbe d'une plante potagère (*Allium cepa*) de la famille des Liliacées. La saveur et l'arôme de l'oignon sont liés à sa richesse en alliinases et en thiosulfinates. L'effet lacrymogène de l'oignon lorsqu'il est découpé

résulte de la libération de LF-synthase, un composant soufré (thiopropanal-s-oxide). Pauvre en protéines (1 %), l'oignon entraîne rarement une allergie. En France, l'oignon est responsable d'environ 0,4 % des anaphylaxies, soit un cas tous les deux ans. En revanche, c'est une cause classique d'eczéma de contact des mains d'origine professionnelle ou domestique.
Plusieurs cas de rhino-conjonctivite et d'asthme par inhalation et par ingestion ont été rapportés chez l'enfant et l'adulte. Une anaphylaxie induite par l'exercice physique récidivante après consommation d'oignon cuit a été rapportée chez une femme allergique au pollen d'armoise. Quelques cas d'anaphylaxie grave ont été décrits. Ces patients qui réagissent à l'oignon cru et cuit sont souvent sensibilisés à une protéine de la famille des LTP. Des allergies à des fruits comme la pêche sont souvent retrouvées chez ces allergiques, ainsi qu'une sensibilisation au pollen d'armoise. Une profiline et une alliinase ont aussi été identifiées comme allergènes potentiels. Un allergène détruit par la cuisson a été décrit chez une patiente italienne ayant présenté plusieurs anaphylaxies et urticaires de contact à l'oignon cru mais tolérant l'oignon cuit. Enfin, l'oignon peut être responsable d'œsophagite à éosinophiles.
L'oignon est riche en fructanes (1 à 10 %), et sa consommation est responsable de ballonnements et de flatulences chez les sujets sensibles aux FODMAPs. De même, la consommation d'oignon chez la maman qui allaite est susceptible d'entraîner des coliques chez le nourrisson.
Le poireau (*Allium porrum*) et la ciboulette ont été retrouvés positifs en prick tests cutanés chez les patients allergiques à l'oignon et/ou à l'ail. Mais, bien que très consommé en France (1,3 kg par habitant et par an selon le Kantar Worldpanel 2011), aucune réaction allergique alimentaire n'est connue avec le poireau.
L'asperge cultivée (*Asparagus officinalis*) est une pousse comestible appartenant à la famille des Liliacées, appréciée en cuisine pour sa saveur. Elle est de couleur blanche lorsqu'elle est cultivée en l'absence de lumière ou verte lorsqu'elle pousse à l'air libre. Elle est utilisée en phytothérapie pour ses propriétés diurétiques. L'allergie à l'asperge peut se manifester par la rhino-conjonctivite et l'asthme lors de l'épluchage ou par une urticaire de contact. Ces allergiques tolèrent habituellement la consommation d'asperge cuite ou en conserve. L'allergie alimentaire peut se limiter à un syndrome d'allergie orale. Des cas d'anaphylaxie par ingestion d'asperges cuites ou en conserve ont été décrits.
Plusieurs allergènes ont été identifiés dans l'asperge. Il s'agit d'une protéine résistante à la cuisson de la famille des LTP, d'une protéine facilement

détruite par la cuisson de la famille des PR10 et d'une profiline. Un cas d'érythème pigmenté fixe déclenché par la consommation d'asperges a été décrit. Il s'agit d'éruptions cutanées rouges ou brunâtres accompagnées de démangeaisons et qui récidivent à chaque consommation d'asperges. Des rhino-conjonctivites, de l'asthme et de l'eczéma de contact ont été rapportés chez les ouvriers récoltant les asperges ou travaillant dans les conserveries d'asperges.

L'épinard, la bette et la betterave

L'épinard (*Spinacia oleracea*) est une herbacée de la famille des Chénopodiacées, cultivée pour ses feuilles comestibles riches en vitamine B9.
L'allergie aux épinards est très rare. En France, deux cas d'anaphylaxie ont été rapportés en lien avec une allergie au latex, dont un déclenché par l'exercice physique. L'anaphylaxie aux épinards a été signalée aussi en Italie. J'ai personnellement observé un cas d'entérocolite aiguë aux épinards chez une femme allergique au pollen d'arbres ne tolérant plus la consommation de plusieurs fruits et légumes. La recherche d'IgE spécifiques était positive contre une protéine non identifiée.
La bette maritime (ou poirée) et **la betterave** (*Beta vulgaris sp*) sont des herbacées comestibles (feuilles, tiges ou racines) de la famille des Chénopodiacées. La racine de la betterave est riche en bétanine, pigment rouge utilisé dans l'industrie agroalimentaire pour colorer des confitures, jus et crèmes glacées. Il n'a pas été décrit d'allergie à la betterave, ni aux bettes.

Les salades

Les salades regroupent plusieurs espèces de plantes potagères dont les feuilles sont consommées crues et parfois cuites (endive). Les principales salades appartiennent à la famille des Astéracées. Ce sont des variétés de chicorées (frisée, scarole, endive) et de laitues (batavia, feuille de chêne, iceberg, romaine, etc.) auxquelles s'ajoutent le cresson et la roquette, qui appartiennent à la famille des Brassicacées, et le pissenlit. La chicorée industrielle est une variété de chicorée amère cultivée pour fabriquer un succédané de café à partir de sa racine torréfiée.
Les plus anciens cas d'allergie ont été signalés avec la chicorée responsable de pathologie professionnelle par inhalation mais aussi d'anaphylaxie par ingestion (sous forme de boisson). Plusieurs cas d'anaphylaxie après

consommation de laitue ont été signalés, surtout en Espagne et en France. L'allergie à la laitue est parfois associée à une allergie aux fruits à noyau ou à une sensibilisation au pollen d'armoise ou de platane. L'allergène responsable est une protéine de la famille des LTP. La rubisco, enzyme impliquée dans la photosynthèse, a été décrite comme un second allergène identifié chez des patients en France.

La mâche (*Valerianella locusta*) est une espèce différente de la famille des Caprifoliacées, consommée surtout en France. Il n'existe pas de description d'allergie à cette salade.

Le cresson (*Nasturtium officinale*) et **la roquette** (*Eruca sativa*) sont aussi des plantes potagères de la famille des Brassicacées (Crucifères) pour lesquels il n'y a pas eu d'allergie décrite. Les allergiques à la moutarde (famille des Brassicacées) tolèrent habituellement le cresson et la roquette.

Le pissenlit (*Taraxacum*) est une plante herbacée dont les feuilles sont consommées en salade. Aucun cas d'allergie n'est connu. Les fleurs de pissenlit sont mellifères. Le pollen de pissenlit peut être responsable de très rares cas de rhino-conjonctivite. Un cas d'anaphylaxie grave a été observé en Espagne après ingestion de pelotes de pollen contenant 15 % de pollen de pissenlit et 5 % de pollen d'armoise. Une association d'allergie au pollen de pissenlit et d'allergie au miel a été décrite.

Les champignons

Il existe plus de 1 000 espèces de champignons comestibles. Les champignons blancs de Paris (*Agaricus bisporus*), famille des Agaricacées (Basidiomycètes), sont les plus couramment consommés en France avec 800 g par habitant et par an (CTIFL, 2010). D'autres espèces cultivées sont consommées (pleurotes, shiitake, etc.). Les amateurs préfèrent les ramasser dans les bois en automne. Les champignons issus de la cueillette les plus consommés sont les cèpes, les bolets, les chanterelles, les trompettes de la mort, le pied-de-mouton, etc. En France, chaque année, on recense entre 500 et 1 000 cas d'intoxication aux champignons dont certaines peuvent être fatales (un décès en 2015). Appréciés en cuisine pour leur saveur, les champignons sont riches en vitamines, en sels minéraux, mais aussi en métaux lourds et radioactifs (césium 137).

L'allergie aux champignons demeure rare. Elle peut se produire par ingestion, par contact ou par inhalation. Un cas d'angio-œdème laryngé après ingestion de bolet jaune a été rapporté en France, ainsi qu'un cas avec des champignons de Paris cuits dans un feuilleté chez un patient allergique aux

pollens. Un syndrome d'allergie orale au champignon précède souvent les manifestations d'anaphylaxie. Une allergie à d'autres aliments (épinards, kiwi) peut y être associée. Une allergie alimentaire aux champignons et une allergie respiratoire aux moisissures (*Alternaria, Cladosporium, Penicillium*) a été décrite chez plusieurs patients.
Plusieurs protéines allergènes ont été décrites, mais aucune n'a été identifiée. Il s'agit d'allergènes le plus souvent résistants à la cuisson. Le rôle d'une enzyme (énolase), également présente dans les moisissures, est fortement suspecté. Les champignons sont riches en mannitol, sucre-alcool responsable d'inconfort digestif chez les intolérants aux FODMAPs. Un cas d'anaphylaxie aux champignons par allergie au mannitol a été décrit chez un patient qui avait déjà présenté une anaphylaxie à la grenade, fruit le plus riche en mannitol. Les allergènes impliqués sont résistants à la cuisson, puisqu'un choc anaphylactique a été rapporté avec une soupe de champignons.
Des allergies de contact professionnelles se rencontrent chez des ouvriers récoltant les champignons (surtout le shiitake). C'est le cas de cette observation personnelle d'une urticaire de contact et d'eczéma sévère (dermatite de contact aux protéines alimentaires) chez un cuisinier manipulant des champignons shiitake pour la cuisine asiatique. Il présentait aussi une rhinite et une conjonctivite par contact aéroporté et manuporté. La rhinoconjonctivite, l'asthme et la pneumopathie par inhalation de spores de champignons (appelée alvéolite allergique extrinsèque ou maladie des champignonnistes) sont des symptômes assez fréquents chez les cultivateurs de champignons. Enfin, le champignon peut être responsable de syndrome d'entérocolite aux protéines alimentaires, se manifestant par des vomissements une à quatre heures après l'ingestion.
La **truffe noire** est un champignon (*Tuber melanosporum*) de la famille des Tuberacées. Riche en fibres et en vitamines, elle est très recherchée en gastronomie pour son arôme (sauces, plats, desserts). Les truffes sont pauvres en matières grasses. L'huile de truffe est de l'huile végétale parfumée avec un arôme de truffe, parfois d'origine synthétique. Il n'a pas été décrit d'allergie à la truffe.

Les algues

Ce sont des aliments traditionnels dans les pays asiatiques. Leur consommation est plus récente en France. Selon leur aspect, elles sont classées en algues brunes, vertes ou rouges.

L'algue brune la plus répandue au Japon est l'algue wakame (*Underia pinatifida*). Sa consommation augmente en France en raison du succès de la cuisine japonaise. Il n'existe pas d'allergie décrite à cette algue. Le haricot de mer (*Hymenthalia elongata*) est une algue brune cultivée en Bretagne à ne pas confondre avec la salicorne (*Salicornia europea*) ou « fausse algue » qui est aussi une plante comestible de la famille des Chénopodiacées. Un cas d'anaphylaxie grave a été signalé en 2010 chez une patiente en France. Une autre algue brune du genre *Laminaria* est cultivée en Bretagne et utilisée dans la fabrication de bouillon. Il n'a pas été décrit d'allergie à cette algue.
L'algue verte la plus connue et dont la consommation progresse en France est la spiruline. Il s'agit en réalité d'une cyanobactérie (*Arthrospira platensis*). Riche en protéines, elle est utilisée comme complément alimentaire dans de nombreuses préparations. Un cas d'anaphylaxie grave a été rapporté en France en 2010. La chlorelle est une autre algue verte utilisée comme complément alimentaire. Déshydratée et broyée, la farine de Chlorella (Algalen) est un substitut aux lipides. Elle trouve sa place dans des aliments de régime (ex. : brioche sans œuf, sans beurre) car elle permet de réduire jusqu'à 70 % la teneur en matières grasses. Il n'a pas été décrit d'allergie à la chlorelle. Enfin, la laitue de mer (*Ulva lactula*) est une algue verte comestible pour laquelle il n'y a pas eu de signalement d'allergie.

Les épices et les condiments

L'allergie aux épices représente 2 à 6 % des allergies alimentaires dans le monde. Elle se rencontre davantage chez l'adulte allergique aux pollens et/ou au latex. Elle peut se voir aussi chez le nourrisson et l'enfant.

La moutarde

La moutarde (*Brassica juncea, Sinapis nigra* et *Sinapis alba*) désigne une plante de la famille des Brassicacées, cultivée pour ses graines qui servent à fabriquer un condiment. La moutarde serait le troisième condiment le plus consommé au monde, après le sel et le poivre. Un grand nombre de variétés de recettes de moutarde existe. La France est le premier pays producteur et consommateur de moutarde en Europe ; pourtant, environ 85 % des graines utilisées pour la fabrication de moutarde en France sont importées du Canada. L'ajout de farines de céréales dans la moutarde est autorisé dans la limite de 3 % (décret 2000-658). L'ajout d'herbes aromatiques, d'épices et de céréales est limité à 20 %.

L'allergie à la moutarde a commencé à être décrite depuis une trentaine d'années seulement, alors que ce condiment est consommé depuis plusieurs siècles. En France, elle est estimée à environ 1 % des allergies alimentaires. Elle peut se déclarer très tôt chez le nourrisson, même durant l'allaitement maternel exclusif, par de l'eczéma atopique dans la moitié des cas. L'allergie immédiate se manifeste par de l'urticaire ou un angio-œdème dans environ un tiers des cas. L'asthme et l'anaphylaxie grave sont plus rares. Les symptômes apparaissent lors de l'ingestion d'aliments qui en contiennent (sauces, mayonnaise, chips, sandwiches, hamburgers). Parfois, l'histoire clinique n'est pas évidente car la moutarde peut être un allergène masqué dans des épices.

Le diagnostic repose sur l'histoire clinique et la positivité du test cutané avec l'extrait commercial, éventuellement complété par le dosage des IgE spécifiques. La moutarde contenant des substances irritantes, le prick test à la moutarde entière peut être faussement positif. Plusieurs allergènes de la moutarde ont été identifiés : les allergènes majeurs sont des protéines de stockage de la graine (albumines 2S), mais d'autres sont probablement impliqués, comme en témoigne la forte proportion d'allergiques au pollen d'armoise, aux fruits à coque et aux légumineuses parmi les patients espagnols, suggérant une sensibilisation aux LTP.

L'éviction de la moutarde reste le seul moyen d'écarter les récidives d'anaphylaxie. Attention cependant, la présence de la moutarde est parfois masquée dans les aliments. Les légumes de la famille des Brassicacées (chou, brocoli, navet, etc.) donnent rarement des réactions croisées avec la moutarde. Leur éviction n'est donc pas justifiée s'il n'y a pas d'antécédent d'allergie à ces légumes.

L'ail et les Alliacées

L'ail cultivé (*Allium sativum*) est utilisé en cuisine comme condiment pour son arôme et son goût, surtout dans la cuisine méditerranéenne. Il est consommé cru ou cuit, et entre dans la composition de nombreux condiments (chili, harissa, etc.). Il est riche en protéines (6 %), vitamines et sels minéraux. L'huile essentielle d'ail contient des produits aromatiques (alliine, alliinase) et un antibiotique (allicine).

L'ingestion d'ail est rarement responsable d'allergie. L'anaphylaxie par ingestion est rare en France alors qu'il est très employé dans la cuisine française et dans les fromages à l'ail. En quinze ans, seuls trois cas ont été rapportés au RAV (deux enfants et un jeune adulte), alors que dix cas ont été signalés au Royaume-Uni. La fréquence de cette allergie est probablement sous-estimée. Une urticaire de contact avec l'ail cru a été rapportée chez un enfant de seize mois, allergique aux protéines de lait de vache et à l'œuf, mais tolérant à l'ail cuit. Un autre cas d'anaphylaxie chez un enfant de onze mois a été récemment rapporté en France. L'inhalation de poussières d'ail peut déclencher de la rhinite et de l'asthme. Elle serait responsable d'asthme chez les enfants en Inde. La rhinite par inhalation de poussières d'ail a aussi été décrite comme pathologie professionnelle dans les industries des épices utilisant de l'ail lyophilisé.
L'alliinase (ou alliine lyase) est un allergène majeur, mais neuf autres ont été décrits (*mannose-binding lectin*, énolase, etc.). Certains sont résistants à la cuisson. Quelques cas d'anaphylaxie grave, souvent chez des personnes sensibilisées aux pollens et allergiques à d'autres aliments végétaux, font suspecter la sensibilisation aux LTP. L'ail contient vraisemblablement un allergène de la famille des LTP, car les allergiques à l'oignon par sensibilisation à cet allergène ne tolèrent pas l'ail, qu'il soit cru ou cuit.
Sa large utilisation en cuisine fait que les eczémas de contact à l'ail sont assez fréquents en milieu professionnel chez les ouvriers d'ateliers de conditionnement d'ail ou d'épices, en restauration et en milieu domestique. La colle d'os utilisée dans les arts plastiques (enluminure), la restauration d'œuvres d'art ou la reliure contient du jus d'ail susceptible de donner des eczémas de contact.
La ciboulette (*Allium shœnoprasum*) a été retrouvée positive en prick test cutané chez les patients allergiques à l'oignon et/ou à l'ail. Mais il n'existe pas d'allergie décrite à l'ingestion de ciboulette.

Les Apiacées

Le céleri, l'anis, le cumin, la coriandre, le carvi, le fenouil appartiennent, comme la carotte, à la famille des Ombellifères (Apiacées). L'allergie aux épices, hors céleri, représente environ 2 % des allergies alimentaires (CICBAA, 2002).
Le céleri (*Apium graveolens*) séché et moulu est utilisé comme épice. Le céleri-branche peut être consommé cru ou cuit. Le céleri-rave est

consommé cru en salade, sous forme râpée. L'anaphylaxie au céleri est très fréquente chez l'adulte. Elle représente environ 4 % des déclarations d'anaphylaxie grave. C'est l'une des cinq allergies alimentaires les plus fréquentes chez l'adulte. Elle concerne des patients allergiques au pollen d'armoise ou d'ambroisie. L'anaphylaxie au céleri induite par l'exercice physique a été décrite.

Le diagnostic n'est pas toujours facile à établir car le céleri est un allergène masqué présent dans certains aliments (sauces, cubes de bouillon déshydraté, Viandox, etc.). Il fait partie des quatorze « allergènes » à déclaration obligatoire dans les denrées alimentaires préemballées (cf. Tab. VII, p. 233). Les allergiques au céleri doivent se méfier des mentions imprécises de type « épices » sur les étiquettes.

Plusieurs cas d'urticaire de contact sont décrits avec des épices (aneth, cumin, coriandre, persil, paprika). Un cas d'anaphylaxie grave à l'**aneth** (*Anethum graveolens*) a été décrit aux États-Unis.

Les épices peuvent être des allergènes masqués dans des sauces et bouillons (livèche dans le Viandox, huile de livèche dans le sirop Atarax).

L'anis vert est une plante (*Pimpinella anisum*) cultivée pour ses feuilles et surtout ses graines, qui sont utilisées comme aromates en cuisine, dans la fabrication de liqueurs (pastis, arak, raki, etc.) et dans celle des gâteaux (canistrelli, croquets à l'anis, etc.). La sensibilisation à l'anis est assez fréquente chez les allergiques au pollen de bouleau. Mais la consommation de gâteaux à l'anis est bien tolérée car l'allergène est détruit par la cuisson. L'allergie à l'anis est très peu décrite. En Espagne, une rhino-conjonctivite à l'anis a été rapportée chez un boucher, ainsi qu'un cas d'œdème de la langue récidivant déclenché par une liqueur à base d'anis. En Suisse, un cas d'allergie à l'anis, au céleri et à d'autres épices a été décrit dans le cadre d'une allergie croisée armoise-céleri-épices.

Un cas d'allergie à **l'anis étoilé** (badiane) à partir duquel est extrait le principe actif d'un médicament antigrippal (Tamiflu) a été décrit chez un allergique avec un syndrome armoise-céleri-carotte.

Le cumin (*Cuminum cyminum*) est une plante cultivée pour ses graines parfumées utilisées en cuisine, soit seules (pains, gâteaux, fromages), soit mélangées à d'autres épices (*ras-el-hanout*, chili, curry, massala, etc.). Il est très utilisé dans la cuisine maghrébine (couscous, tagines, soupes, merguez, etc.). L'allergie au cumin est peu décrite en dehors d'un cas d'urticaire et d'asthme après consommation de curry chez une allergique au pollen et au latex.

Le persil (*Petroselinum crispum*) est une plante aromatique couramment utilisée dans la cuisine en France, en Europe et dans le reste du monde. Environ quatre-vingts variétés sont cultivées (persil plat, persil frisé, persil tubéreux, etc.). Outre ses propriétés condimentaires, il a des propriétés médicinales liées à la présence d'huile essentielle et d'oléorésine. Il est aussi utilisé en parfumerie. Des cas d'anaphylaxie et d'angio-œdème graves on été rapportés chez des patients souvent allergiques au céleri et sensibilisés au pollen d'armoise. Des dermatites de contact des mains ont été rapportées chez des maraîchers et vendeurs d'herbes aromatiques. Trois allergènes ont été identifiés dans le persil : une protéine PR10 (Bet v 1-like), une profiline et une LTP.

La coriandre cultivée (*Coriandrum sativum*) est une plante aromatique couramment utilisée en cuisine en France et au Maghreb. Elle est consommée crue ou cuite comme condiment (soupe *chorba* maghrébine), et ses fruits séchés, appelés « graines », entrent dans la composition d'épices (curry vert), de la sauce chili, du colombo, du Tabasco, de la harissa. La coriandre est utilisée dans des tisanes pour ses propriétés antioxydantes et diurétiques. L'huile de coriandre est employée en aromathérapie, dans des cosmétiques et dans des produits d'hygiène. L'allergie à la coriandre est très rare. Quelques cas d'anaphylaxie par ingestion ont été décrits chez des atopiques, dont un cas en France. L'allergie professionnelle peut être responsable de rhino-conjonctivite, d'urticaire de contact et d'angioœdème, ainsi que d'eczéma de contact. Deux allergènes ont étés identifiés : une protéine PR10 (Bet v 1-like) et une profiline.

Le carvi ou cumin des prés (*Carum carvi*) est une plante aromatique cultivée pour ses graines et ses feuilles, qui servent de condiment en cuisine. Les graines servent à parfumer certains fromages (Munster), des soupes, la choucroute et des liqueurs (gin, schnaps, aquavit, etc.). Elles entrent dans la composition d'autres épices (*ras-el-hanout*, harissa, etc.). Le carvi est utilisé en tisane, et l'huile extraite de ses graines, en aromathérapie. Un cas d'anaphylaxie par ingestion a été décrit en France, de même qu'un cas de rhino-conjonctivite d'origine professionnelle à l'anis avec sensibilisation par réaction croisée au carvi, à la coriandre, au cumin, à l'aneth et au fenouil.

L'aneth (*Anethum graveolens*) est une plante aromatique cultivée pour ses feuilles et ses graines, utilisée comme condiment en cuisine et pour fabriquer de la liqueur. Deux cas d'anaphylaxie, dont un grave avec œdème laryngé, par ingestion d'aneth dans des plats cuisinés ont été rapportés. Un cas d'urticaire de contact a été décrit chez une ménagère. Un seul cas d'eczéma de contact a été rapporté chez un ouvrier manipulant l'aneth. Les allergènes de l'aneth ne sont pas connus, mais une réaction croisée avec la coriandre et l'anis a déjà été observée.

Les graines de fenouil vulgaire (*Fœniculum vulgare*) sont issues d'une plante de la famille des Apiacées. Elles sont utilisées comme aromates dans la cuisine et la fabrication de liqueurs. Elles sont consommées en infusion ou sous forme de gélules ou ampoules buvables pour leurs propriétés médicinales. L'huile de graines de fenouil est utilisée pour parfumer les dentifrices et certains produits cosmétiques. Un cas de rhino-conjonctivite déclenchée par l'ingestion de graines de fenouil a été décrit. Les allergiques au pollen de bouleau sensibles aux Apiacées (carotte, céleri, etc.) peuvent présenter un syndrome d'allergie orale (démangeaisons buccales) avec le fenouil consommé cru. Deux allergènes ont été identifiés dans les graines de fenouil (un allergène de la famille des PR10 et une profiline). Des allergies de contact et des réactions allergiques induites par le soleil (photodermatoses) se rencontrent avec des produits contenant de l'huile de graines de fenouil, riche en substances organiques allergisantes (anéthol, limonène, etc.).

Les autres épices

Le paprika est une épice obtenue à partir du poivron rouge (doux ou piquant), séché et moulu. Certaines espèces de poivron piquant sont des piments forts comme le piment de Cayenne (*Capsicum frutescens*) et sont très riches en capsaïcine. Cet alcaloïde est un puissant irritant des muqueuses, responsable de la sensation de piquant. Une variété (*C. frutescens tabasco*) est utilisée pour la fabrication de la sauce Tabasco. La sauce chili est un mélange de paprika, de piment, d'ail, de cumin, d'origan et de girofle. La sauce harissa est une purée de piment additionnée d'ail, de coriandre et de carvi. Des cas d'urticaire et d'anaphylaxie au paprika ont été décrits, dont un cas d'anaphylaxie induite par l'exercice physique. Des cas d'anaphylaxie ont été signalés aux États-Unis, et un cas de décès par choc anaphylactique grave a été décrit en Pologne, après pulvérisation d'un gaz lacrymogène à base d'oléorésine de *Capsicum* riche en capsaïcine. Le paprika est extrêmement riche en salicylate et doit être évité en cas d'intolérance aux salicylates.

Il est très utilisé comme colorant naturel pour colorer le surimi, les crevettes, etc. C'est aussi un additif d'une variété d'hydromel (le Capsicumel).

Le curcuma est une épice obtenue par broyage du rhizome d'une plante tropicale (*Curcuma longa*). Il est utilisé comme épice, seul ou mélangé à d'autres épices (curry, colombo, *ras-el-hanout*, etc.), et comme complément alimentaire pour ses vertus antioxydantes. La curcumine (E100) est un colorant alimentaire extrait du curcuma. Décoloré, le curcuma est utilisé dans certains cosmétiques. Les allergies décrites concernent des eczémas de contact professionnels dans l'industrie des épices. Aucun allergène n'a encore été identifié dans le curcuma.

Le safran est une épice extraite de la fleur de crocus, une plante de la famille des Iridiacées (*Crocus sativum*). Il est surnommé « or rouge », car il s'agit de l'épice la plus chère du monde. Il est utilisé en cuisine et pour la fabrication de certains fromages et de liqueurs (chartreuse, gin, Izarra, etc.). L'allergie au safran est très rare. Une anaphylaxie a été décrite en Suisse. Les cultivateurs de crocus et les ouvriers qui récoltent le safran peuvent développer une rhino-conjonctivite et de l'asthme allergique au pollen de crocus. De l'eczéma de contact a été décrit avec les fleurs et les bulbes de crocus. Trois allergènes ont été identifiés dans le safran : une protéine ressemblant à l'allergène majeur du pollen d'olivier, une profiline et une LTP.

La vanille est le fruit d'une plante à fleur tropicale (*Vanilia planifolia*) de la famille des Orchidées, qui pousse sous forme de liane. La gousse de vanille est le fruit de la fleur, cueilli avant maturité et séché. L'arôme et la saveur de la vanille dépendent de sa richesse en substances aromatiques, essentiellement composées de vanilline. Elle est utilisée pour parfumer les desserts et les glaces, le thé et les liqueurs (rhum, vermouth), mais aussi les farines de céréales et les laits pédiatriques de régime. La vanille est très utilisée dans l'industrie des parfums et cosmétiques. Recherchée par les parfumeurs, la vanille est, après le safran, l'épice la plus chère. Il n'a pas été décrit d'anaphylaxie à la vanille. Aucun allergène protéique n'a été identifié. En revanche, il a été rapporté, en France, un cas d'angio-œdème sévère chez une adolescente, avec de la vanille artificielle (éthylvanilline) présente dans du sucre glace. La présence de baume du Pérou (environ 1 %) est responsable d'allergie par contact et de réactivation d'allergie au baume du Pérou par ingestion. Des allergies professionnelles à la vanille (eczéma) et un cas d'asthme ont été rapportés.

La cannelle est préparée par broyage de l'écorce d'un arbre tropical de la famille des Lauracées (*Cinnamomum verum*). Elle s'utilise seule ou en association avec d'autres épices (*ras-el-hanout*). Elle est recherchée pour la saveur qu'elle donne aux gâteaux (spéculos, pain d'épice, etc.), aux desserts, à divers plats (couscous, tagines, etc.) et boissons (vin chaud, thé, etc.), mais aussi pour ses propriétés antioxydantes. La cannelle est, comme le cacao, très riche en antioxydants : proanthocianidines et cinnamaldéhyde. Ce dernier composé est l'allergène majeur de la cannelle, responsable d'eczéma de contact professionnel (chez les cuisiniers-pâtissiers, les parfumeurs, les esthéticiennes, les kinésithérapeutes, etc.), mais aussi de sensibilisation via des parfums (eaux de toilettes, lessives, etc.) et des cosmétiques. La consommation de cannelle peut réactiver l'eczéma de contact. Le cinnamaldéhyde (aldéhyde cinnamique) est l'un des dix allergènes de contact les plus fréquemment positifs dans les patch tests pour l'exploration de l'eczéma de contact. Ce composant aromatique est de plus en plus utilisé dans les produits à usage domestique (désodorisant, bougie, chewing-gum, dentifrice, confiserie, boisson à base de cola, etc.), ce qui peut faciliter la sensibilisation. Bien qu'elle soit composée de 2 % de protéines, aucun allergène protéique n'a été identifié dans la cannelle. Les réactions d'allergie immédiate sont rares. De l'urticaire de contact et de l'asthme ont été décrits chez des ouvriers de manufactures d'épices manipulant de la cannelle. Un cas d'anaphylaxie grave récidivante avec angio-œdème laryngé a été rapporté en 2016 chez un jeune homme de dix-neuf ans, après la consommation de desserts parfumés à la cannelle. Un autre cas d'œdème des lèvres et des joues survenant quelques heures après avoir mâché du chewing-gum à la cannelle a été décrit. Outre la sensibilisation par voie cutanée, la sensibilisation peut se faire par voie respiratoire (désodorisants, bougies parfumées, brûle-parfum, etc.). Deux nouvelles voies de sensibilisation viennent d'être mises en évidence : l'inhalation de la fumée dégagée par les appareils utilisés dans les spectacles et les boîtes de nuit, et l'inhalation de la fumée de chicha, tous deux parfumés par des composés à base de cinnamaldéhyde. Un cas de lichen plan buccal, maladie souvent chronique de la muqueuse buccale de cause inconnue, a été décrit chez une femme qui mâchait du chewing-gum parfumé à la cannelle. Le lichen plan a guéri après l'éviction de la cannelle.

Le clou de girofle est issu d'un arbre tropical de la famille des Myrtacées (*Syzigium aromaticum*). Le clou de girofle est le bouton floral, récolté avant éclosion et séché. Il est riche en eugénol, qui lui donne son arôme caractéristique. Il aromatise des plats, des desserts (pain d'épice), des sauces, le thé, le café. Moulu, il entre dans la composition de mélange d'épices (curry) et sert à aromatiser le tabac. L'huile de clou de girofle est utilisée comme antiseptique en dentisterie, en aromathérapie, en parfumerie et dans des cosmétiques. Il n'existe pas d'anaphylaxie décrite avec le clou de girofle. En revanche, le clou de girofle est responsable d'eczéma de contact par sensibilisation au baume du Pérou ou à l'eugénol. L'allergie de contact d'origine professionnelle est aussi fréquente chez les kinésithérapeutes et les masseurs manipulant des crèmes parfumées et des huiles de massage.

Le laurier noble est un arbuste de la famille des Lauracées (*Laurus nobilis*), utilisé comme aromate en cuisine (feuille et poudre) et pour aromatiser des liqueurs (vermouth). Son huile est riche en cinéol et en composés terpéniques (linalol, géraniol et eugénol) qui peuvent être responsables d'eczéma de contact. Il n'a jamais été décrit d'allergie immédiate au laurier noble.

La graine de nigelle ou cumin noir (*Nigella sativa*) est issue d'une plante herbacée de la famille de Renonculacées. Traditionnellement utilisée en boulangerie-pâtisserie dans les pains spéciaux, les gâteaux ou les confiseries, elle connaît un regain d'intérêt ces dernières années pour ses propriétés médicinales. En particulier dans le monde musulman, la graine de nigelle est réputée posséder des vertus thérapeutiques extraordinaires, selon la référence au hadith du prophète de l'Islam qui a dit : « Utilisez la graine noire car elle guérit tous les maux, excepté la mort ».

La graine de nigelle est riche en protéines (23 %) et en lipides (30 %). L'huile est comestible et employée aussi dans les cosmétiques et les savons. L'huile de nigelle contient 4 % de limonène, composant potentiellement sensibilisant. De rares cas d'allergie de contact ont été décrits. Aucun cas d'anaphylaxie par consommation de graines de nigelle n'a été observé.

Les graines de fenugrec sont issues d'une plante (*Trigonella fenumgraecum*) de la famille des Fabacées, à laquelle appartiennent les légumineuses. Moulue, elle est utilisée comme épice ou aromate, seule (bouillon Maggi, Viandox, Zan) ou associée à d'autres épices (*ras-el-hanout*, curry indien, colombo).

Une rhinite et de l'asthme par inhalation de fenugrec ont été rapportés dans un cas. D'autres cas d'asthme et d'anaphylaxie par ingestion ont été décrits chez des enfants en France. Un cas d'anaphylaxie au fenugrec par contact avec une pâte à base de fenugrec a aussi été signalé.

Le diagnostic est parfois difficile à établir car le fenugrec est souvent un allergène masqué. Le diagnostic est confirmé par la positivité du prick test et le dosage des IgE spécifiques du fenugrec. Certains allergiques au fenugrec sont aussi allergiques à l'arachide. Le fenugrec fait partie des aliments à tester en cas de réaction inexpliquée chez un allergique à l'arachide. L'éviction est le seul moyen d'éviter les récidives. Les allergiques au fenugrec doivent se méfier de la cuisine indienne, orientale, maghrébine et antillaise, car certains plats peuvent en contenir (chutney, dhal, sauce methi, etc.), de même que certains médicaments (sirop Atarax), compléments alimentaires et tisanes. Quatre allergènes ont été identifiés dans la graine. Il s'agit de protéines de stockage semblables aux allergènes de l'arachide et d'une protéine de la famille des PR10.

Le gingembre est le rhizome d'une plante (*Zingiber officinale*) de la famille des Zingiberacées, comme le curcuma. Son arôme est lié à la présence de plusieurs composés organiques (gingérol, oléorésine, etc.) et d'huile essentielle. Il est utilisé en cuisine comme aromate sous forme crue, confit, ou râpé et séché pour parfumer des plats, des desserts (pain d'épice), certains thés et des liqueurs (rhum). La bière de gingembre (*ginger ale*) est un soda sans alcool aromatisé au gingembre. Une centaine de spécialités pharmaceutiques (compléments alimentaires et cosmétiques) contenant du gingembre ou de l'huile de gingembre sont commercialisées en France. Aucune anaphylaxie n'a été rapportée avec le gingembre. Des cas d'eczéma de contact ont été décrits, surtout en rapport avec une exposition professionnelle.

Le poivre est une baie qui pousse sur une liane d'origine tropicale (Asie du Sud-Est) de la famille des Piperacées. Les quatre variétés de poivre (vert, blanc, noir et rouge) proviennent de la même espèce (*Piperum niger*) et correspondent à différents stades de maturité des baies. Le poivre gris est obtenu par mouture du poivre noir. Il existe de nombreux « faux poivres » issus d'espèces différentes. Des allergies au poivre se manifestant par des symptômes respiratoires (rhinite) et cutanés (urticaire et eczéma) ont été rapportées chez des enfants en Iran, dont un cas d'anaphylaxie au poivre. Un autre cas d'anaphylaxie avec une sauce au poivre a été rapporté aux États-Unis chez un enfant de dix-sept mois, ayant entraîné une urticaire, une conjonctivite, un œdème de la face et une toux. Aucun allergène n'a été identifié dans le poivre.

La noix de muscade est une « fausse noix » constituée de la réserve (albumen) de la graine du fruit d'un arbre tropical, le muscadier (*Myristica fragrans*), appartenant à la famille des Myristicacées. La noix de muscade séchée et râpée est utilisée comme condiment en cuisine (plats, sauces) et entre dans la composition du curry et de certaines boissons (Coca-Cola).

La noix de muscade fraîchement retirée du fruit est entourée d'un tégument fin, qui, une fois séché et broyé, sert à fabriquer une autre épice appelée macis ou fleur de muscade. Il n'a pas été décrit d'allergie à la muscade.

Les boissons

La bière

Le blé germé (blé malté), mais aussi l'orge germée (malt d'orge) ou le houblon (famille des Cannabacées) servent à la fabrication de la bière. La bière est riche en allergènes de la famille des LTP, impliqués dans l'allergie à la bière. La bière contient aussi des allergènes de la levure de bière (*Saccharomyces cerivisiae*) ou d'autres additifs intervenant dans le processus de fabrication et notamment de clarification de certaines bières. Les réactions allergiques immédiates à la bière peuvent être graves.

Le vin

C'est l'une des plus anciennes boissons : l'homme en consomme depuis six mille, voire sept mille ans. Le vin est aussi un ingrédient culinaire présent dans plusieurs spécialités régionales et internationales (sauces, soupes, viandes, poissons, fruits de mer, desserts, etc.). La majorité du vin produit en Europe est issu du raisin de cépages de cuve *Vitis vinifera*. Les vins rouges sont produits par fermentation du raisin broyé (moût) avec sa peau riche en tanins. Le vin blanc et le champagne sont fabriqués avec le moût débarrassé de la peau du raisin. L'allergie au vin peut être associée à une allergie au raisin de table et au jus de raisin. Certains patients allergiques au raisin de table (syndrome d'allergie orale) peuvent tolérer le vin mais pas le jus de raisin. D'autres ne tolèrent ni le raisin (fruit et raisin sec), ni le vin. Plus des deux tiers des allergiques au vin sont allergiques à des fruits (pêche, cerise, etc.) ou à des pollens. Une enquête par questionnaire réalisée en Allemagne en 2012 a montré, sur un échantillon de près de 1 000 personnes, qu'environ 7 % déclaraient avoir présenté des symptômes compatibles avec une allergie au vin. Les réactions semblent plus fréquentes chez les femmes que chez les hommes.

La majorité des cas d'anaphylaxie publiés concerne l'adulte, dont un cas chez un prêtre qui ne pouvait plus célébrer la messe suite à des manifestations répétées de rhino-conjonctivite, puis d'asthme, jusqu'au jour où il a présenté une urticaire généralisée et un angio-œdème après avoir bu le vin de messe. En France, un cas d'anaphylaxie au vin induite par l'exercice physique a été rapporté, ainsi que plusieurs autres cas similaires dans d'autres pays.

Plusieurs allergènes ont été identifiés dans le raisin, dont un allergène puissant, la LTP, qui est reconnue par plus de 70 % des allergiques au vin. Ces patients ont souvent d'autres allergies alimentaires associées (pêche, cerise, arachide, fruits à coque, etc.). D'autres allergènes ont été identifiés : une endochitinase 4, une protéine *thaumatin-like,* une bêta-glucanase et une profiline. La moitié des protéines du raisin sont des endochitinases qui persistent lors de la vinification. Le cépage *Vitis labrusca*, originaire d'Amérique, est cultivé en Italie pour produire le vin rouge fragolino. Il contient une teneur élevée en endochitinases, jusqu'à quatre fois plus que *Vitis vinifera*. Cela peut expliquer pourquoi certains allergiques au vin ont des réactions plus graves avec ce vin italien, d'autant qu'il est consommé jeune. Les vins rouges sont plus souvent responsables d'allergie que les vins blancs car plus riches en allergènes (endochitinases et LTP), issus de la peau du raisin qui n'est pas retirée durant le processus de fermentation. L'allergie au vin peut être liée à une sensibilisation à la moisissure noble de la fermentation (*Botrytis cinerae*). De nombreux résidus du processus de fabrication peuvent se retrouver à l'état de traces mais n'ont, à ce jour, pas été impliqués dans des réactions allergiques.

Dans quelques cas rapportés à l'étranger, des vins jeunes, plus riches en protéines allergènes, étaient responsables d'anaphylaxie, alors que les vins de garde plus âgés étaient tolérés. Lors de la conservation du vin en cave, les polyphénols se polymérisent et provoquent la formation d'un dépôt (lie du vin) faisant précipiter des protéines (allergènes). Le rôle de l'exercice physique comme facteur déclenchant de l'anaphylaxie au vin est confirmé par des cas rapportés en Belgique et en Italie. En Grèce, une allergie au vin et au vinaigre a été décrite chez deux patients. Deux cas d'allergie au champagne ont été rapportés.

L'intolérance au vin peut être en rapport avec une réaction aux sulfites ou aux salicylates. Dans ce cas, les tests allergologiques sont négatifs, mais le test de provocation orale en aveugle permet de confirmer le diagnostic d'intolérance aux sulfites ou aux salicylates. Elle peut être liée à d'autres composés organiques (amines biogènes) présents dans le vin comme l'histamine et la tyramine. Les manifestations sont surtout respiratoires, cardio-vasculaires

ou générales (maux de tête, fatigue, etc.). L'éthanol (alcool) du vin diminue l'action de l'enzyme de détoxification de l'histamine présente dans l'intestin (diamine oxydase) et rend l'organisme plus sensible aux effets de l'histamine et de la tyramine apportés par les aliments (vin, charcuterie, poisson mariné, fromage, etc.). Les médicaments antidépresseurs qui inhibent la monoamine oxydase (IMAO) peuvent augmenter les effets nocifs de l'histamine et de la tyramine des aliments en diminuant leur métabolisme. La monoamine oxydase est une enzyme qui permet de métaboliser puis de dégrader les neurotransmetteurs de forme monoamines (la dopamine, la noradrénaline, l'adrénaline, la sérotonine et l'histamine ...). Les antidépresseurs de la famille des IMAO inhibent aussi l'action de la diamine oxydase, ce qui peut entraîner des poussées hypertensives ou des maux de tête par excès d'histamine. Chez certaines personnes, des poussées d'hypertension peuvent apparaître après la consommation de vin de cépage merlot.
Deux cas d'anaphylaxie à l'éthanol ont été rapportés après consommation de vin blanc et de chardonnay. Les tests de provocation étaient négatifs aux sulfites et salicylates, mais positifs à l'éthanol (alcool) avec un volume de 4 à 5 ml seulement. Les prick tests cutanés étaient négatifs à l'alcool et positifs à l'acide acétique, produit de dégradation de l'alcool. Deux autres cas d'allergie au vinaigre ont été décrits en Grèce.

Les alcools et les liqueurs

Les intolérances à l'éthanol (alcool) se manifestent par une rougeur du visage, voire une rougeur généralisée. Elles sont fréquentes dans les populations asiatiques en raison d'un déficit génétique en alcool déshydrogénase. L'intolérance à l'éthanol se rencontre également lors de la prise de certains médicaments (métronidazole, kétoconazole, griséfuline, etc.), en cas de rosacée (maladie dermatologique), de mastocytose ou dans le cadre de la maladie de Hodgkin. Les tests cutanés allergologiques au vin et à l'alcool sont négatifs, mais le test de provocation orale est positif.
Le Campari est un apéritif coloré en rouge avec un colorant naturel, le rouge cochenille (E124). Ce colorant peut être responsable de réactions allergiques (urticaire et angio-œdème).
L'hydromel est une boisson alcoolisée obtenue par fermentation de miel dilué dans l'eau. Sa fabrication remonte à la Préhistoire. L'hydromel est susceptible de contenir des allergènes provenant du miel et doit être évité par les allergiques au miel.

Les boissons toniques non alcoolisées

Un cas d'urticaire par ingestion d'un soda à base de quinine a été décrit. La responsabilité de la quinine a été confirmée par un test de provocation orale. Trois cas d'érythème pigmenté fixe liés à la quinine d'une boisson tonique ont été décrits en France en 2009 et trois autres cas au Japon (2007 et 2013).
Les sodas peuvent contenir des conservateurs de la famille des benzoates responsables d'hypersensibilité chez certaines personnes.
Les boissons à base de cola sont riches en baume du Pérou qui peut être responsable de démangeaisons cutanées, voire de réactivation d'eczéma chez les allergiques au baume du Pérou.

Le café

Le café est une boisson préparée à base de graines torréfiées issues du caféier, plante de la famille des Rubiacées. Les graines les plus consommées sont l'arabica (*Coffea arabica*) et le robusta (*Coffea canephora*), plus riche en caféine. Le café a été introduit en Europe par les Ottomans au XVIIe siècle, à partir de la ville de Moka (Mocha) au Yémen, qui en détenait le commerce. La production mondiale en 2015 était d'environ 8,5 millions de tonnes. En France, la consommation moyenne de café est estimée à 6 kg par habitant et par an.
L'allergie au café est extrêmement rare. Le grain de café renferme pourtant 10 à 12 % de protéines, mais celles-ci sont vraisemblablement dénaturées lors de la torréfaction. L'allergène pourrait être en rapport avec la caféine, car un patient a présenté des réactions avec des boissons à base de cola riches en caféine. En France, un autre patient a présenté quatre anaphylaxies graves par sensibilisation au café et à la gomme arabique utilisée dans l'enrobage des grains de café. En Espagne, un cas d'urticaire généralisée récidivante après consommation de café et après prise de médicament contenant de la caféine (50 mg) a été décrit. La caféine est utilisée dans près de 80 médicaments (en comprimés et par voie injectable) et dans des cosmétiques.
Le café est plus souvent responsable de maladies professionnelles chez les ouvriers des torréfactions de café. Des cas de rhino-conjonctivite et d'asthme au café vert ont été décrits. Le café vert et torréfié est responsable d'eczéma par contact direct avec le café en grains ou moulu et par voie aéroportée. Le café moulu est aussi responsable d'une pneumopathie

d'origine allergique (pneumopathie d'hypersensibilité) liée à une réaction pulmonaire locale par inhalation de poudre fine de café torréfié. C'est une maladie professionnelle reconnue.
Des cas très particuliers d'asthme et de rhino-conjonctivite allergiques à une moisissure qui se développe sur le marc de café ont été décrits chez des personnels d'entretien des distributeurs automatiques de café. Une moisissure de couleur orangée (*Chrysonilia sitophila,* forme de la moisissure *Neurospora sitophila*) peut se développer sur le marc de café qui reste dans le bac de récupération dans les cafés ou dans les distributeurs automatiques de café. Cette moisissure est susceptible de déclencher des manifestations d'allergie respiratoire lors du nettoyage. Un cas de rhinite allergique et d'asthme à cette moisissure par voie aéroportée sans manipulation directe a été observé chez une personne travaillant dans un café-brasserie (communication personnelle du Dr Françoise Bouteloup, Lyon).

Le thé

Le thé est une boisson préparée en faisant infuser des feuilles et des bourgeons (sommets de tiges) d'un arbuste de la famille des Théacées. Le théier (*Camellia sinensis*) est originaire d'Asie, où cette boisson est traditionnellement consommée chaude ou froide pour ses propriétés gustatives et énergisantes. Il ne faut pas confondre le théier avec l'arbre à thé (*Melaleuca alternifolia*), dont les feuilles peuvent être utilisées pour préparer une infusion et dont on extrait une huile essentielle. Le thé vert et le thé noir proviennent des mêmes arbustes et non de variétés différentes de théier. Le thé vert est obtenu par séchage rapide des feuilles alors que le thé noir est séché plus lentement en atmosphère humide. Avec une production mondiale de 5 millions de tonnes par an, les Français n'en consomment en moyenne que 230 g par habitant et par an, loin derrière les Turcs qui en consomment environ 7 kg par habitant et par an.
L'allergie au thé en tant que boisson reste exceptionnelle. Le thé ne contient qu'environ 4 % de protéines, dont l'albumine est facilement extractible par l'infusion dans l'eau. L'allergie au thé peut se manifester par de l'urticaire récidivante évoluant comme une urticaire chronique. J'ai observé le cas d'une femme d'origine indienne qui présentait une urticaire récidivante depuis plusieurs mois. Le prick test était positif avec l'infusion de thé et l'urticaire a disparu avec l'éviction du thé. Des cas d'asthme, d'œdème laryngé et de choc anaphylactique ont été rapportés. Dans un

cas, c'est probablement une allergie à la menthe plutôt qu'au thé qui était en cause car la patiente était sensibilisée à la menthe et à des herbes aromatiques comme le thym. L'allergie professionnelle peut se manifester par de l'asthme chez les ouvriers des manufactures d'emballage du thé.

Les infusions de plantes

De nombreuses plantes sont consommées sous forme d'infusion. Leur consommation stagne en France et aurait même tendance à baisser. La moyenne est d'environ 50 g par habitant et par an. Les infusions les plus couramment consommées en France sont le tilleul pour ses vertus sédatives, la verveine pour ses vertus relaxantes et digestives, mais aussi la menthe, la camomille, le thym, la sauge et le romarin. Les tisanes amaigrissantes connaissent également un grand succès.

La camomille romaine (*Matricaria chamomilla*) est une plante à fleurs de la famille des Astéracées. Des réactions allergiques de type urticaire de la face, conjonctivite et œdème des paupières ont été décrites avec la consommation de tisane de camomille ou d'application oculaire (traitement traditionnel) chez les allergiques au pollen d'armoise. Une anaphylaxie a été rapportée chez un enfant de huit ans allergique à plusieurs pollens dont l'armoise (famille des Astéracées). Des anaphylaxies après des lavements contenant de la camomille ont été décrites. Dans plusieurs cas, l'allergie à la camomille était associée à une allergie au miel. Les allergiques doivent se méfier des produits cosmétiques, des shampoings, des colorants capillaires et des médicaments pouvant en contenir (Kamillosan).

Un cas d'anaphylaxie par allergie croisée avec le latex a été décrit avec une infusion de condurango (*Marsdenia condurango*) utilisée pour soulager les maux d'estomac ou redonner de l'appétit. Le condurango (ou liane de Condor) est une plante à latex.

Le miel et les produits de la ruche

Le miel naturel, produit de l'apiculture, est un aliment traditionnellement consommé en France, à raison d'environ 0,6 kg par habitant et par an (SFM, 2012). Il est destiné à la consommation directe, à l'industrie agroalimentaire (céréales, pains d'épices, desserts et confiseries) ou à l'industrie cosmétique (shampoings). Sa consommation est stable en France.

La saveur et l'aspect du miel sont différents selon l'origine et les fleurs butinées par les abeilles. Certains miels sont réputés, comme le miel du Yémen produit par butinage de jujubiers. Les autres produits de la ruche – comme la gelée royale, les pelotes de pollen et la propolis – sont consommés comme compléments alimentaires.

Le miel, riche en glucides (84 %), contient environ 0,3 % de protéines. Certains miels peuvent être à l'origine de réactions toxiques en raison de leur forte teneur en alcaloïdes (andrométoxine, colchicine), présents dans le nectar de certaines fleurs (azalées, colchiques). Les allergies au miel sont connues de longue date, mais les descriptions médicales sont rares. Les allergiques au miel sont souvent allergiques au pollen, notamment aux pollens d'armoise et d'Astéracées (tournesol, pissenlit, etc.). Une cuillère à café de miel naturel (environ 10 g) contient entre 20 000 et 100 000 grains de pollen. Des cas d'allergie au miel chez des allergiques à d'autres aliments ont été décrits (tomate, céleri, graine de tournesol, etc.). Dans quelques cas, l'allergie au miel était associée à une allergie au venin d'abeille. Celle-ci ne prédispose toutefois pas à une allergie au miel. La majorité des cas décrits concernent des adultes, certains faisant remonter le début de leur allergie à leur adolescence.

Les réactions immédiates sont très diverses, comportant un syndrome d'allergie orale dans près de la moitié des cas, une rhinite et des manifestations d'asthme dans environ un tiers des cas, de l'urticaire aiguë, un angio-œdème (y compris laryngé), voire un choc anaphylactique dans le reste des cas. D'autres patients présentent uniquement des manifestations digestives, avec des douleurs abdominales isolées ou accompagnées de diarrhées. Quelques cas d'asthme professionnel ont été décrits chez des ouvriers de fabrication de céréales au miel et de conditionnement de pelotes de grains de pollen. En cas d'anaphylaxie au miel, l'éviction est le seul moyen de prévenir les récidives. Le miel entre dans la composition de nombreuses confiseries (bonbons, nougats, chocolats), desserts, glaces, boissons (hydromel, bières, liqueurs), vinaigres au miel.

Il est riche en fructose et sa consommation est responsable de symptômes chez les intolérants aux FODMAPs. Le miel est aussi riche en baume du Pérou, et sa consommation régulière est susceptible de déclencher la sensibilisation au baume de Pérou ou d'entretenir des manifestations d'allergie cutanée.

La gelée royale est fabriquée par les abeilles nourricières pour nourrir les larves et les reines. C'est une gelée blanchâtre, acide (pH 4) et assez riche en protéines (13 %). Son exploitation artisanale est délicate, ce qui explique son coût élevé. Elle est recherchée pour ses propriétés médicinales. La consommation de gelée royale peut donner des manifestations d'allergie bénigne (urticaire, rhinite et eczéma). Plusieurs cas d'asthme et d'anaphylaxie grave avec arrêt cardiaque ont été décrits, dont un choc anaphylactique fatal. Deux allergènes semblables à ceux du venin d'abeille ont été identifiés dans la gelée royale, ainsi que d'autres allergènes de fonction inconnue.

La propolis est fabriquée par les abeilles à partir de leurs sécrétions et de résines récoltées sur les bourgeons d'arbres résineux. De consistance visqueuse, cette substance est composée pour moitié de résines et pour moitié de cire. Elle sert de ciment pour colmater les fissures de la ruche et la défendre contre l'humidité, le développement des moisissures et l'entrée de parasites. Le nettoyage des ruches peut occasionner un eczéma de contact à la propolis chez les apiculteurs car celle-ci est riche en produits organiques. Elle est exploitée industriellement pour la fabrication de médicaments traditionnels à visée anti-infectieuse (ORL et cutanée), de produits cosmétiques, de cires et de vernis. En phytothérapie, la propolis est également utilisée en infusion avec d'autres plantes. De nombreux cas d'allergie de contact ou par voie aéroportée ont été rapportés chez les ouvriers de ces industries. Un cas d'anaphylaxie grave avec œdème laryngé et arrêt cardiaque a été décrit après l'application d'un spray à la propolis pour traiter une pharyngite. Une allergie au miel, à la propolis et au venin d'abeille a aussi été décrite chez un patient.

Les pelotes de pollen sont récoltées et commercialisées depuis quelques années. Elles sont utilisées pour leur richesse en vitamines dans les médecines douces ou comme complément alimentaire. Une dizaine d'anaphylaxies graves à l'ingestion de pelotes de grains de pollen ont été décrites chez des allergiques au pollen d'ambroisie, d'armoise, de graminées, et dont les tests cutanés sont positifs au pollen d'Astéracées (marguerite et pissenlit).

LES AUTRES ALIMENTS

Les additifs alimentaires

Selon la directive de l'Union européenne (80/107/EEC du 21 décembre 1988), un additif alimentaire est défini comme « toute substance non consommée comme aliment en soi, non utilisée comme ingrédient caractéristique de l'aliment, à valeur nutritionnelle ou non, ajoutée intentionnellement aux aliments dans un but technologique aux stades : de la fabrication, transformation, préparation, traitement, conditionnement, transport ou entreposage, devenant elle-même ou ses dérivés, directement ou indirectement, un composant de l'aliment ». Il existe environ 650 additifs alimentaires, dont seuls 357 sont autorisés dans l'UE (cf. Tab. XVII, p. 239). La réglementation européenne repose sur les directives 94/35/CE du 30 juin 1994 pour les édulcorants et les colorants, et 95/2/CE du 20 février 1995 pour les autres additifs. Les additifs peuvent être regroupés selon leur fonction dans l'aliment. Ils portent un numéro précédé par la lettre « E ».

Les risques toxiques des additifs sont extrêmement faibles car les doses journalières autorisées sont très en deçà de la dose toxique. Les risques de cancers induits par les additifs sont étroitement surveillés. Le risque allergique existe et n'est pas toujours prévisible car, en dehors des sulfites qui font partie des quatorze « allergènes » à déclaration obligatoire dans les denrées alimentaires préemballées, les additifs ne sont pas soumis à un étiquetage obligatoire.

Beaucoup de craintes sont manifestées de la part des consommateurs, ce qui amène à des autodiagnostics d'intolérance ou d'allergie qui ne sont pas toujours vérifiés lors d'un bilan allergologique. Les réactions allergiques aux additifs sont très rares, et leur fréquence varie selon l'additif. Elles représentent moins de 1 % des réactions allergiques aux aliments.

Les colorants (E100 à E180) sont des teintures solubles ou des pigments insolubles, d'origine naturelle ou synthétique, utilisés pour changer la couleur d'un aliment. Depuis 2009, le Parlement européen a décidé que les aliments contenant les colorants E102, E104, E110, E122, E124 et E129 doivent faire l'objet sur l'emballage de la mention suivante : « Peut causer des troubles de l'attention et du comportement chez les enfants » (Règlement (CE) 1333/2008 du Parlement Européen et du Conseil du 16 décembre 2008). En association avec les benzoates (E210-E215), la tartrazine (E102) serait impliquée dans le syndrome d'hyperactivité chez les enfants. Certains colorants utilisés dans l'industrie pharmaceutique pour colorer des médicaments (sirops, gels, comprimés, gélules, etc.) font partie des excipients à effets notoires : tartrazine (E102), jaune orangé S (E110), carmoisine (ou azorubine) (E122), amarante (E123), rouge ponceau 4R (ou rouge cochenille A ; E124), noir brillant BN (ou noir PN ;

E151). Leur déclaration est obligatoire, accompagnée des précautions et mises en garde spéciales dans la notice destinée au patient.

La curcumine (E100) est un pigment jaune extrait du curcuma, rhizome d'une plante tropicale (*Curcuma longa*, appelée également safran des Indes). Elle est utilisée pour colorer des crèmes glacées et autres dérivés laitiers. Il n'y a pas de description d'allergie à ce colorant, mais les allergiques au curcuma (épice) doivent l'éviter.

La tartrazine (E102) est un colorant jaune utilisé dans les industries agroalimentaire, cosmétique et pharmaceutique. Les aliments qui en contiennent sont la moutarde, certaines soupes, les chips, certains desserts, le jaune d'œuf en poudre, etc. Elle est utilisée comme faux safran pour colorer les aliments. La tartrazine peut être responsable de réactions d'hypersensibilité non allergique (urticaire, rhinite, asthme, douleurs abdominales, maux de tête), en particulier chez les personnes intolérantes à l'aspirine. En France, l'intolérance à la tartrazine a été estimée à environ 0,1 % de la population générale. Le rôle de la tartrazine dans l'urticaire et dans l'asthme est très discuté car, en dehors de quelques cas cliniques, les études comportant un test de provocation en aveugle ont montré l'absence de relation avec la tartrazine. La tartrazine peut causer de l'eczéma atopique de l'enfant comme cela a été prouvé par test de provocation en aveugle. Un cas d'érythème pigmenté fixe en rapport avec la consommation alimentaire de ce colorant a été décrit chez une enfant.

Le paprika (E160c) est un colorant jaune naturel extrait du poivron rouge séché (*Capsicum annuum*). De véritables allergies au paprika (poivron) ont été décrites (voir la partie consacrée aux épices et condiments, p. 161). Le diagnostic d'allergie est confirmé par la positivité du prick test cutané et le dosage des IgE spécifiques du paprika. Les allergiques au paprika doivent éviter les aliments en contenant et se méfier des aliments colorés au paprika (crevettes, bâtonnets de surimi, etc.).

Le rouge cochenille ou rouge carmin (E120) est un colorant rouge naturel extrait d'un parasite de cactus (*Dactylopius coccus* ou *Coccus cactus*). Il ne doit pas être confondu avec le rouge ponceau (E124), qui est un colorant artificiel. Le rouge cochenille est impliqué dans des réactions allergiques à des liqueurs et boissons, des yaourts, des glaces, des bonbons, des saucissons, le plus souvent chez des sujets atopiques. L'allergie peut se manifester par de l'urticaire, un angio-œdème de la face accompagnés de rhino-conjonctivite, mais aussi de symptômes d'asthme. Plusieurs cas d'anaphylaxie grave ont été rapportés. Ce colorant alimentaire est un complexe d'acide carminique et d'aluminium. Il est souvent contaminé par les protéines résiduelles de l'insecte.

Le diagnostic repose sur l'histoire clinique (qui peut parfois être difficile à interpréter), la positivité du prick test à l'aliment natif et au rouge de cochenille, et le dosage des IgE spécifiques. Une partie des patients allergiques au rouge cochenille sont sensibilisés aux acariens et à la chaire de crevette. Il s'agit d'une réaction croisée liée à un allergène comme la tropomyosine. Une partie des allergiques au rouge cochenille est sensibilisée aux carapaces de crevettes et aux acariens par le biais d'un autre allergène commun (la chitine), avec ou sans sensibilisation simultanée à la tropomyosine. Un autre allergène (lipase) a été identifié dans la cochenille. Les allergiques au rouge de cochenille doivent éviter les aliments qui en contiennent, comme certaines charcuteries, les merguez, certaines confiseries (fraises Tagada, Tic-tac, M&M's, etc.), le tarama, la moutarde à la crème de cassis (Maille), certains desserts ou yaourts (jusqu'à 1,3 mg par pot de yaourt, Candy Up, Yop à la fraise, etc.), les boissons (Campari, Orangina rouge, sirop de grenadine, etc.). Ils doivent également se méfier des cosmétiques (rouge à lèvres, fard à joues, etc.) ou des produits d'hygiène (pâtes dentifrices) susceptibles d'en contenir. Le rouge cochenille peut figurer sur les étiquettes sous différentes appellations (*cochineal*, rouge carmin, carmine, *natural red* R4, NR4).

Les conservateurs (E200 à E297) sont des substances minérales (sulfites, nitrites, etc.) ou organiques (acide benzoïque, parabènes, etc.) qui retardent ou empêchent l'altération microbiologique des aliments.

Les benzoates (E210 à E219) sont des conservateurs qui possèdent des propriétés antibactériennes et antifongiques. L'acide benzoïque et ses sels (benzoate de sodium, de potassium et de calcium) sont utilisés dans l'alimentation. L'acide benzylique est utilisé dans l'industrie pharmaceutique (produits injectables). Certaines baies sont naturellement très riches en acide benzoïque (myrtilles, canneberges, airelles). Les parabènes sont des sels dérivés de l'acide parahydroxybenzoïque, dont certains sont autorisés dans l'alimentation (E214-E219). Les parabènes sont des conservateurs très utilisés en cosmétiques. Parmi les aliments pouvant contenir des quantités importantes de benzoates pour leur conservation, on compte les crevettes, les sauces pour la salade et la mayonnaise. De nombreux médicaments contiennent des benzoates. Dans les médicaments, l'acide benzoïque et les parahydroxybenzoates font partie des excipients à effet

notoire dont la déclaration est obligatoire avec mention des effets indésirables (irritation de la peau, des yeux et des muqueuses) dans la rubrique des précautions et mises en garde spéciales destinées au patient. Pour les parahydroxybenzoates et leurs sels, la notice destinée au patient doit mentionner le risque de réactions allergiques.
Les benzoates sont impliqués dans la rhinite non allergique, surtout chez l'adulte (environ 10 % des cas) et dans de rares cas d'asthme. Quelques cas d'urticaire chronique ont été prouvés par test de provocation orale en aveugle. Des cas d'urticaire autour de la bouche et d'atteinte des lèvres (chéilite) ont été décrits avec les dentifrices contenant des benzoates. Quelques cas, enfin, d'angio-œdème et d'anaphylaxie par ingestion d'aliments ou de boissons riches en benzoates ont été rapportés. Des réactions croisées sont possibles avec l'aspirine.
Les sulfites (E220 à E228) sont utilisés sous forme d'anhydride sulfureux (SO_2) ou de sels qui en libèrent pour assurer des propriétés antibactériennes et antioxydantes. Ils sont naturellement produits lors de la fermentation alcoolique du vin, et ajoutés pour stopper la fermentation (20 à 25 g/100 l) et assurer une bonne conservation de certains vins (surtout vins blancs), cidres, bières et sodas. Il existe des vins bio sans sulfites ajoutés. Ils sont aussi utilisés pour la conservation des fruits séchés (leurs propriétés antioxydantes préviennent la décoloration des fruits) ou d'autres aliments (choucroute, crustacés frais, desserts gélifiés, etc.). L'alimentation apporte quotidiennement plusieurs milligrammes de sulfites. La consommation de boissons en contenant augmente considérablement les apports. La quantité de sulfites autorisée varie selon le type d'aliment (cf. Tab. XVIII, p. 240).
Les sulfites sont responsables d'urticaire, de troubles digestifs, de maux de tête, de rhinite et souvent d'asthme survenant dans les quelques minutes à deux heures suivant l'ingestion. Les manifestations respiratoires sont plus précoces que les autres. Ces manifestations d'hypersensibilité ne sont pas liées à un mécanisme IgE-dépendant. Les prick tests ne sont pas utiles au diagnostic, et il n'existe pas de dosage d'IgE spécifiques des sulfites. Le diagnostic repose sur le test d'introduction en aveugle, après une période d'éviction, qui consiste à ingérer des doses croissantes de métabisulfite de sodium. Environ 5 % des asthmatiques seraient gênés par les sulfites des aliments, et environ 20 % des patients souffrant du syndrome de Fernand Widal (qui associe polypes nasaux, asthme et intolérance à l'aspirine et aux anti-inflammatoires non stéroïdiens) ne toléreraient pas les sulfites.

De rares cas de choc anaphylactique ont été décrits en France il y a plus de vingt ans, mais pas récemment. Les sulfites présents dans les cosmétiques et les médicaments peuvent aussi donner des allergies de contact (éruptions cutanées), confirmées par la positivité du patch test au métabisulfite de sodium.
Les sulfites font partie de quatorze « allergènes » à déclaration obligatoire dans les denrées alimentaires préemballées si leur concentration atteint 10 mg/kg ou 10 mg/l (cf. Tab. VII, p. 233). Un test commercial permettant de rechercher la présence de sulfites dans des aliments est disponible (SulfiteCheck, par Internet uniquement). Les sulfites sont présents dans plusieurs médicaments, y compris dans les stylos auto-injecteurs et ampoules d'adrénaline qui servent à traiter le choc anaphylactique. L'hypersensibilité aux sulfites ne contre-indique pas l'usage de l'adrénaline injectable en cas de nécessité. Les sulfites font partie des excipients à effet notoire dans les médicaments, dont la déclaration est obligatoire avec mention des effets indésirables, des précautions et des mises en garde spéciales.
Les nitrites et nitrates (E249 à E252) sont des conservateurs utilisés en charcuterie et dans les conserves de viandes. Ils inhibent l'action de la diamine oxydase, enzyme qui dégrade l'histamine, et augmentent la perméabilité intestinale, ce qui pourrait expliquer l'apparition d'éruptions cutanées liée à l'histamine alimentaire dont les charcuteries sont particulièrement riches.
Le lysozyme (E1105) est un conservateur issu de l'œuf de poule souvent utilisé dans les fromages, le surimi et les plats cuisinés. Les allergiques à l'œuf sont rarement allergiques au lysozyme. Une évaluation par l'allergologue est nécessaire pour écarter une éviction inutile.
Les antioxydants et régulateurs de pH (E300 à 399 et E500 à 586) protègent les aliments du vieillissement par oxydation. Les substances utilisées sont des vitamines (vitamines C, E, etc.), des polyphénols, des sels minéraux et des acides. Il n'a pas été décrit d'allergie à ces additifs.
Les agents de texture (gélifiants, épaississants, émulsifiants) regroupent plusieurs produits (E400 à E496 et E999 à E1521) comme les alginates, les gommes, les diphosphates, les dérivés cellulosiques, les dérivés d'acides gras, les alcools, les enzymes, etc.
La farine de graines de caroube (E410) est obtenue par broyage de la pulpe de caroube séchée, fruit du caroubier (*Ceratonie ciliqua*). Bien qu'il s'agisse d'un arbre, le caroubier appartient à la famille des Fabacées,

comme l'arachide et les légumineuses. La farine de caroube est utilisée comme épaississant dans les glaces, les desserts, les confitures, les charcuteries et les produits diététiques sans gluten. Elle peut remplacer le cacao ou être utilisée comme substitut au chocolat dans certaines préparations culinaires. Elle est employée en Tunisie pour la fabrication de soda (le Boga, distribué en France) et de liqueurs. Elle sert aussi à aromatiser le tabac.

Les graines torréfiées servent de succédané de café sans caféine. La gomme de caroube est utilisée dans les industries alimentaire, cosmétique et pharmaceutique. Elle est extraite à partir des graines de caroube et utilisée comme épaississant (0,4 %) dans les laits pédiatriques antirégurgitation (Blédilait AR, Gallia AR, Milumel AR, Novalac AR, Nutrilon AR, Physiolac AR). Riches en polymères de glucides non métabolisables, les préparations à base de farine de caroube peuvent fermenter dans le colon et engendrer des douleurs abdominales et des diarrhées. Un cas d'urticaire et de vomissements a été rapporté chez un nourrisson de cinq mois lors de l'introduction d'un lait AR. Deux cas d'allergie professionnelle (rhino-conjonctivite et asthme) par manipulation de poudre de caroube ont été décrits.

La farine de caroube contient 5 % de protéines, et la question se pose de la réactivité croisée avec les allergènes d'arachide et l'augmentation récente de cette allergie en milieu pédiatrique. Une étude effectuée chez des patients allergiques à l'arachide a montré la positivité des IgE spécifiques anti-caroube et des prick tests cutanés à la graine de caroube chez quelques patients. Mais les tests de provocation par voie orale en double aveugle se sont tous révélés négatifs.

La gomme de guar (E412) est extraite de la graine d'une plante de la famille des Fabacées (*Cyamopsis tetragonoloba*). Elle est très utilisée dans l'industrie agroalimentaire comme épaississant, stabilisant et émulsifiant dans des sauces, des soupes, des desserts lactés, des crèmes glacées, etc. La gomme de guar et la farine de caroube entrent dans la composition d'un substitut de fromage, le lygomme, composé d'amidons et de gélifiants (E410, E412, E417, E407).

La réactivité croisée de la gomme de guar avec les allergènes de légumineuses est très faible. Cependant, il a été décrit deux cas d'anaphylaxie par allergie alimentaire à la gomme de guar. Les pathologies professionnelles (rhino-conjonctivite et asthme) sont les manifestations allergiques les plus fréquentes. Il existe une réactivité croisée entre la gomme de guar et la caroube. La gomme de guar est composée principalement de fibres solubles, d'assemblages ramifiés de mannose et de galactose qui peuvent déclencher des douleurs abdominales, des flatulences et des diarrhées si la quantité ingérée est importante. La gomme de guar entre dans la composition de certains médicaments (Moxydar).

La gomme adragante ou gomme Tragacanth (E413) est une sève mucilagineuse obtenue à partir d'une plante de la famille des Fabacées (*Astragalus*). Elle est utilisée comme épaississant ou gélifiant dans des gelées, des vinaigrettes, des mayonnaises, des sirops, des liqueurs, des confiseries, des crèmes glacées et plusieurs produits d'hygiène (dentifrices) et cosmétiques.

Comme les autres gommes extraites de Fabacées, il existe une réactivité croisée des IgE avec les allergènes de légumineuses mais sans qu'il y ait de symptômes. Quelques cas d'anaphylaxie et d'asthme par ingestion ont été décrits. En cas de consommation excessive, la gomme adragante peut déclencher des douleurs abdominales, des flatulences et une constipation.

La gomme arabique (E414) est une sève solidifiée, d'aspect vitreux, naturellement produite par le tronc d'arbres appartenant à la famille des Fabacées (acacias, par exemple). Elle est utilisée dans l'industrie agroalimentaire comme épaississant et, surtout, comme émulsifiant et support d'arômes. On en trouve dans les confiseries (dragées, loukoums, etc.) et les boissons (jus, sodas, Pastis, etc.). Elle a de nombreuses applications industrielles. Un cas d'anaphylaxie répétée au café (boisson) était lié à une allergie au café et à la gomme arabique utilisée pour l'enrobage des grains de café. Un autre cas d'anaphylaxie à la gomme arabique entrant dans la composition d'un soda a été rapporté. Il existe un risque de réaction croisée entre la gomme arabique et la gomme adragante. Plusieurs cas d'allergie professionnelle (rhinite, asthme, eczéma) ont été décrits.

La gomme xanthane (E415) est un sucre ramifié (glucide) produit par une bactérie (*Xanthomonas campestris*) qui se développe sur les feuilles de certaines plantes. La gomme xanthane a un fort pouvoir épaississant, émulsifiant et stabilisant à froid. Elle est utilisée dans l'industrie agroalimentaire pour stabiliser les émulsions comme la vinaigrette, le ketchup ou comme épaississant de desserts. Elle est également présente dans l'industrie cosmétique. Il n'a pas été décrit d'allergie alimentaire à la gomme xanthane, mais quelques cas de rhinite professionnelle et d'eczéma de contact avec des cosmétiques qui en contiennent (crème solaire) ont été relevés.

La gélatine animale (E428 ou E441) est extraite par ébullition pendant plusieurs jours des peaux et os d'animaux de boucherie (porc et bœuf : 95 %) ou de poissons (5 %). Elle est utilisée dans l'industrie agroalimentaire comme gélifiant, notamment pour les confiseries, les pâtisseries et les confitures, ainsi que dans les industries pharmaceutique (gélules, soluté de perfusion) et cosmétique. Plusieurs cas d'allergie à la gélatine alimentaire bovine ou porcine ont été décrits. Il s'agit de personnes allergiques à l'alpha-Gal (voir p. 42). Un cas concernait une allergie à la gélatine de poisson dans de la guimauve (marshmallow).

L'agar-agar (E406) est une poudre gélifiante extraite de la paroi de certaines espèces d'algues marines rouges (Rhodophycées). L'agar-agar purifié (agarose) est un réactif de laboratoire utilisé en microbiologie (milieu de culture) et en biochimie (électrophorèse). Aussi présent dans l'industrie pharmaceutique (amaigrissant) et en cosmétique, il est très utilisé dans l'industrie agroalimentaire pour la fabrication de confitures et de desserts gélifiés en remplacement de la gélatine animale. L'agar-agar est un polymère de galactose peu fermentescible : aux doses habituelles, il n'est pas responsable de troubles digestifs. À forte dose, il provoque des flatulences. Un cas d'angio-œdème a été signalé en France après consommation d'une panna cotta qui en contenait.

Le carraghénane (E407) est un épaississant extrait d'algues marines rouges (*Chondrus crispus*), utilisé pour remplacer la gélatine animale pour les végétariens. Il entre dans la fabrication de desserts, de pâtés et de jambons blancs, de yaourts, de crèmes fraîches, de glaces et de sauces. Il est utilisé comme stabilisant dans le chocolat au lait, la boisson de soja, etc. De nombreux aliments diététiques en contiennent (ceux affichant 0 % matières grasses) car il imite la sensation de gras dans la bouche, sans en contenir. Il sert aussi de clarifiant pour les bières. Il est présent dans l'industrie cosmétique et la fabrication de pâte dentifrice. Aucune allergie n'a été décrite avec le carraghénane. Son rôle dans la sensibilisation à l'alpha-Gal responsable d'allergie aux viandes a été récemment soulevé. Le carraghénane est surtout mis en cause pour ses possibles risques cancérigènes et son rôle potentiel dans les symptômes de côlon irritable et de colite ulcéreuse.

Les pectines de fruits (E440) sont des chaînes de sucres ramifiées (glucides) extraites des parois cellulaires des enveloppes de fruits, essentiellement des agrumes ou des pommes. La pectine de fruit est utilisée comme gélifiant dans les confitures et gelées, pour épaissir le lait infantile en cas de régurgitations (Gélopectose) et en phytothérapie. Elle serait indiquée pour la détoxification des métaux lourds radioactifs comme le césium 137 (Vitapect) chez les personnes vivant dans des zones de contamination radioactive. Une anaphylaxie a été décrite chez un enfant qui avait bu un smoothie contenant de la pectine d'agrumes. Lors d'une observation personnelle, une urticaire récidivante chez un nourrisson était déclenchée par le lait épaissi avec la pectine de fruits (Gélopectose). Des cas d'asthme professionnel par inhalation ont été rapportés. Une association fréquente entre l'allergie à la pectine et celle à la noix de cajou ou à la pistache a été rapportée.

Les exhausteurs de goût (E620-E650) sont des substances qui ne modifient pas le goût de l'aliment, mais qui augmentent l'intensité de la perception de sa saveur.

Les glutamates (E620 à E625) améliorent le goût avec trois fois moins de sel. Certains aliments sont naturellement riches en glutamates (parmesan, emmental, roquefort, champignons, sauce soja, petits pois, poissons, etc.). Le « syndrome du restaurant chinois » associe une rougeur du visage, du cou et du torse, une rougeur oculaire, des maux de tête, des bouffées de chaleur, une oppression thoracique, des nausées et vomissements, une sensation de malaise, dans les quinze minutes à deux heures suivant le repas. Le rôle des glutamates dans l'asthme est écarté. Certaines urticaires chroniques pourraient être liées aux glutamates présents dans l'alimentation.

Les édulcorants (E950 à E968) donnent un goût sucré à l'aliment en apportant peu ou pas de calories. Ils entrent de plus en plus dans la fabrication des boissons light et « zéro calorie » et des mets, desserts, confiseries et chewing-gums « sans sucre ». Ils sont présents dans près de 600 spécialités pharmaceutiques.

L'aspartame (E951) est, à masse égale, un édulcorant 200 fois plus sucré que le sucre ordinaire (saccharose). Il est composé de deux acides aminés naturels, l'acide aspartique et la phénylalanine méthylée. Contrairement au sucre, la métabolisation de l'aspartame ne fournit pas d'énergie et ne contribue pas à la formation de graisse. L'aspartame a été suspecté dans des cas d'eczéma et d'urticaire concomitants à sa consommation. Mais plusieurs études ont montré, grâce à des tests de provocation en double aveugle, qu'il n'existe pas de lien entre la consommation d'aspartame et l'urticaire. L'aspartame est contre-indiqué chez les personnes souffrant de phénylcétonurie, une maladie génétique caractérisée par l'intolérance à la phénylalanine. L'aspartame est présent dans une trentaine de médicaments par voie orale (sirops, solutions buvables, comprimés à sucer, poudres, etc.) pour remplacer le sucre. C'est un excipient à effet notoire dans les médicaments, dont la présence doit être obligatoirement signalée dans la notice destinée au patient dans la rubrique « contre-indications ».

La thaumatine (E957) est une petite protéine produite par extraction acide d'une pseudo-baie, fruit d'un arbre tropical africain de la famille des Marantacées (*Thaumatococcus daniellii*). C'est le plus puissant édulcorant connu. À masse égale, la thaumatine a un pouvoir sucrant jusqu'à 3 000 fois supérieur au saccharose, le sucre ordinaire. Son usage est autorisé en France depuis 1985. Elle est utilisée dans l'industrie alimentaire (Talin) comme édulcorant ou exhausteur de goût (0,5 mg/kg pour les boissons et 10 mg/kg pour les chewing-gums). Elle est employée comme excipient dans l'industrie pharmaceutique pour masquer le goût de certains principes actifs, car la quantité nécessaire pour compenser l'amertume est très faible (0,5 à 10 mg/kg). Les protéines *thaumatin-like* ont été identifiées dans de nombreux aliments végétaux. Ce sont des allergènes mineurs pouvant être impliqués dans des réactions d'anaphylaxies graves (raisin, vin, melon, etc.). Il n'a pas été décrit d'anaphylaxie à la thaumatine édulcorante (E957), mais un cas d'asthme professionnel a été rapporté.

Les polyols sont des sucres-alcools utilisés comme édulcorants dans l'alimentation et les confiseries. Les plus courants sont le maltitol (E965), le lactitol (E966), le xylitol (E967), le sorbitol (E420) et le mannitol (E421). Les polyols sont utilisés dans des médicaments laxatifs et des produits sans sucre, ainsi que dans l'industrie cosmétique et la fabrication de dentifrices. Un cas d'anaphylaxie au mannitol présent dans des comprimés à croquer a été publié. Le mannitol est naturellement présent dans la grenade et les champignons.

Le xylitol (E967) est utilisé comme substitut du sucre (saccharose). Il a en outre un pouvoir conservateur. Il est produit par extraction à partir du maïs, de la canne à sucre ou de la noix de coco. L'effet rafraîchissant en bouche est mis à profit dans la fabrication de certains bonbons et chewing-gums. Une consommation quotidienne de 6 à 7 g de xylitol dans les chewing-gums aurait un effet préventif sur les caries dentaires. Mais la majorité des chewing-gums commercialisés n'en contient pas assez pour assurer cette protection. Le xylitol est vendu sous forme de poudre édulcorante (*Xylitol Lorica*). L'excès de consommation est responsable

d'une accélération du transit (diarrhées) et parfois de douleurs abdominales. Certains fruits (fraises, framboises, arbouses) sont naturellement riches en xylitol. C'est un excipient à effet notoire, et sa présence dans les médicaments est soumise à déclaration accompagnée de mises en garde et recommandations spéciales.
Les autres additifs regroupent diverses substances utilisées comme auxiliaires technologiques : les anti-agglomérants, les enzymes, les gaz, etc.
Le polyéthylène glycol (E1521), également appelé PEG ou macrogol, est un polymère d'oxyde d'éthylène pouvant atteindre une très grande taille (poids moléculaire élevé). Il est utilisé dans l'industrie agroalimentaire pour diverses propriétés : antimoussant, support, émulsifiant, agent d'enrobage, plastifiant. Il entre dans la fabrication des eaux aromatisées, des édulcorants de table, des chewing-gums, des compléments alimentaires et sert au traitement en surface de certains fruits frais. Il est largement utilisé par l'industrie pharmaceutique, où il est présent dans plus de 2 600 excipients et comme principe actif de 18 spécialités (laxatifs, solvants, onguents, suppositoires). Il est aussi très présent dans les cosmétiques.
Il est surtout responsable d'urticaire et parfois d'anaphylaxie aux médicaments qui en contiennent (laxatifs, produits injectables). Les PEG n'ont pas tous la même taille : de ce fait, en cas d'allergie à un PEG, les autres ne déclenchent pas obligatoirement de réaction allergique.
L'aluminium (E173), utilisé dans les dragées et les décorations de gâteaux, et les sels d'aluminium (antiagglomérants : E555, E556, E1452, acidifiants : E522, E541, épaississants : E520, E521, E523) sont des additifs autorisés dans l'alimentation. En cas d'allergie à l'aluminium, situation rare pouvant être constatée après l'injection de vaccins contenant de l'hydroxyde d'aluminium, la consommation d'aliments riches en aluminium (chocolat, thé, pomme, lait en poudre, etc.) ou contenant des additifs à base d'aluminium est responsable de démangeaisons cutanées diffuses, d'aggravation des symptômes d'eczéma ou de déclenchement de poussées aiguës d'eczéma. La réactivation de démangeaisons cutanées ou de lésions d'eczéma à l'endroit de l'injection du vaccin adsorbé sur hydroxyde d'aluminium peut se constater après la consommation d'un aliment riche en aluminium. Ces symptômes doivent faire évoquer une allergie à l'aluminium qui sera confirmée par la pratique de patch test au chlorure d'aluminium.

Les insectes

Selon la FAO (*Food and Agriculture Organization*), la demande en protéines animales va doubler d'ici 2050. Pour répondre aux besoins nutritionnels de la population mondiale, il est nécessaire de trouver de nouvelles sources de protéines dans les pays où elles sont insuffisantes. Selon la FAO, environ deux milliards d'individus consomment déjà des insectes (entomophagie). Dans certains pays africains et en Chine, la consommation d'insectes est traditionnelle depuis des siècles, voire des millénaires. En république du Congo, la consommation quotidienne est estimée à 30 g par habitant et par an. Dans les pays occidentaux, elle est, d'un point de vue culturel, encore difficilement envisageable. En revanche, l'utilisation des insectes pour nourrir d'autres animaux (poulets, poissons d'élevage) est bien acceptée.

La cochenille est, aujourd'hui, le seul insecte autorisé à la consommation en France, mais en tant que colorant. En Belgique, une douzaine d'espèces ont été autorisées pour la consommation humaine. L'association IPIFF (*International Plateform of Insects for Food and Feed*) regroupe depuis 2013 les industriels producteurs d'insectes en Europe et élabore les bonnes pratiques de production. En France, la Fédération française des producteurs, importateurs et distributeurs d'insectes (FFPIDI) a pour but de promouvoir l'élevage des insectes pour la nutrition humaine et animale et de garantir la traçabilité et la qualité des produits.

Les amateurs d'entomophagie s'organisent et disposent d'un forum (www.entomovores.ze-forum.com) et d'un site internet (www.entomovores.org). Il existe des sites marchands qui proposent la vente par correspondance d'insectes comestibles (www.insectescomestibles.fr). Il est intéressant de noter que les farines ou les pâtes alimentaires et les céréales que nous consommons peuvent contenir des restes d'insectes. En une année, cela représente en moyenne environ 400 g d'insectes pour un adulte, soit l'équivalent d'un ou deux steaks de viande.

Les larves *Tenebrio molitor* (famille des coléoptères) sont riches en protéines (environ 50 %) et en lipides (environ 30 %), et leur élevage est facile car elles se nourrissent de farines de céréales. Elles servent à nourrir les oiseaux, les reptiles, les batraciens et les poissons. Elles sont utilisées par les pêcheurs comme appâts. L'asthme allergique aux coléoptères est une maladie professionnelle reconnue chez les ouvriers céréaliers et les producteurs de larves.

Les vers de farine peuvent être consommés frits, ou cuits et broyés sous forme de farine. Peu de publications sont relatives à l'allergie aux insectes comestibles. Un cas d'anaphylaxie a été décrit au Mexique avec des tortillas de maïs enrichies en farine de vers de farine. Plusieurs protéines réactives avec les IgE ont été décrites (tropomyosine, myosine, troponine, arginine kinase, alpha-amylase, etc.). En Chine, où l'entomophagie est répandue, plusieurs cas d'allergie alimentaire ont été décrits. Comme tout aliment riche en protéines, le risque d'allergie alimentaire aux insectes ou à leurs larves est réel et doit être surveillé. En France, un avis de l'ANSES du 12 février 2015 sur l'entomophagie met en garde contre le risque éventuel d'allergie.
En France, de jeunes sociétés développent depuis 2011 des solutions pour la nutrition humaine (Micronutris) et animale (Ynsect). Cette dernière travaille sur la valorisation de la culture de larves de *Tenebrio molitor* (vers de farine) pour la fabrication d'aliments destinés à l'aquaculture et à l'élevage de poulets. Elle fabrique aussi des dérivés pour les industries pharmaceutique et textile. La société a signé en septembre 2016 un contrat de partenariat avec l'institut Loewe de biotechnologie des insectes de l'université Justus-Liebig de Giessen (Allemagne). La société Ynsect prévoit de produire des protéines d'insectes pour l'alimentation humaine dès que leur consommation sera autorisée en France.
D'autres chercheurs proposent de fabriquer un substitut du lait de vache à partir des sécrétions d'une espèce de blattes facile à élever. Ces protéines ne donnent pas d'allergie croisée avec le lait de vache et pourraient de ce fait être indiquées pour l'alimentation des enfants allergiques aux protéines de lait de vache.

Les aliments génétiquement modifiés

Les plantes transgéniques sont des Organismes génétiquement modifiés (OGM), c'est-à-dire qui ont subi une modification de leur matériel génétique, par exemple par l'insertion d'un gène de résistance aux maladies ou par l'inactivation d'un gène dans le but de ralentir le mûrissement du fruit après cueillette. La modification génétique peut aussi viser à améliorer la plante modifiée pour lui faire produire un nutriment, comme c'est le cas du riz OGM enrichi en provitamine A pour lutter contre le déficit en vitamine A chez l'enfant en Chine. C'est le principe de l'aliment-médicament ou « alicament ». Les cultures de plantes génétiquement modifiées ont commencé aux États-Unis dans les années 1980 et ont été étendues à d'autres pays (Canada, Argentine, Brésil, Chine, etc.). Les plants modifiés concernent essentiellement le soja, le maïs, le riz et la tomate.

Des protocoles d'évaluation du potentiel allergisant de nouveaux aliments génétiquement modifiés ont été proposés par la FAO et par l'OMS. Mais aucun des tests prédictifs proposés n'est suffisant pour s'assurer de l'absence de risque allergique lié à un aliment génétiquement modifié. Ces tests consistent à rechercher une ressemblance dans l'enchaînement des acides aminés entre la protéine en question et des allergènes connus, à soumettre la protéine à des expériences de digestion enzymatique, à tester son éventuelle réaction à l'aide de sérums de patients et à tenter de montrer que la protéine peut être allergisante chez l'animal. Un risque potentiel subsiste, car la protéine étrangère exprimée par l'organisme génétiquement modifié peut subir des modifications lors de son expression par la plante et devenir allergisante. De plus, l'évaluation du risque allergénique doit concerner non seulement la protéine génétiquement modifiée, mais aussi l'ensemble des parties de la plante transgénique (pollens, feuilles, tiges, fruits, etc.) en comparaison avec la plante naturelle.

Le risque allergique peut être avéré, comme dans le cas du maïs transgénique modifié par insertion d'un gène d'une protéine de stockage de la noix de cajou (albumine 2S). Ce maïs OGM n'a pas été commercialisé en raison du risque de sensibilisation à cet allergène puissant et du risque d'allergie qu'il pourrait faire subir aux allergiques à la noix de cajou. Hormis ce cas, en plus de trente-cinq ans d'utilisation pour l'alimentation humaine, il n'y a pas de risque allergique déclaré avec les OGM actuellement cultivés.

Les OGM ne comportent pas que des risques. Des pommes génétiquement modifiées (elstar) n'exprimant pas d'allergène majeur (Mal d 1) sont tolérées par 60 % des patients allergiques aux pommes par réaction croisée avec le pollen de bouleau. Des recherches sont en cours pour produire de l'arachide OGM dont les allergènes majeurs seraient modifiés pour être non reconnus par les allergiques à l'arachide. Au Japon, où l'allergie au pollen de cèdre est la plus répandue, des chercheurs ont intégré le gène d'un allergène de pollen de cèdre dans du riz transgénique et ont montré, sur un modèle de souris, la possibilité d'empêcher la survenue d'allergie au pollen chez les souris nourries avec ce riz.

Chapitre 5

Les traitements et les perspectives d'avenir

LE RÉGIME D'ÉVICTION

Le régime d'éviction a longtemps été l'unique solution proposée. Dans certains cas, chez l'enfant surtout, il aboutissait à la disparition de l'allergie et à sa guérison définitive. Mais, le plus souvent, l'éviction stricte entraînait une aggravation de l'allergie et un risque accru de réaction grave en cas d'ingestion accidentelle. Aujourd'hui, l'éviction stricte n'est plus recommandée chez la grande majorité des patients. La consommation d'aliments contenant des traces est vivement recommandée afin de d'empêcher l'aggravation de la sensibilisation de l'organisme et de faciliter l'acquisition de tolérance à faible dose.

Pour éviter tout risque de réaction, l'allergique doit connaître les différentes formes sous lesquelles l'aliment peut se présenter et savoir les identifier sur les étiquettes des produits préemballés. Cet apprentissage fait partie de l'éducation thérapeutique du patient et de son entourage s'il s'agit d'un enfant. Il existe peu d'écoles de l'allergie en France qui dispensent ce type de formation (voir p. 227). La déclaration obligatoire des allergènes est une avancée significative pour garantir la sécurité des allergiques. Elle couvre une part importante des allergies les plus fréquentes, mais pas l'ensemble des allergies alimentaires.

La base de données Eassafe est un nouvel outil destiné à aider les allergiques lors de l'achat de produits (www.eassafe.com). Une application est téléchargeable sur smartphone et permet, par la simple lecture du code-barres, de détecter la présence de l'aliment interdit. La base de données compte actuellement 8 300 ingrédients entrant dans la composition de plus de 25 000 produits alimentaires, d'hygiène ou cosmétiques. La difficulté de ce type d'outil est la mise à jour. En effet, chaque année, environ 25 000 nouveaux produits alimentaires sont mis sur le marché dans le monde.

LE TRAITEMENT DES SYMPTÔMES

Le traitement des symptômes de l'allergie alimentaire ne diffère pas de celui d'un autre type d'allergie.

Les antihistaminiques sont le traitement de choix de l'urticaire et doivent être utilisés en première intention à la dose prévue par l'autorisation de mise sur le marché (AMM) ou parfois à une dose plus élevée si les symptômes persistent et en l'absence de risque d'interférence avec d'autres médicaments. Ils existent sous forme de comprimés, de sirops pédiatriques et de gouttes buvables (médicaments princeps et génériques). Ce sont des médicaments bon marché (coût du traitement journalier : 0,15 € à 0,28 €). Bien tolérés dans l'ensemble, leurs effets indésirables sont bénins : somnolence, fatigue, etc., en particulier pour les antihistaminiques de première génération dont l'usage n'est pas recommandé. Une attention particulière devra être portée aux conducteurs de véhicules et aux travailleurs sur machines. Les antihistaminiques peuvent être prescrits si besoin sur de longues périodes. Les services d'urgence utilisent si besoin la voie injectable, d'action plus rapide. Le seul produit injectable disponible (Polaramine) n'est pas remboursé.

Les corticoïdes oraux sont utiles en cas d'angio-œdème isolé ou associé à de l'urticaire. Ils doivent être pris aux doses prévues par l'AMM et pour des durées courtes (de trois à cinq jours). Il n'est pas nécessaire de procéder à une décroissance progressive comme dans les traitements au long cours, ni d'imposer un régime sans sel si le traitement ne dépasse pas cinq jours. Ce sont des médicaments peu coûteux (0,07 € à 0,19 € par jour) et bien tolérés pour des utilisations de courte durée.

Les bronchodilatateurs de courte durée d'action par voie inhalée (spray ou poudre sèche à inhaler) sont le traitement de choix du bronchospasme léger se manifestant par une gêne respiratoire avec ou sans sifflements. En cas de bronchospasme grave, ne cédant pas après plusieurs bouffées de bronchodilatateur, l'adrénaline doit être utilisée sans délai. Les bronchodilatateurs peuvent être administrés par les services d'urgences par voie de nébulisation (aérosol) ou par voie injectable. Ces traitements ont un faible coût (0,04 € à 0,40 € par jour) et sont bien tolérés dans l'ensemble. Une tachycardie peut apparaître en cas de dose élevée.

L'adrénaline (ou épinéphrine) est le traitement recommandé en cas d'anaphylaxie grave. Elle doit être injectée par voie intramusculaire et non sous-cutanée. Elle peut être utilisée par les services d'urgences par voie nébulisée dans les angio-œdèmes laryngés. Les symptômes annonciateurs de choc anaphylactique (démangeaisons de la paume des mains et des plantes des pieds, sensation de malaise, crampes abdominales violentes) ou de bronchospasme aigu grave (étouffement et cyanose) chez un sujet à risque d'allergie alimentaire doivent inciter à procéder à une injection d'adrénaline au niveau de la cuisse (face antéro-externe), à l'aide d'un « stylo » auto-injecteur d'adrénaline. Il est recommandé de procéder à l'injection avant d'appeler les secours (SAMU : 15 ou 112 depuis un téléphone portable même verrouillé) pour éviter l'installation d'un état de choc chez une personne qui présente des signes d'anaphylaxie.

L'adrénaline existe aussi sous forme d'ampoules de solutions injectables à 0,25, 0,50 et 1 mg/ml. Leur utilisation est réservée aux professionnels de santé intervenant en urgence. L'adrénaline en ampoule est utilisable directement sous forme injectable intramusculaire ou par voie intraveineuse après dilution.

Seul l'état de choc consécutif à des vomissements répétés incoercibles, éventuellement accompagnés de diarrhées, ne nécessite pas d'injection d'adrénaline, mais un remplissage vasculaire par perfusion et l'injection de médicament contre les vomissements. Cette situation se voit au cours des formes aiguës de syndromes d'entérocolites induites par les protéines alimentaires.

Les antiacides de la famille des inhibiteurs de la pompe à proton (IPP) sont le traitement de première intention des troubles digestifs liés à l'œsophagite à éosinophiles. Ils peuvent être pris en dose unique, le matin ou le soir, ou biquotidienne (coût du traitement journalier : 0,29 € à 0,62 €). Ils doivent être utilisés à pleine dose (dose AMM).

Ils se présentent sous forme de comprimés ou de gélules à avaler. Il existe souvent deux dosages pour le même médicament. Une seule présentation orale pédiatrique est disponible, sous forme de poudre à diluer dans l'eau biquotidiennement (coût du traitement journalier : 1,31 € à 2,61 €).

Les corticoïdes déglutis sont utilisés (hors AMM) en cas d'échec des IPP pendant deux mois à pleine dose pour le traitement d'une œsophagite à éosinophiles. En l'absence de forme thérapeutique adaptée, il est possible d'utiliser un corticoïde en spray qui sera dégluti, sans inhalation. Il faut s'abstenir de boire et de manger une demi-heure après la prise du traitement. Un corticoïde en solution pour nébulisation peut être pris, mélangé à un épaississant pour le rendre plus adhérent à la muqueuse de l'œsophage.

Les antispasmodiques sont utiles pour soulager des douleurs abdominales chez les personnes souffrant d'allergie à forme digestive connue. Plusieurs molécules agissant sur les muscles lisses intestinaux ou anticholinergiques sont disponibles (trimébutine maléate, pinavérium bromure, siméticone, mébévérine), ainsi que des analgésiques non morphiniques. Leur utilisation prolongée ne doit toutefois pas retarder la recherche de la cause de cette forme d'allergie ou d'une autre cause de douleurs abdominales récidivantes.

Le cromoglycate de sodium en solution buvable peut être utile dans certaines manifestations digestives se traduisant par des douleurs abdominales et une accélération du transit liée à la consommation de certains aliments, par mécanisme allergique.

L'IMMUNOTHÉRAPIE AUX ALIMENTS

L'immunothérapie par voie orale et sublinguale

L'immunothérapie par voie sublinguale et l'immunothérapie par voie orale sont deux méthodes de traitement de désensibilisation proposées depuis une vingtaine d'années chez l'enfant pour des aliments courants (lait, œuf) ou responsables d'anaphylaxie grave (lait, arachide, noisette, etc.). Après avoir été expérimentée pendant quelques années, l'immunothérapie par

voie orale aux aliments est de plus en plus proposée par les services hospitaliers, mais aussi par les allergologues libéraux, dans plusieurs pays. Elle peut se faire chez l'adulte pour certains fruits notamment (pomme, kiwi, etc.). L'immunothérapie par voie sublinguale consiste à déposer quotidiennement sous la langue une quantité d'aliment dilué puis à l'avaler après deux minutes. La quantité est progressivement croissante pour atteindre une dose d'entretien de quelques milligrammes par jour. L'ingestion répétée de faibles doses d'aliment induit la formation de lymphocytes T régulateurs au niveau intestinal qui suppriment progressivement la réponse allergique locale, puis dans tout l'organisme.
L'immunothérapie par voie orale aux aliments repose sur la même méthode mais avec ingestion quotidienne de petites quantités, progressivement croissantes, de l'aliment responsable d'allergie pour atteindre une dose d'entretien de quelques grammes par jour. Cette méthode d'induction de tolérance par voie orale s'avère plus efficace que la désensibilisation par voie sublinguale, même si elle comporte plus de risques d'effets indésirables, parfois graves, nécessitant le recours à l'adrénaline injectable. Certains protocoles associent les deux méthodes de traitement, en commençant par une immunothérapie par voie sublinguale suivie d'une immunothérapie par voie orale avec le même aliment. Mais les résultats ne sont pas meilleurs que ceux de l'immunothérapie par voie orale seule.
L'indication repose sur la confirmation des symptômes immédiats d'anaphylaxie par test de provocation orale, l'absence de guérison spontanée et l'existence d'un risque réel d'anaphylaxie grave nécessitant des mesures d'éviction à long terme et une grande vigilance. Ce type de traitement n'est pas indiqué en cas d'asthme non contrôlé ou de parents ayant des difficultés à appliquer le protocole et le suivi des recommandations. L'âge de début de l'induction de tolérance par voie orale à l'aliment est de cinq ans ou plus dans les trois quarts des cas, parfois de deux ans. Les parents ou le patient reçoivent une information orale et écrite sur le but du traitement, son déroulement, les risques et autres solutions, puis signent un consentement éclairé avant la mise en route.
Certains protocoles comportent une phase d'augmentation rapide des doses, effectuée en milieu hospitalier et suivie d'une phase d'entretien à domicile. Certains protocoles effectuent toutes les phases d'augmentation en milieu hospitalier, d'autres, uniquement à domicile. La durée de la progression varie de deux à douze mois, suivie d'une phase d'entretien au cours de laquelle une dose d'aliment doit être ingérée quotidiennement

pour maintenir la tolérance. Un ou plusieurs tests de provocation orale sont effectués en suivi. Ils permettent de constater qu'une augmentation de la dose devient nécessaire pour déclencher des symptômes, preuve de la tolérance partielle de l'aliment, voire de la tolérance totale. Les mesures d'éviction sont adaptées selon le résultat du test de provocation orale ce qui permet d'améliorer la qualité de vie.

Des incidents peuvent apparaître au cours du traitement. Des manifestations immédiates (anaphylaxie, asthme) ou retardées (eczéma) peuvent nécessiter l'interruption de la progression des doses, voire entraîner l'abandon du traitement. Ces incidents sont favorisés par certains facteurs (exercice physique ou infection respiratoire intercurrente). Parfois, c'est le patient qui interrompt le traitement suite à la répétition des effets indésirables de type immédiats, ou à cause du simple dégoût provoqué par l'ingestion de l'aliment.

Dans une étude effectuée aux États-Unis, un groupe d'allergiques à l'arachide a suivi une immunothérapie par voie orale avec de l'arachide associée à la prise d'un probiotique (*Lactobacillus rhamnosus*) pendant dix-huit à vingt-quatre mois. Puis les résultats ont été comparés à ceux d'un groupe recevant un placebo. Le pourcentage de réussite évalué par test de provocation orale jusqu'à 8 g d'arachide était de 82 % dans le groupe traité et de 4 % dans le groupe placebo (28 enfants dans chaque groupe).

Aux États-Unis, la société Aimmune Therapeutics Inc. a mis au point des traitements d'immunothérapie orale à l'aide de doses d'allergènes alimentaires de composition bien définie (*Characterized Oral Desensitization Immunotherapy* ou *CODIT system*). La FDA avait qualifié « d'avancée thérapeutique » les premiers résultats obtenus. Il s'agissait d'une étude clinique en double aveugle contre placebo portant sur un nombre limité de patients (29 traitements actifs et 26 placebos). Après la phase d'augmentation des doses sur vingt-deux semaines et une phase d'entretien de trois mois, 100 % des 23 patients ayant terminé l'étude pouvaient tolérer une cacahuète, 90 % pouvaient tolérer trois à quatre cacahuètes et 60 % pouvaient en tolérer six à sept. C'est le premier traitement d'immunothérapie par voie orale agréé par l'Agence européenne du médicament (EMA). Une étude clinique visant à inclure 500 patients a été démarrée en 2016 pour le traitement de l'allergie à l'arachide avec ce nouveau produit (AR101). Il se présente sous forme de gélules contenant un mélange de protéines d'arachide (0,5 à 300 mg). L'administration de la première

dose se fait au cabinet médical de l'allergologue, suivie par l'ingestion quotidienne de doses croissantes toutes les deux semaines pendant environ 22 semaines jusqu'à atteindre la dose d'entretien stable de 300 mg par jour. Pour les enfants, le contenu des gélules peut être mélangé à un aliment (compote de fruits, yaourt, crème dessert).
Le laboratoire projette de démarrer en 2017 une étude clinique d'immunothérapie orale avec l'œuf. Pour l'œuf et le lait, les pourcentages de réussite de l'étude préliminaire sont compris entre 30 % et 50 %. Le laboratoire Aimmune Therapeutics Inc. envisage de commercialiser ses traitements d'immunothérapie orale en France et en Europe vers 2018.
En août 2014, le groupe français Sanofi a signé un partenariat avec Immune Design pour le développement clinique de son innovation nommée GLAAS, une molécule synthétique (*Glucopyranosyl Lipid Adjuvant*) qui a la propriété de se lier spécifiquement au récepteur de l'immunité innée (TLR4) et d'activer une réponse immunitaire de type non allergique (réponse de type Th1). Les essais menés auprès d'environ 1 000 patients ont montré la bonne tolérance et la sécurité du produit. Des applications sont attendues dans le traitement des allergies, mais aussi dans celui de certains cancers et maladies infectieuses (vaccin contre l'herpès). Le 27 octobre 2016, Sanofi a déposé un brevet aux États-Unis pour l'utilisation du *Glucopyranosyl Lipid Adjuvant* dans un traitement de désensibilisation par voie sublinguale à l'arachide.

L'immunothérapie par voie épicutanée

L'immunothérapie (ou désensibilisation) allergénique par voie épicutanée (EPIT) consiste à appliquer sur la peau du dos ou des bras des doses répétées de 250 µg (enfants) ou 500 µg (adultes) de protéines alimentaires (arachide, par exemple). Cette nouvelle technique de désensibilisation par voie épicutanée a été mise au point par la société biopharmaceutique française DBV Technologies. Le traitement repose sur l'utilisation d'un patch adhésif (Viaskin), similaire au patch Diallertest pour le diagnostic d'allergie retardée aux protéines de lait de vache. Le dispositif Viaskin permet d'administrer à travers la peau des composés biologiquement actifs (protéines d'aliments) au système immunitaire. Les patchs sont renouvelés toutes les vingt-quatre heures. L'EPIT induit une diminution des réponses spécifiques aux allergènes, grâce à la diminution des IgE spécifiques de l'allergène,

et à une augmentation de la réponse de régulation faisant intervenir des IgG_4 spécifiques de l'allergène et des lymphocytes T régulateurs. Ces derniers, induits par l'EPIT, devraient maintenir une activité suppressive vis-à-vis de l'allergie à l'arachide longtemps après l'arrêt du traitement.
Les résultats de l'étude clinique VIPES (douze mois) prolongée par l'étude OLFUS de suivi en ouvert (douze mois), publiés en septembre 2014, ont montré un taux de succès de 80 % chez les enfants de quatre à onze ans. Un programme de développement clinique dans l'allergie à l'arachide est en cours avec l'étude PEPITES (*Peanut EPIT Efficacy and Safety*) et le lancement de l'étude REALISE, dont les résultats devraient être disponibles durant le second semestre 2017. PEPITES est une étude clinique en double aveugle contre placebo pendant douze mois chez 330 enfants de 4 à 11 ans en cours de réalisation (États-Unis, Canada, Europe et Australie). L'objectif de l'étude est d'obtenir une augmentation de la dose réactogène (dose déclenchant des symptômes) de 30 à 100 fois, ce qui permettrait aux enfants ayant une dose réactogène au jour de l'inclusion dans l'étude égale ou inférieure à 10 mg d'arachide d'atteindre une dose déclenchante égale ou supérieure à 300 mg de protéines d'arachide après douze mois de traitement. Les patients ayant une dose réactogène à l'inclusion supérieure à 10 mg seront considérés comme répondeurs si une dose réactogène de protéines d'arachide égale ou supérieure à 1 000 mg est atteinte après douze mois de traitement. La société DBV Technologies a aussi lancé en octobre 2016 l'étude clinique REALISE en double aveugle contre placebo, chez des enfants âgés de quatre à onze ans, dans des conditions de la « vraie vie » permettant de mieux appréhender l'utilisation de Viaskin Peanut dans la pratique clinique courante en Amérique du Nord et d'en évaluer la tolérance. Les premiers résultats de l'étude seront connus en septembre 2017. Les patients pourront continuer l'étude en ouvert jusqu'en septembre 2020.
Un programme de développement clinique dans l'allergie IgE-dépendante aux protéines de lait de vache est en cours depuis novembre 2014. L'étude clinique MILES a pour but d'évaluer l'innocuité d'applications quotidiennes répétées de trois doses croissantes de Viaskin Milk (150 µg, 300 µg et 500 µg de protéines de lait de vache) par rapport à un placebo, pendant trois semaines. L'étude en double aveugle se poursuit depuis octobre 2015 aux États-Unis et au Canada. Elle s'étend sur douze mois chez des enfants âgés de deux à dix-sept ans, pour évaluer l'efficacité des trois doses de Viaskin Milk, puis elle se prolonge en ouvert pendant douze mois supplémentaires, à la dose maximale constante. L'objectif de cette étude est

d'obtenir une augmentation d'un facteur de dix ou plus de la dose cumulée réactogène de protéines de lait de vache au test de provocation alimentaire du douzième mois, par rapport à la valeur au jour de l'inclusion. Au terme de l'étude, les allergiques aux protéines de lait de vache devraient tolérer une dose cumulée réactogène comprise entre 4,5 et 45 ml de lait. Des paramètres biologiques continueront à être mesurés pour atteindre quarante-huit mois de suivi. Les résultats sont attendus pour janvier 2018.
Un troisième programme de développement préclinique est en cours pour l'allergie IgE-dépendante à l'œuf. Les études de preuve de concept chez l'animal sont en cours pour montrer que la désensibilisation par voie épicutanée à l'œuf est envisageable chez l'homme et permettraient de mettre en place un programme clinique si elles s'avèrent concluantes.

LES BIOTHÉRAPIES

Les biothérapies concernent l'utilisation d'anticorps monoclonaux humanisés ou entièrement humains. L'anticorps anti-IgE monoclonal omalizumab (Xolair, laboratoire Novartis) est un anticorps de souris humanisé. Il ne renferme plus qu'une portion de 5 % issue de souris, le reste étant d'origine humaine (95 %). Cet anticorps monoclonal est utilisé depuis une dizaine d'années dans le traitement des asthmes allergiques persistants sévères et, depuis 2016, dans le traitement des urticaires chroniques, dites spontanées, résistantes aux traitements habituels, chez l'enfant de plus de douze ans et l'adulte. L'anticorps monoclonal, injecté par voie sous-cutanée, deux fois par mois (asthme sévère) et une fois par mois (urticaire chronique spontanée), se fixe sur les IgE du sang circulant et les empêche de se fixer sur les récepteurs cellulaires des mastocytes et des polynucléaires basophiles. Cette complexation des IgE empêche la réaction allergique de se produire et entraîne une diminution du nombre de récepteurs d'IgE sur les cellules qui en expriment. Ces effets confèrent à ce médicament des propriétés anti-inflammatoires.
Les propriétés de l'anticorps monoclonal omalizumab (Xolair) ont été mises à profit pour se fixer sur les IgE des allergiques sévères à l'arachide dont le seuil de réactivité est inférieur à 200 mg de protéines et les empêcher de se fixer sur les mastocytes. Après trois mois de traitement, une

immunothérapie par voie orale est mise en route, avec des périodes d'augmentation des doses d'arachide en milieu hospitalier, suivies de périodes de traitement d'entretien à domicile. Cette méthode d'induction de tolérance combinée à un traitement par anti-IgE permet d'atteindre une tolérance de doses élevées, de l'ordre de 10 à 20 cacahuètes par jour. Les effets secondaires au cours de la phase de montée des doses sont dans l'ensemble modérés et peu sévères, avec un taux de succès chez plus de neuf patients sur dix. L'inconvénient de cette méthode est son coût élevé lié au prix de l'anticorps monoclonal Xolair et à l'utilisation de ce traitement hors autorisation de mise sur le marché (AMM). Le Xolair reste un médicament d'exception, dont la prescription initiale est obligatoirement hospitalière, restreinte aux pneumologues, pédiatres, internistes et, depuis 2016, aux dermatologues pour le traitement des urticaires chroniques dites « spontanées ». L'utilisation à long terme de Xolair comporte aussi des risques d'effets indésirables soulignés par l'étude clinique Excels aux États-Unis (2009) : augmentation du risque de maladies cardiaques ischémiques, arythmie, cardiomyopathie, insuffisance cardiaque, hypertension pulmonaire, trouble cérébro-vasculaire et complication thrombo-embolique.
Les laboratoires Novartis et Tanox, qui commercialisent le Xolair coproduit avec Genentech (Roche) Biosystems, développent depuis quelques années un nouvel anti-IgE (QGE031 ou Ligelizumab) plus puissant que l'actuel Xolair. Les essais cliniques de tolérance publiés en 2014 ont été satisfaisants chez 183 atopiques volontaires. Comparé au Xolair, le Ligelizumab, six semaines après la dernière dose injectée par voie sous-cutanée, permet une diminution de la taille des papules lors du prick test de 95 % *versus* 41 %.

— AUTRES PERSPECTIVES THÉRAPEUTIQUES —

Les allergies constituent un enjeu de santé publique en raison des coûts directs (médicaments, consultations, recours aux urgences) et indirects (arrêts de travail, baisse de productivité, etc.). En France, le rapport de l'ANSM de juin 2014 révèle que 56 millions de boîtes d'antihistaminiques ont été vendues en 2013.
Les équipes de recherche et développement de plusieurs laboratoires pharmaceutiques, de laboratoires de recherche universitaires et de

laboratoires privés travaillent sur des solutions pour la prise en charge thérapeutique de l'allergie de façon globale ou de certaines formes d'allergie.

Les traitements bloquant la liaison des IgE avec leurs récepteurs

En 1996, un brevet a été déposé par l'université américaine Thomas Jefferson (US Patent n° : US5962634 A) concernant des peptides (enchaînements de 4 à 50 acides aminés) permettant de bloquer la liaison de l'IgE à son récepteur de haute affinité sur les mastocytes et les polynucléaires basophiles. Ce blocage de la liaison agirait de façon non spécifique contre toutes les allergies IgE-dépendantes. Même si les résultats de laboratoire sont encourageants, vingt ans après, ce brevet n'a toujours pas abouti à une application thérapeutique.
Dès 2005, les chercheurs de la société suisse Molecular Partners AG ont annoncé le développement d'une nouvelle génération de traitements reposant sur l'utilisation de petites molécules protéiques appelées DARpins (*Designed Ankyrin Repeat Proteins*), ayant un pouvoir élevé de liaison à une cible spécifique. Elles dépasseraient les anticorps monoclonaux qui sont de plus en plus utilisés en thérapeutique, car elles n'en présentent pas les inconvénients et sont moins coûteuses à produire. Les DARpins appartiennent à une famille de nouvelles molécules douées de ces mêmes propriétés et qui s'appellent AdNectins, Affibodies, Anticalins, Avimers, etc. Les DARpins dérivent de molécules de liaison abondamment présentes dans le génome humain. De petites tailles, elles sont environ dix fois plus petites qu'une immunoglobuline G (ex. : Xolair). Elles diffusent facilement dans les tissus. Les DARpins sont faciles à produire par génie génétique dans des bactéries. Elles sont très stables à haute température (65 °C à 100 °C) et font même partie des protéines les plus stables à la dégradation enzymatique, avec une demi-vie de plus de soixante jours. De plus, la spécificité de liaison à la cible est meilleure que celle de l'anticorps monoclonal, sans risque de liaison non spécifique avec une structure ressemblante. Les DARpins sont rapidement éliminées par filtration rénale. Il a été montré que des DARpins spécifiques non seulement inhibent la fixation de l'IgE sur son récepteur avec une meilleure efficacité que le Xolair et à concentration plasmatique faible, mais encore dissocient les IgE fixées aux récepteurs de haute affinité des mastocytes et basophiles, alors que le Xolair qui interagit avec les IgE

libres pour bloquer leur fixation sur ces mêmes récepteurs ne permet pas de dissocier les IgE déjà fixées aux récepteurs de ces cellules. Les résultats des essais pratiqués avec un DARpin bivalent (DARpinbi53_79) sur des fragments de poumons humains isolés d'asthmatiques sont concluants.
Les DARpins sont une thérapeutique très prometteuse pour l'avenir. La société Molecular Partners, titulaire de plusieurs brevets, a signé des accords de partenariat avec Allergan en 2011 pour développer de nouveaux médicaments pour traiter le glaucome et la rétinopathie diabétique (en cours d'évaluation clinique). Elle a aussi signé des accords avec Jansen Biotech, Boehringer Ingelheim, Roche et d'autres industriels. La société suisse semble s'orienter vers le traitement de l'asthme où les médicaments sont plus chers et mieux remboursés que vers le traitement de l'allergie.

Les vaccins anti-IgE

Le laboratoire Pfizer travaille sur la mise au point d'un vaccin anti-IgE dont l'efficacité et la tolérance pourraient être meilleures que celle de l'anticorps monoclonal anti-IgE actuellement disponible (Xolair). Il s'agit de deux fragments (peptides) isolés à partir de la portion de l'IgE qui se fixe sur son récepteur de haute affinité, et attachés à des bactériophages dénaturés. Les bactériophages sont des particules virales qui ont des propriétés adjuvantes pour augmenter l'efficacité du vaccin. Les essais publiés en 2016 avec des modèles expérimentaux de souris et de singe sont prometteurs. Trois ou quatre injections suffisent à vacciner quelle que soit la concentration d'IgE circulantes. Mais il faudra attendre plusieurs années avant que ce vaccin puisse être commercialisé, à l'issue de toutes les étapes de validation clinique.
Le laboratoire Novartis a déposé en 1997 un brevet pour des peptides immunogènes pour la vaccination antiallergique. Mais aucun résultat n'a été publié concernant ce futur vaccin.
Une autre entreprise américaine (UBI Pharma) avait annoncé depuis 2003 son projet de développement d'un nouveau vaccin anti-IgE (*UBIth Allergy*) reposant sur l'utilisation d'un fragment issu de la chaîne lourde de l'IgE (acides aminés 413 à 435) pour la vaccination antiallergique. Aucun résultat n'a été publié depuis.
Genclis est une société de biotechnologies créée en 2004 (Vandœuvre-lès-Nancy, France). En 2007, elle a déposé un brevet protégeant sa découverte de l'infidélité de transcription du code génétique en ARN

messager lors du processus de fabrication des protéines. Cette découverte concerne les erreurs qui peuvent se produire lors de la copie (transcription) de l'ADN en ARN messager et qui constituent des infidélités de transcription. La protéine fabriquée à l'aide de cet ARN comportant une erreur sera légèrement différente. L'arachide, qui est la légumineuse la plus fréquemment responsable d'allergie, comporte un pourcentage élevé d'infidélité de transcription comparée aux autres légumineuses.
Cette découverte très récente impactera certainement notre conception du mécanisme de sensibilisation allergique. Elle pourrait permettre de concevoir un diagnostic performant et un nouveau traitement de l'allergie IgE-dépendante.

Les anticorps monoclonaux anti-cytokines ou anti-récepteurs de cytokines

Plusieurs laboratoires se sont lancés dans la mise au point d'anticorps monoclonaux anti-cytokines ou de leurs récepteurs. Les cytokines sont de petites molécules fabriquées et libérées par plusieurs cellules intervenant dans l'immunité et sa régulation. L'interleukine 4 (IL4) est une cytokine qui a un rôle très important pour la production des IgE. Deux anticorps monoclonaux ciblant l'IL4 (Dupilumab, laboratoire Sanofi, Pascolizumab, laboratoire GSK) ont été fabriqués et testés avec succès dans l'eczéma atopique et dans l'asthme. Mais cette approche est insuffisante, car une autre interleukine (IL13) a les mêmes effets que l'IL4, et le blocage de cette dernière peut s'avérer insuffisant. Un nouvel anticorps monoclonal (lebrikizumab, laboratoire Roche) qui bloque l'IL4 et l'IL13 a été mis au point. Les recherches sont en cours pour son utilisation en thérapeutique. Le blocage d'autres cytokines (IL2, IL25, TNFalpha, etc.) fait partie des stratégies en cours d'étude qui pourraient aboutir à de nouveaux traitements de l'allergie. Hormis l'anti-TNFalpha, les autres anticorps monoclonaux sont en phase de développement, et tous ne sont pas assurés d'être commercialisés un jour.

Les autres voies de recherche

Le Tosilate de Suplatast ou IPD (Taiho Yakuhin, Japon) est une substance immuno-modulatrice (*Dimethyl sulfonium*), découverte au début

des années 1990, qui inhibe l'infiltration des tissus par les polynucléaires éosinophiles, la libération de l'IL4 et de l'IL5, et la fabrication des IgE. Les résultats expérimentaux étaient prometteurs, mais aucun développement clinique en allergie n'a été réalisé. Une seule étude a été publiée concernant l'asthme en 2014 avec un effectif de patient très limité (n = 28).
Un brevet a été déposé par Nestlé en 2010 pour l'utilisation de la thymoquinone de la nigelle (*Nigella sativa*) et de ses effets protecteurs sur l'allergie alimentaire. Ce brevet a soulevé une vague de protestations de la part d'associations et de professionnels.
Le glycomacropeptide est un prébiotique issu de la kappa-caséine de lait de vache sous l'effet de la chymosine. Il est naturellement produit lors de la fabrication du fromage par le processus de fermentation. Les essais réalisés chez le rat montrent des effets anti-inflammatoires et immuno-régulateurs. Ce prébiotique augmente la prolifération colique des lactobacilles et des bactérioïdes, diminue la réponse des mastocytes et la sécrétion des IgE. Il est actuellement commercialisé comme complément alimentaire (Lactoprodan Arla Foods Amba, Danemark), mais aucune étude clinique ne montre d'effets positifs sur les allergies alimentaires.
Le mangoustan est le fruit d'un arbre tropical de la famille des Clusiacées consommé en Asie, en Afrique centrale et en Amérique du Sud. Il est utilisé dans la médecine traditionnelle en Thaïlande. Il contient une substance antihistaminique (alpha-mangoustine). Il a aussi des propriétés immunosuppressives et anti-inflammatoires (diminution de la libération de médiateurs de l'inflammation allergique : histamine et prostaglandines) qui seraient applicables au traitement de l'allergie et à la prévention de l'eczéma atopique.
D'autres aliments contiennent des substances potentiellement utiles pour lutter contre l'allergie. Une substance a ainsi été isolée du noyau de nèfle, une autre du coing. Le curcuma, connu pour ses propriétés antioxydantes, possède aussi des propriétés antiallergiques en cours d'évaluation.
Plusieurs herbes chinoises (Gang-Cao, Ku-Shen, Ling-Zhi, Soshiho-tang, Bushen Yiqi, Ying-Xing, etc.) sont à l'étude depuis ces dix dernières années. Des brevets ont été déposés, notamment par des sociétés américaines, pour protéger les substances actives identifiées. Mais, à ce jour, aucun produit n'a été mis sur le marché par ces sociétés. Une société israélienne a mis sur le marché des crèmes à base d'herbes chinoises pour le traitement de l'eczéma atopique. Les résultats sont mitigés et les données d'efficacité clinique manquent.

Chapitre 6

Vivre avec son allergie alimentaire

L'IMPACT PSYCHOLOGIQUE DE L'ALLERGIE ALIMENTAIRE

Le retentissement psychologique de l'allergie, qu'elle soit alimentaire ou respiratoire, est insuffisamment pris en charge par les soignants. Peu d'études portent sur l'impact psychologique de l'éviction alimentaire ou la crainte d'un accident fatal chez un enfant, un adolescent ou un adulte souffrant d'allergie alimentaire sévère. La Société française de psycho-allergologie (SFPA, http://pychoallergo.org) a été fondée en 2010 par le Dr Christian Martens, le Dr Farid Marmouz et Mme Laurence Levasseur pour combler ce vide. L'objectif de la SFPA est d'étudier les liens entre le patient allergique, sa pathologie et son environnement selon des dimensions psychologique, culturelle, sociale et politique, afin de contribuer par son action à une meilleure qualité de soins, grâce à la prise en charge globale du patient. La SFPA vise, pour ce faire, à rassembler des professionnels de différents horizons (médecins et professionnels de santé, psychologues, psychanalystes, sociologues, philosophes, historiens, ethnologues, anthropologues, politiciens, etc.). Elle œuvre à améliorer la reconnaissance de l'allergie et du patient allergique en tant que malade par les médecins et l'univers médical, mais aussi par l'ensemble de la société. Dans ce but, un groupe de travail a été créé au sein de la Société française d'allergologie pour faire connaître les actions de la SFPA, et sensibiliser les allergologues et chercheurs à la dimension psychologique de l'allergie par l'organisation régulière d'une session scientifique pendant le congrès francophone d'allergologie. La SFPA a mené une première étude sur le ressenti de la personne allergique. Une deuxième étude analysant la prise en charge psychologique par les médecins est en cours depuis 2016.

La privation des plaisirs de la nourriture

La découverte d'une allergie alimentaire et le régime d'éviction qui s'ensuit sont le plus souvent vécus comme des contraintes. L'éviction de l'aliment peut être vécue comme un soulagement lorsque l'on identifie la cause alimentaire d'une urticaire et/ou d'un angio-œdème récidivants, ou dans les cas d'anaphylaxie récidivante. Quoi qu'il en soit, la crainte d'un accident allergique provoque un stress psychologique à la moindre alerte. Les risques liés aux allergènes masqués et à la fiabilité incertaine de l'étiquetage de précaution ont un impact psychologique chez le consommateur allergique. Le faible niveau de confiance dans les denrées alimentaires consommées ou un mode de vie exigeant des déplacements fréquents peuvent être générateurs d'anxiété. Les effets de ce stress sont déjà perceptibles chez certains enfants et adolescents souffrant d'une allergie persistante sévère : méfiance exagérée envers les aliments, repli sur soi, etc. À l'adolescence, le déni de la maladie allergique peut être responsable de comportements à risque, résultant d'une minimisation du risque et du désir de ne pas se sentir différent des autres. Ce sentiment peut être amplifié par une lassitude dans le maintien d'une vigilance constante et par la banalisation de l'allergie, trop souvent assimilée à des boutons qui grattent ou un nez qui coule.

La principale crainte des parents à l'annonce de l'allergie alimentaire de leur enfant est que cette allergie dure toute la vie. Puis vient la crainte des carences liées au régime d'éviction alimentaire, surtout s'il s'agit du lait de vache. Lorsque l'allergologue identifie un allergène potentiellement dangereux comme l'arachide, les fruits à coque, le sésame, etc., l'angoisse s'installe avec le risque de récidive. Le poids des contraintes liées au panier-repas à fournir chaque jour à l'école, aux courses, aux repas pris hors du domicile, aux vacances qu'il faudra adapter, aux sorties au restaurant compromises pousse certains parents à un excès de prudence, d'autres à un déni de l'allergie. Ces questions peuvent devenir plus complexes à gérer si les parents sont séparés ou divorcés, et que l'enfant est en garde alternée. La présence d'une fratrie est parfois source de difficultés dans l'application des mesures d'éviction, certains parents ne voulant pas faire subir les conséquences d'un régime alimentaire aux autres enfants. Cette situation peut entraîner davantage de frustration chez l'enfant allergique et un risque d'accident allergique accru.

La phobie de l'accident allergique grave

Vivre avec une épée de Damoclès au-dessus de la tête est loin de procurer un équilibre psychologique. L'allergique sévère à un ou plusieurs aliments vit dans la crainte d'une récidive d'accident allergique. Certains parents vivent un véritable calvaire car ils ont l'impression de tenir la vie de leur enfant entre leurs mains, et que le moindre faux pas pourrait lui être fatal. Cette pression psychologique est vécue de différentes façons. La phobie de l'accident allergique grave engendre un excès de prudence et des attitudes de méfiance. La vigilance de tous les instants que cela impose ne laisse aucune place à l'imprévu et devient la source d'un stress permanent. Chaque activité non routinière doit être planifiée et organisée. Une situation non anticipée peut être anxiogène et l'imprévu, source de hantise.

De nos jours, malgré toutes les dispositions destinées à faciliter l'accueil des enfants allergiques en milieu scolaire et périscolaire, l'allergie comporte un risque d'exclusion et de repli sur soi, parce que l'entourage fait sentir à l'allergique sa différence. Outre les contraintes liées au régime d'éviction, l'allergie est parfois vécue comme une condamnation à ne plus pouvoir vivre comme tout le monde, ni pratiquer les mêmes activités ou profiter des mêmes joies. Cette situation et les renoncements qu'elle induit peuvent aboutir à la marginalisation du patient ou de ses parents.

La phobie de l'accident allergique peut être réelle. Le risque est en rapport avec un allergène masqué. En Espagne, une étude qui a analysé 436 allergiques ayant présenté 530 anaphylaxies a révélé que 22 % des réactions d'anaphylaxie alimentaire étaient dues à des allergènes masqués.

La crainte de la récidive entraîne une aversion parfois irréversible de l'aliment. Assez souvent, les enfants allergiques aux protéines de lait de vache conservent un dégoût du lait et des laitages. Même constat chez les allergiques à l'arachide ou à la noisette qui sont indisposés par le moindre arôme d'arachide ou de noisette, même artificiel.

Certains vont jusqu'à renoncer à certaines nourritures par mesure d'éviction alimentaire, mais aussi à certaines activités ou loisirs. C'est le cas des parents qui n'osent plus aller au restaurant en famille ou qui ne laissent plus partir seuls en vacances leurs enfants (colonies de vacances, sorties scolaires, etc.) malgré la possibilité d'accueil individualisé. Le test de provocation par voie orale peut contribuer à lever certaines phobies, notamment chez les parents, grâce au constat de la quantité d'aliment à ingérer, pouvant aller jusqu'à plusieurs grammes, avant que des symptômes, parfois bénins, apparaissent.

La phobie de l'accident allergique peut conduire à des comportements insensés, amplifiés par ce qu'Internet peut véhiculer comme information dans des forums de discussion. Une jeune femme a présenté une réaction allergique légère au cours d'un repas comportant des crevettes. L'allergie à la crevette avait été confirmée par la positivité du prick test cutané. Cependant, les dosages d'IgE spécifiques anti-crevette (extrait total et allergène majeur) étaient négatifs. La jeune femme avait retenu des explications fournies par son médecin qu'elle pouvait éventuellement présenter une réaction allergique grave en cas de récidive. Elle ne quittait plus sa trousse d'urgence, avait supprimé la consommation de tous les produits de la mer et refusait de manger dans les restaurants asiatiques ou dans les restaurants de poissons. Elle avait même cessé de se maquiller, redoutant la présence d'allergènes masqués dans les produits cosmétiques !

Le rôle de l'éducation thérapeutique est primordial pour éviter ces craintes parfois inutiles. Les écoles de l'allergie, peu nombreuses (voir p. 227), permettent aux enfants allergiques et à leurs parents de rencontrer d'autres parents et d'échanger entre eux et avec des formateurs. La participation à ces réunions de formation doit être encouragée par tous les médecins concernés.

Le rôle des associations de patients est aussi important, car il permet aux allergiques et parents d'enfants allergiques de ne pas se sentir isolés. Plusieurs associations de patients ont vu le jour, Asthme & Allergie, AFRAL, Victor, Le petit hérisson bleu… L'AFRAL est l'une des associations les plus actives en matière d'allergie alimentaire, en France et en Belgique. Elle dispose d'un site internet régulièrement mis à jour et édite un magazine, « Oasis Allergie ». Cette association a joué un rôle important pour que les allergiques disposent en France de stylos d'adrénaline auto-injectable.

Les blogs de mamans d'enfants allergiques alimentaires (voir liste en annexe p. 225) expriment les difficultés que certaines familles rencontrent dans la vie quotidienne et sont un moyen de partage d'informations, de solutions et d'astuces permettant d'y faire face.

LE SUIVI MÉDICAL ET L'ÉDUCATION THÉRAPEUTIQUE

Le suivi médical de l'allergie alimentaire est primordial, surtout chez l'enfant, en raison de l'évolution, plus favorable pour certains aliments (lait, œuf, blé) et moins favorable pour d'autres (poisson, fruit à coque, arachide, etc.). Il a pour but la réévaluation de la sensibilisation (tests cutanés et IgE spécifiques) et de la réactivité clinique, dont le seuil peut être mesuré par test de provocation orale. Il permet de suspendre une éviction devenue inutile chez un enfant ayant acquis une tolérance à l'aliment. Lorsque l'allergie alimentaire est persistante, il convient de vérifier que les mesures d'éviction restent adaptées pour ne pas imposer un régime trop strict, dont l'effet peut être délétère en aggravant la sensibilisation. Le médecin s'assure que le régime suivi n'a pas d'impact nutritionnel pouvant causer une carence ou un trouble de croissance et adresse si nécessaire le patient à une diététicienne.

La consultation de suivi est l'occasion de renouveler la trousse d'urgence ou le PAI (si applicable), de donner une éducation thérapeutique au patient ou de la compléter. Lorsqu'une structure adaptée existe, l'allergologue incitera son patient à participer aux réunions d'éducation thérapeutique en allergie alimentaire.

Le but est d'établir un diagnostic éducatif chez l'allergique alimentaire : évaluer ses compétences (ce qu'il sait de son allergie et de ses traitements) et ses besoins. L'apprentissage de notions théoriques et pratiques est mis en place avec le recours à des techniques d'animation adaptées.

L'éducation thérapeutique crée une dynamique permanente dont le but est de maintenir à leur niveau maximum les compétences d'autosoin (mesures d'éviction alimentaires et de traitement en cas de besoin) et les compétences d'adaptation (connaissances et mesures permettant au patient d'adapter son alimentation et sa relation avec l'environnement dans lequel il est amené à vivre).

L'éducation thérapeutique concerne l'allergique, mais aussi sa famille et les personnes de son entourage proche (enseignants, animateurs, etc.), y compris sa nourrice le cas échéant. Un des objectifs de sécurité qui font partie des compétences à acquérir est l'identification des situations à risque par la lecture des étiquetages et le refus de consommer un aliment dont la composition est inconnue ou douteuse. Les compétences d'autosoin concernent la connaissance des symptômes d'anaphylaxie et la manipulation du stylo auto-injecteur d'adrénaline.

LA GESTION ET LA PRÉVENTION DU RISQUE ALLERGIQUE AU QUOTIDIEN

Les mesures individuelles de prévention

Dans les rares écoles de l'allergie qui fonctionnent en France, les enfants et leurs parents s'initient à la lecture des étiquettes. Il est impératif de contrôler régulièrement la liste des ingrédients car ceux-ci peuvent être différents pour un même produit et pour un même emballage. Il arrive qu'un produit, habituellement exempt d'un allergène donné, en contienne, la recette ou les matières premières ayant changé. Les ingrédients sont listés par ordre décroissant en fonction de leur proportion dans le produit fini.

Venus des États-Unis, des bracelets et pendentifs sont maintenant disponibles en France, via Internet. Ces objets permettent au patient d'inscrire l'allergène alimentaire ou d'indiquer les numéros d'urgences. Les nouveaux systèmes d'alerte sont connectables au smartphone grâce à un flash code. C'est le cas du Silincode Bracelet qui permet d'indiquer par e-mail la géolocalisation du patient à une personne de son choix, si le flash code est scanné.

Eassafe.com est un outil d'information en ligne sur la composition des produits alimentaires et cosmétiques (www.eassafe.com). Essafe.com a développé une application mobile disponible sur App Store et Play Store. À l'aide d'un smartphone, après avoir correctement paramétré l'application, il suffit de scanner le code-barres d'un produit pour savoir s'il contient ou pas l'allergène recherché. Si le produit n'est pas répertorié dans la base de données, il est possible d'envoyer sa photo au centre Wikeassafe (www.wikeassafe.com). Eassafe.com a été conçu par cinq médecins (le Dr Jean-François Fontaine, le Dr Étienne Beaudouin, le Dr Jean-Marie Renaudin, le Dr Dominique Sabouraud et le Dr François Lavaud), M. Philippe Pajot (diplômé de hautes études en Santé publique) et un conseiller, Fabrice Gobeaut.

Allergy Amulet est un dispositif de détection portatif à usage individuel qui permet de tester les aliments présents dans l'assiette (www.allergyamulet.com). Conçu par deux chercheurs universitaires américains, eux-mêmes souffrant d'allergies alimentaires, *Allergy Amulet* doit sortir en 2018. L'appareil, dont la taille ne dépasse pas 4 cm^2, est composé d'une pièce de détection qui se glisse dans des accessoires compatibles comme un bracelet, un collier, une coque de smartphone ou une SmartWatch, et d'un scanner d'alerte qui fonctionne avec la pièce de détection à usage unique. Le scanner vibre, et une led s'allume en cas de présence de l'allergène alimentaire recherché. Le prototype ne détecte pour l'instant que l'arachide, allergie alimentaire la plus répandue aux États-Unis. La détection d'autres allergènes est en cours de développement avec l'université de Stanford. Le principe de détection repose sur une nouvelle technologie dite « *Molecularly imprinted polymer* ». Il s'agit d'un polymère sur lequel sont imprimées les empreintes de molécules d'allergènes (par exemple les protéines d'arachide). Le seuil de détection est de 1 ou 2 ppm d'arachide (soit 1 ou 2 mg/kg d'aliment).

Les risques liés aux voyages

Le voyage est une situation à risque, car davantage de vigilance pour se nourrir et éviter un accident allergique est requise. En cas d'antécédents d'anaphylaxie ou de risques d'anaphylaxie, il est conseillé de porter sur soi une carte à demander à son allergologue. Un modèle de carte est téléchargeable sur le site de l'association Asthme & Allergie (http://asthme-allergies.org/images/Carte_allergie-VF.pdf). En cas de voyage en avion, la trousse d'urgence doit être placée dans les bagages à main, sans oublier un double de l'ordonnance, surtout si le traitement comprend un sirop ou une solution buvable, en raison des restrictions liées au transport de liquides à bord.

Pour un voyage dans un pays étranger où le français n'est pas couramment parlé, il est préférable de se munir d'une ordonnance rédigée en anglais.

Dans certaines situations, il est utile de disposer d'une lettre expliquant la nature des symptômes et leur traitement. Il est important de connaître le nom de l'aliment auquel on est allergique dans la langue locale et de se renseigner sur les plats susceptibles d'en contenir. Une planche avec des images en couleur des aliments à éviter peut être très utile pour se faire comprendre.
Le voyage en avion peut comporter un risque pour les personnes souffrant d'allergie alimentaire sévère. Une enquête réalisée aux États-Unis auprès de 3 704 allergiques à l'arachide a révélé que 42 d'entre eux (1,1 %) avaient eu un accident allergique à bord d'un l'avion. Plus de la moitié de ces derniers ont reçu une injection d'adrénaline en vol. Une autre enquête réalisée en 2009 aux États-Unis avait révélé que l'arachide était responsable de 64 % des réactions déclarées et les fruits à coque de 17 % des cas survenus à bord d'avions. Près de la moitié des réactions étaient déclenchées par l'inhalation de l'allergène alimentaire. Dans près de deux cas sur trois, les passagers avaient prévenu le personnel de bord de leur allergie. Dans 20 % des cas, les personnes ne souhaitaient plus emprunter les transports aériens afin d'éviter tout risque. En cas de manifestation allergique grave ne cédant pas, le commandant de bord, éventuellement sur avis médical si un médecin est présent parmi les passagers, peut décider d'un atterrissage en urgence.
En France, une enquête réalisée en 2014 auprès des allergologues du RAV a révélé que 6 % des 196 allergiques ayant répondu à l'enquête avaient présenté au moins une réaction au cours des 2 504 voyages en avion effectués (0,5 % des vols). Les accidents ou incidents concernaient dans 75 % des cas des enfants et adolescents de moins de dix-sept ans. 65 % des cas concernaient une allergie à l'arachide. Dans 78 % des cas, les passagers allergiques disposaient de leur trousse d'urgence. Environ la moitié des allergiques ne signale pas son allergie à la compagnie aérienne.

LA TROUSSE D'URGENCE

La composition de la trousse d'urgence dépend de la nature de l'allergie et des antécédents de réaction, ainsi que de l'aliment ou de l'allergène alimentaire impliqué. Elle comportera au minimum un antihistaminique en cas de réaction d'urticaire isolée. Il n'y a pas de consensus sur la prescription des corticoïdes par voie orale. Ils peuvent être utiles en cas d'angio-œdème cutané et pour réduire les réactions retardées. Les bronchodilatateurs de courte durée d'action, administrés avec ou sans chambre d'inhalation, sont utiles dans la trousse d'urgence de l'asthmatique. En cas de broncho-spasme aigu grave, l'adrénaline auto-injectable est plus efficace.

L'adrénaline (ou épinéphrine) est le traitement de première intention de l'anaphylaxie, et sa prescription est recommandée dans la trousse d'urgence en complément des mesures d'éviction de l'aliment. Chez l'enfant, en raison du risque minime d'effets secondaires graves, les indications sont volontiers plus larges, compte tenu du rapport bénéfice-risque très favorable. Les recommandations européennes de 2007 et celles de la WAO (*World Allergy Organization*) de 2014 ont de nouveau précisé les indications de l'adrénaline injectable.

L'adrénaline auto-injectable est recommandée chez l'enfant ayant présenté une anaphylaxie grave (de grade III ou IV, cf. Tab. VII, p. 233) par allergie alimentaire ou qui présente une allergie alimentaire multiple à des aliments à fort risque d'anaphylaxie (arachide, fruits à coque, sésame, etc.), une anaphylaxie induite par l'exercice physique, ou une anaphylaxie idiopathique. Elle est également recommandée en cas de facteur aggravant associé, comme un asthme modéré ou sévère, une mastocytose. Les enfants qui ont présenté une urticaire généralisée ou des douleurs abdominales violentes isolées en rapport avec une allergie alimentaire peuvent nécessiter une trousse d'urgence avec adrénaline auto-injectable en raison du risque de réaction grave en cas de récidive. C'est l'expertise de l'allergologue qui déterminera la nécessité d'une telle prescription.

Chez l'adulte, les mêmes recommandations sont valables pour l'adrénaline auto-injectable, avec en plus des facteurs de risques liés à la prise de certains médicaments comme les AINS ou l'aspirine, certains anti-hypertenseurs (IEC, sartans, bêtabloquants), les IPP.

L'adrénaline auto-injectable est disponible en France sous deux dosages. Un dosage pédiatrique pour un poids compris entre 15 et 30 kg et un dosage pour le grand enfant et l'adulte pour un poids supérieur à 30 kg (selon AMM). Trois spécialités sont disponibles en officine : Anapen (Bioproject), Jext (ALK) et Epipen (Meda Pharma-Mylan medical). L'auto-injecteur d'adrénaline se présente sous la forme d'un stylo en matière plastique (étui entourant la seringue et le dispositif d'injection), muni d'un capuchon à chaque extrémité (Anapen) ou d'un seul capuchon (Jext et

Epipen). Les stylos auto-injecteurs Jext et Epipen sont vendus avec un étui de protection en plastique rigide transparent, tandis que l'Anapen est vendu dans un emballage en carton sans étui rigide. Les stylos Epipen et Jext sont munis d'aiguilles de 15,5 mm de long alors que le stylo Anapen est muni d'une aiguille de 12,5 mm de long. Ces précisions sont importantes car l'épaisseur de la couche cutanée et sous-cutanée au niveau de la cuisse est en moyenne de 14,5 mm ± 7 mm chez la femme, 6,5 mm ± 4,5 mm chez l'homme et de 9 à 12 mm chez l'enfant selon l'âge. Une aiguille plus longue permet plus facilement l'injection intramusculaire.
L'injection se pratique au niveau de la face antérieure ou externe de la cuisse, à mi-distance entre le genou et la hanche. L'injection doit se faire en position assise ou allongée. Il faut retirer le (ou les) capuchon(s) en suivant les indications imprimées sur le stylo, puis déclencher l'injection. Le dispositif doit rester appuyé contre la cuisse pendant dix secondes. Il est recommandé de masser la zone où a été pratiquée l'injection pour faire circuler l'adrénaline. Il convient ensuite d'appeler les secours en composant de préférence le 15 (SAMU) et non le 18 (pompiers), d'attendre l'arrivée des secours et de maintenir la personne en position allongée (ou assise). En France et dans toute l'Europe, il est possible de composer le 112 à partir d'un téléphone portable, même verrouillé.
L'ANSM recommande de disposer de deux stylos d'adrénaline. Une seule dose s'avère insuffisante dans près de 20 % des cas, ce qui en nécessite une deuxième dix minutes plus tard. Les stylos auto-injecteurs d'adrénaline font l'objet d'une surveillance rigoureuse. Il y a quelques années, les stylos auto-injecteurs d'adrénaline de marque Anapen et Jext ont eu des problèmes de dysfonctionnement liés au ressort métallique déclenchant l'injection. Cela avait entraîné des ruptures d'approvisionnement durant plusieurs mois (Anapen) et le retrait de plusieurs milliers de stylos auto-injecteurs d'adrénaline (Jext) par le laboratoire ALK avec leur remplacement momentané par Epipen. Les dispositifs actuellement commercialisés sont conformes aux exigences de l'ANSM.
Les stylos auto-injecteurs d'adrénaline se conservent à température ambiante, si celle-ci ne dépasse pas 25 °C. Idéalement, il faut les ranger dans une trousse dédiée, en particulier pour Anapen qui ne dispose pas d'un étui de protection. Il ne faut jamais laisser les stylos d'adrénaline dans la voiture car, sous l'effet du soleil, même en hiver, la température peut monter au-dessus de 25 °C et endommager le produit. C'est pourquoi une fenêtre transparente permet de vérifier que le médicament reste

bien translucide. S'il devient jaune, c'est que l'adrénaline est altérée. Des pochettes isothermes dédiées à cet usage sont depuis peu disponibles en France (Frio, CRD, France www.friofr.com). Ces pochettes assurent une température stable, inférieure à 25 °C pendant 45 heures. Il suffit de les tremper une quinzaine de minutes dans l'eau du robinet pour réactiver le système de refroidissement, qui est actif lorsque la température extérieure est comprise entre 25 °C et 39 °C.
Dans le syndrome d'entérocolite induite par les protéines alimentaires, avec risque de manifestations aiguës, l'adrénaline n'est pas indiquée en cas d'état de choc par déshydratation (vomissements et diarrhées aiguës). Dans ce cas, la trousse d'urgence peut contenir un médicament anti-vomissements par voie injectable (ondansétron : Zophren) ou rectale.

LE PROJET D'ACCUEIL INDIVIDUALISÉ

Le Projet d'accueil individualisé (PAI) est un document officialisant la prise en charge de l'enfant présentant un trouble chronique de la santé pour faciliter son intégration en milieu scolaire et périscolaire. La prise en charge des allergies alimentaires n'en est qu'une des indications. En cas d'allergie alimentaire, le PAI concerne en priorité la prise en charge de l'enfant à risque d'anaphylaxie. Ce risque est majoré par l'existence d'un asthme associé.
Le risque d'anaphylaxie à l'école est de 10 % à 20 % selon les enquêtes. En France, en dix ans (2005-2015), le RAV a recensé 53 déclarations d'anaphylaxies par allergie alimentaire survenues en milieu scolaire chez des enfants âgés de 3 à 16 ans. Le SAMU ou les pompiers n'ont été appelés que 18 fois. Dans 23 cas, les enfants bénéficiaient d'un PAI. Il est intéressant de noter que 15 enfants étaient scolarisés au collège et 6 au lycée, soit 40 % d'enfants de 11 à 16 ans. La plupart des accidents (80 %) ont eu lieu dans le restaurant scolaire et concernaient divers aliments (lait de chèvre ou brebis, arachide, kiwi, etc.). Les cas survenus à l'école en dehors de la restauration scolaire concernaient des friandises et gâteaux consommés en récréation, au goûter ou lors d'une fête. Les aliments le plus souvent impliqués étaient l'arachide ou les fruits à coque. Deux décès par anaphylaxie grave, malgré l'injection d'adrénaline, sont survenus en restauration scolaire. Dans un cas,

le décès est survenu par angio-œdème laryngé suivi de choc anaphylactique par allergie au fromage de chèvre chez un enfant de 8 ans et, dans un autre cas, par asthme aigu grave inexpliqué chez un enfant allergique aux protéines de lait de vache, ayant entraîné une asphyxie fatale, chez un enfant de 9 ans. Le retard d'administration de l'adrénaline et la sous-estimation du risque sont les principaux facteurs retrouvés dans les analyses des circonstances de décès dans les études rétrospectives publiées.

Le PAI a été instauré par la circulaire ministérielle n° 99-181 du 10 novembre 1999 qui a apporté des directives pour harmoniser les conditions d'accueil à l'école des enfants atteints de maladie chronique, d'allergie ou d'intolérance alimentaire. Elle préconise la possibilité pour l'enfant de se restaurer à la cantine scolaire avec un panier-repas préparé par la famille ou avec un repas respectant le régime alimentaire. L'organisation de la restauration collective relève de la seule compétence de la commune pour le premier degré (école maternelle et primaire) et du chef d'établissement pour le second degré (collège et lycée). La circulaire ministérielle confirme la possibilité d'administration par tout adulte de la communauté éducative des médicaments par voie orale, par voie inhalée ou par injection en cas d'urgence, conformément à l'ordonnance et aux instructions figurant dans le PAI. Des dispositions sont prises dans les établissements scolaires et périscolaires pour la mise en place d'une trousse d'urgence nominative et d'un numéro d'appel des urgences médicales. La circulaire ministérielle incite à développer l'information de tous les personnels de l'établissement scolaire pour faciliter l'accueil de ces enfants. Enfin, la procédure doit respecter le secret médical et le secret professionnel : le PAI signé par le médecin traitant ou le spécialiste est ainsi envoyé au médecin de l'Éducation nationale sous pli confidentiel.

Ces dispositions sont applicables en cas de trouble chronique de la santé compatible avec la scolarité dans les établissements publics et privés. Le PAI ne concerne pas les maladies aiguës ou transitoires. Ces mesures ont pour but de permettre aux enfants allergiques de suivre leur traitement et leur régime alimentaire, d'assurer leur sécurité et de compenser les inconvénients liés à leur état de santé. Outre l'anaphylaxie, ces dispositions sont valables pour des allergies alimentaires pouvant se manifester par de l'asthme ou des troubles digestifs, dans la mesure où la relation avec la consommation d'un aliment a été dûment établie. Le PAI nécessite alors une trousse d'urgence. Il peut toutefois être mis en place sans trousse d'urgence en cas de manifestations cliniques retardées (eczéma atopique, constipation, etc.) et se limiter à l'éviction du ou des aliments déclenchant les symptômes.

Les écoles publiques et privées sont tenues, conformément à la loi d'orientation du 10 juillet 1986, d'accueillir les enfants et adolescents atteints de troubles de la santé. Cette mission nécessite une approche personnalisée. En septembre 2003, les recommandations concernant le PAI ont été renforcées et étendues à toutes les collectivités accueillant des enfants, ce qui inclut les crèches et les centres de loisirs. Le PAI peut être établi à la demande des parents, mais aussi à la demande de l'allergologue, du médecin traitant, voire du médecin de l'Éducation nationale s'il le juge nécessaire. Dans le secteur public, c'est le médecin de l'Éducation nationale qui valide le PAI, le médecin traitant ou le spécialiste n'ayant qu'un rôle consultatif. C'est à lui de déterminer si l'enfant est apte à suivre une scolarité ordinaire et selon quels aménagements, dans le cadre d'une démarche concertée avec la famille et les médecins sollicités. Dans les crèches, c'est le pédiatre de l'établissement qui a la responsabilité de cette mission, en relation avec le médecin traitant ou le spécialiste. Ces dispositions sont actuellement bien appliquées jusqu'au collège, rarement au lycée.
En 2002, la France comptait 7 482 PAI pour allergie (hors asthme), soit 0,065 % de la population scolaire, avec des écarts entre les régions allant de 0,002 % à 0,33 %. En 2015, la France comptait 46 700 PAI (hors asthme) soit environ 1 PAI pour 263 élèves (enseignements primaire et moyen public et privé). Près de la moitié des PAI (45 %) a été établie pour motif d'allergie alors que ce motif ne représentait que 14 % des PAI établis en 2002. Dans le département du Nord, sur 1 144 PAI (0,21 % des enfants scolarisés), 70 % étaient accompagnés d'une prescription d'adrénaline auto-injectable (soit environ 800 trousses d'urgences).
Le régime d'éviction doit être prescrit pour une durée déterminée et être réexaminé à son échéance. Le PAI précise si l'enfant peut prendre ses repas à la cantine scolaire en suivant un régime d'éviction simple après la lecture des menus par la famille, avec un panier-repas préparé par la famille ou, dans certaines communes, avec un plateau-repas garanti sans l'allergène alimentaire en cause par la cantine scolaire ou un prestataire (société Nâtama). Une attention particulière sera accordée à la manipulation de certains aliments (fruits à coque, lait, œuf), car une allergie peut être déclenchée par simple contact cutané, voire par inhalation. Le fait d'apporter un panier-repas ne dispense pas la famille de régler la cantine scolaire, dont le montant sera diminué du prix du repas. Le recours aux plateaux-repas garantis sans allergène de la société Nâtama peut occasionner un surcoût.

Le PAI est applicable en cas de sortie scolaire ou de séjour en classe de découverte. Une information précise et détaillée devra être donnée à l'équipe d'encadrement et de cuisine. Les sorties et séjours des enfants scolarisés sont souvent appréhendés par les parents en raison des risques potentiels d'accident allergique. L'angoisse est amplifiée par le fait que les centres de séjours sont souvent éloignés des unités de secours. À l'inverse, certains directeurs d'établissement refusent d'accepter à la cantine scolaire un enfant souffrant d'allergie alimentaire grave, sous le fallacieux prétexte que l'encadrement n'est pas apte à effectuer des soins d'urgence en cas de nécessité. Il est utile de rappeler que l'administration de médicaments n'est pas un acte médical, seule la prescription l'est, selon l'avis rendu par le Conseil national de l'ordre des médecins. Les responsables municipaux évoquent le fait que l'accueil en cantine scolaire est un service mis à la disposition des parents, mais n'est pas un droit.

Pour tous les acteurs du PAI, une mise en responsabilité pour non-assistance à personne en péril peut être évoquée. Les chefs d'établissement d'enseignement et les maires qui assurent la restauration scolaire ont une obligation de moyen et non de résultat en matière de gestion du risque d'accident lié à la santé d'un enfant scolarisé disposant d'un PAI. Si un enfant disposant d'un PAI se voit refuser l'accès à la cantine ou à des sorties scolaires, les parents peuvent saisir la Haute autorité de lutte contre les discriminations et pour l'égalité (HALDE) pour motif de discrimination liée à l'état de santé de l'enfant.

L'allergie alimentaire pouvant être transitoire chez l'enfant, une évaluation annuelle de l'état clinique et de l'évolution du risque d'allergie devra être effectuée avant tout renouvellement du PAI. La trousse d'urgence devra être adaptée en conséquence. L'objectif est de s'assurer de l'utilité du renouvellement ainsi que des mesures d'éviction et, le cas échéant, des mesures de prévention.

L'ÉTIQUETAGE ALIMENTAIRE

En Europe, environ 17 millions de consommateurs sont touchés par les contraintes liées à l'allergie alimentaire lorsqu'ils font leurs courses. Une législation européenne a été progressivement mise en place pour prévenir

les risques d'accidents chez les consommateurs. Cette réglementation dite INCO (*Information for consumer*) date de la directive européenne 2003/89/EC du 25 novembre 2003 qui n'est entrée en application qu'à partir du 25 novembre 2005. Elle prévoyait l'obligation d'étiquetage pour douze ingrédients à risque allergique (céréales contenant du gluten, crustacés, œufs, poissons, arachide, soja, lait de vache y compris lactose, fruits à coque, céleri, moutarde, sésame et sulfites). Cette directive européenne a été complétée par la directive 2007/68/CE qui ajoute deux ingrédients, le lupin et les mollusques (cf. Tab. VII, p. 233). Elle a été transposée en droit français par le décret 2008-1153 du 9 novembre 2008. Ces textes ont été complétés en 2011 par un nouveau règlement européen sur l'étiquetage alimentaire (UE 1169/2011), entré en application en 2014.
L'obligation d'étiquetage des quatorze « allergènes » concerne uniquement les ingrédients introduits intentionnellement au cours de la fabrication d'une denrée alimentaire et présents, même à l'état transformé, dans le produit fini. Cette réglementation ne protège pas le consommateur allergique des contaminations fortuites pouvant survenir en cours de fabrication.
La réglementation prévoit quelques exceptions, comme les eaux gazéifiées, les fruits et légumes frais non transformés, les produits composés d'un seul ingrédient dont le nom figure sur l'emballage (par exemple, lait) et les produits dont l'emballage a une surface inférieure à 6 cm^2. La réglementation exclut aussi une liste d'ingrédients dérivés des allergènes à déclaration obligatoire et reconnus sans risque allergique du fait de la transformation qu'ils ont subie.
L'information des consommateurs allergiques sur les ingrédients conditionne souvent leurs habitudes d'achats. Tenir compte des besoins réglementaires en matière d'allergie alimentaire est devenu une préoccupation importante. Conscient de la difficulté engendrée par cette réglementation, les industriels doivent s'assurer de l'absence d'ingrédient classé comme allergène à déclaration obligatoire, en l'absence de seuil défini par la réglementation. Cela peut nécessiter la mise en place de contrôles des matières premières et du produit fini par des tests en laboratoire, si ceux-ci sont disponibles et fiables, ce qui entraîne un surcoût.
Certains ont choisi de mettre en place de telles procédures, mais de nombreux industriels qui n'ont pas la possibilité de garantir l'absence d'allergènes à déclaration obligatoire préfèrent recourir à un étiquetage de précaution, et considèrent qu'une contamination même faible doit être

mentionnée. Cette démarche est justifiée par la difficulté ou l'impossibilité du contrôle des ingrédients ou par l'existence de risques de contamination sur les chaînes de fabrication. Cet étiquetage de précaution se traduit par des mentions de type : « ce produit est susceptible de contenir etc. » ou « est susceptible de contenir des traces de etc. » ou encore « produit fabriqué dans un atelier utilisant les allergènes, etc. ». Jusqu'à vingt-cinq mentions différentes ont été recensées aux États-Unis, concernant 17 % des produits manufacturés et jusqu'à 40 % des confiseries et chocolats. Cet étiquetage de précaution est présent sur 65 % des denrées préemballées en Australie. Il ne repose pas sur des textes de recommandations réglementaires, mais permet à l'industriel de se protéger du risque de poursuites.

La vie des allergiques et de leurs proches est loin de s'en trouver facilitée. Les allergiques sont souvent perdus devant certains étiquetages de précaution et 25 % d'entre eux vont jusqu'à éviter d'acheter ou de consommer les produits porteurs de telles mentions. Aux États-Unis, l'analyse de produits alimentaires comportant un étiquetage de précaution a montré la présence d'allergènes (arachide, lait, œuf) à une concentration détectable (supérieur à 1 mg/kg) dans 5 à 10 % d'entre eux, et près de 2 % des produits ne comportant pas d'étiquetage de précaution comportaient pourtant des allergènes détectables. Les produits fabriqués par de petites entreprises étaient plus souvent contaminés que ceux fabriqués par des entreprises de plus grande taille, ce qui souligne une plus grande attention à la qualité et à la gestion des risques de contamination par ces dernières. Une analyse effectuée sur des cookies et chocolats fabriqués dans dix pays de l'Union européenne a montré la présence de noisettes (supérieure à 1,5 mg/kg) et d'arachide (supérieure à 0,7 mg/kg) respectivement dans 28 % et 23 % des cookies et 80 % et 37 % des chocolats portant un étiquetage de précaution. Parmi ces chocolats qui contenaient de la noisette, près de la moitié en contenait une quantité supérieure à 20 mg/kg. Cette enquête a aussi montré qu'un nombre important de chocolats (76 %) ne mentionnant pas la présence de noisette sous forme d'ingrédient ou de trace en contenaient des quantités mesurables. En France, l'étude MANOE, qui avait pour but la détection de traces d'arachide, de lait, d'œuf et de blé dans des produits manufacturés et l'évaluation clinique de la tolérance de petites doses d'allergènes, a souligné les difficultés techniques de tels contrôles en routine pour les industriels de l'agroalimentaire.

Chaque année, des lots de produits emballés du commerce sont rappelés, faute de mentionner les allergènes à déclaration obligatoire, grâce aux contrôles de l'ANSES et à la vigilance des consommateurs et des associations de consommateurs (http://allergies.afpral.fr/outils-et-services/rappel-produits).
Certaines denrées sont étiquetées « garanti sans, etc. » sans que le consommateur sache s'il s'agit d'une garantie sans ajout volontaire ou d'une garantie d'absence de présence fortuite de l'allergène. Si l'industriel pouvait garantir l'absence de contamination fortuite, cela assurerait au consommateur allergique une sécurité maximale. En pratique, l'étiquetage actuel ne suffit pas à assurer une protection totale du consommateur allergique, car de 50 à 80 % de ces allergiques ont des difficultés à identifier l'allergène à la lecture de l'étiquette, notamment en raison de l'imprécision de certains termes. Une éducation thérapeutique est donc vivement recommandée pour pallier ces risques. Le site internet Allergobox (www.allergobox.com) et son application mobile donnent accès à une base de données qui vise à lister de façon claire la composition des aliments ainsi que les quatorze « allergènes » à déclaration obligatoire.
La réglementation européenne concernant les denrées alimentaires préemballées a été renforcée en 2011 (UE n° 1169/2011), instaurant des règles obligatoires à partir du 13 décembre 2014 pour améliorer la lisibilité des étiquettes dont les caractères doivent avoir une taille d'au moins 1,2 mm et 0,9 mm pour les emballages dont la surface est supérieure à 80 cm^2. De plus, les noms des allergènes doivent être facilement distingués, par exemple en utilisant des caractères gras ou un corps de police plus grand. La nature des huiles végétales (d'arachide, de colza, etc.) doit être obligatoirement précisée. L'étiquette doit mentionner l'ingrédient (noisette, noix de cajou, crevette, etc.) et non la catégorie à laquelle il appartient (fruits à coque, crustacés, etc.). En France, depuis le 1er juillet 2015, le décret du 17 avril 2015 a étendu l'obligation d'information du consommateur aux denrées alimentaires non préemballées, sur les lieux de vente ou de consommation. Le commerçant a l'obligation de mentionner de façon visible et lisible, sur la denrée alimentaire ou à proximité, la présence éventuelle des quatorze « allergènes » à déclaration obligatoire. Mais l'application de cette directive reste insuffisante et certains commerçants n'en semblent pas informés. La formation des personnels des métiers de bouche (café, brasserie, restaurant, boulangerie, etc.) est nécessaire pour garantir l'efficacité de cette nouvelle réglementation.

En dépit de toutes ces mesures, le risque de réaction par ingestion accidentelle persiste pour les allergènes qui ne sont pas soumis à une déclaration obligatoire, pour les aliments nouveaux et ceux qui ont subi une contamination fortuite. En matière de prévention, atteindre un risque zéro paraît illusoire. Les médecins, les chercheurs, les industriels, ainsi que les autorités concernées, travaillent à définir un niveau de risque acceptable qui permettrait de protéger au moins 95 % des allergiques, au mieux 99 %.

LE RÉSEAU D'ALLERGO-VIGILANCE

Le Réseau d'allergo-vigilance (RAV) a été créé en 2001 par le Pr Denise-Anne Moneret-Vautrin†. C'est une association sans but lucratif dont l'objectif est de recenser les déclarations volontaires et bénévoles des médecins membres de ce réseau. Le RAV tient à jour un registre des cas d'anaphylaxies graves quelle qu'en soit l'origine. Il établit grâce à ces déclarations des statistiques concernant l'évolution de la fréquence des anaphylaxies graves, les facteurs favorisant ces cas et l'identification de nouveaux allergènes et de nouveaux risques. Plus de quatre cents médecins sont inscrits au RAV et au moins 70 % ont déclaré leurs observations d'anaphylaxies, qu'elles soient alimentaires, médicamenteuses ou dues aux venins d'hyménoptères, en 2015, selon une enquête menée auprès des membres du réseau. Les deux tiers des observations concernent l'allergie alimentaire. Elles sont diffusées de façon anonyme au sein du réseau et sont aussi rapportées à l'ANSES (Agence nationale de sécurité sanitaire de l'alimentation). Le RAV contribue aussi à des enquêtes cliniques observationnelles ou à de véritables études cliniques prospectives (étude MANOE). Il édite régulièrement des comptes rendus d'articles et des documents contribuant ainsi à la formation médicale grâce à son site internet (www.allergyvigilance.org). Un certain nombre de données sont accessibles au public sur le site du Cercle d'investigation clinique et biologique en allergie alimentaire (CICBAA : www.cicbaa.org).
Chaque année, le RAV publie sur Internet les statistiques des déclarations d'anaphylaxie. Depuis sa création, 1 713 cas d'anaphylaxie alimentaire de grade II à IV ont été recensés au 31 décembre 2015. Un réseau similaire existe depuis 2006 dans les pays germanophones (Allemagne, Autriche et Suisse).

LES ADRESSES ET LES LIENS UTILES

Les associations de patients

Association française de prévention des allergies (AFPRAL) : http://allergies.afpral.fr.
Asthme et Allergies : http://asthme-allergies.org/lassociation-aa/.
Fédération européenne des associations d'allergiques et de malades respiratoires (EFA) : http://www.efanet.org/ (regroupe 41 associations issues de 23 pays d'Europe).

Les blogs et les sites d'information

Voici une liste non exhaustive.
Allergie and Co : site marchand animé par une maman de deux enfants allergiques alimentaires qui propose des recettes de cuisine et conseils pour allergiques : www.allergieandco.com.
Allergique et Gourmand : blog animé par la maman d'un enfant allergique alimentaire qui propose des recettes de cuisine : http://allergiquegourmand.over-blog.com.
Allergomarket : site marchand qui démarrera son activité en septembre 2017 pour mettre à disposition des allergiques des produits alimentaires, cosmétiques, de puériculture, linge de maison et articles de librairie non allergènes : https://allergomarket.fr.
Allia formation : blog réalisé par Sandy Rudewiez, maman d'un enfant allergique : www.allia-formation.fr/blog/.
Anaphylaxie : site de l'AFPRAL dédié à l'anaphylaxie : www.urgence-anaphylaxie.com.
Entreallergiques.com : site marchand de parapharmacie en ligne dédié aux allergiques créé en 2013 par Liliane, elle-même allergique et passionnée de formation. Le site propose des produits cosmétiques et d'hygiène, des compléments alimentaires, articles de librairie et autres gadgets : www.entrallergiques.com.
Happy Allergic : site animé par un parent d'enfant allergique, lui-même allergique, qui propose des conseils et la vente de t-shirts pour allergiques : www.happy-allergic.com/acteurs-allergies-alimentaires-france/.

Les recettes d'Hugo : blog animé par Nelly Sabot-Patracone, maman d'enfant allergique alimentaire : www.les-recettes-d-hugo.com.
MyPom : site de vente de bracelets d'identification médicale : www.mypom.fr/fr/news/15-choses-a-savoir-allergies-alimentaires.
Natâma : marque de la société Clarelia créée en 2002 par une maman d'enfant allergique alimentaire pour distribuer des produits adaptés à l'alimentation de certains allergiques ou intolérants. Le site propose des recettes de cuisine et conseils et une vente en ligne des produits : www.natama.eu/fr/.
Nutrisens : site marchand basé en région lyonnaise offrant des solutions d'alimentation dédiées aux professionnels de santé et aux particuliers pour répondre aux besoin des personnes souffrant d'allergies alimentaires et d'autres maladies : www.nutrisens.com.
Papilles et pupilles : blog animé par Anne, une maman qui propose des recettes adaptées : www.papillesetpupilles.fr.

Les bases de données sur la composition des aliments et les moteurs de recherche

Eassafe : site conçu par des médecins allergologues et répertoriant les ingrédients des produits alimentaires et la composition des cosmétiques : www.eassafe.com.
Allergobox : site répertoriant les ingrédients des produits alimentaires : www.allergobox.com.
Allerguide : portail dédié à la recherche d'informations validées par des allergologues : www.allerguide.fr.

Les associations médicales et professionnelles

Le Cercle d'investigations cliniques et biologiques en allergie alimentaire (CICBAA) : www.cicbaa.com.
Le Réseau d'allergo-vigilance (RAV) : www.allergyvigilance.org.
La Société française d'allergologie (SFA) : dispose d'un site internet accessible aux professionnels et au public : http://lesallergies.fr. Elle organise une fois par an un congrès international, actuellement le plus important congrès francophone d'allergologie : www.congres-allergologie.com.

Le Syndicat français des allergologues (SYFAL) : possède un site internet qui diffuse des actualités accessibles au public et des informations réservées aux professionnels : http://syfal.fr.
La Société française de psycho-allergologie : http://pychoallergo.org.

Les programmes d'éducation thérapeutique et les écoles de l'allergie alimentaire

CHU d'Angers (49) – Éducation thérapeutique en allergies alimentaires
4, rue Larrey, 49933 Angers Cedex 9
02 41 35 35 51
allergologie@chu-angers.fr

CHU de Nantes (44) – École de l'atopie & allergies alimentaires
Réseau asthme 44, dispensaire Jean-V, 6 rue Hippolyte-Durand-Gasselin, 44000 Nantes
02 40 48 22 41

CH de Lorient (56) – Centre hospitalier Bretagne Sud
Service de Pédiatrie, École de l'asthme éole 56, Site du Scorff, rue Louis Guiguen, Prolongement bd Laënnec, 56322 Lorient Cedex
02 97 64 98 11

CHU de Lyon (69) – Hospices civils de Lyon
ETAAP : Éducation thérapeutique en allergie alimentaire pédiatrique
Consultation d'allergologie, Service d'Hépato-Gastro-Entérologie, 59, bd Pinel, 69677 Bron Cedex
04 27 85 59 77
francoise.ramillon@chu-lyon.fr ou francois.payot@chu-lyon.fr
www.chu-lyon.fr/web/4437

Hôpital Trousseau AP-HP (75)
Polyclinique de pneumo-allergologie, Centre de l'asthme et des allergies
Bâtiment Lacaze Secteur rose « L'ours », 2e étage, 26, av. du Dr A Netter, 75571 Paris Cedex 12
01 44 73 68 38 / 01 44 73 69 10
rdv.allergologie@trs.aphp.fr

Établissement de soins de suite et de réadaptation pédiatrique (SSR Pédiatrique) « Les Tout-Petits »
Structure d'accueil Parent/Enfant, 3, Promenade de la Grange, 66760 Bourg-Madame
04 68 04 50 59
lestoutpetits.clinique@gmail.com
www.lestoutpetits-pediatrie.fr

Autres

Le Salon des allergies alimentaires et des produits sans (SAAPS) a été lancé depuis 2015 par Charlotte et Natacha, cofondatrices de Allergy Agency, elles-mêmes allergiques et intolérantes alimentaires. Il est ouvert aux professionnels de l'agro-alimentaire et au public chaque année en mai : www.saaps.fr.

Annexes

Tableau I – Symptômes d'anaphylaxie selon l'organe ou le système impliqué

Grade	Symptômes
I	Signes cutanés : érythème, urticaire/angio-œdème
II	Au moins deux organes atteints : signes cutanés, symptômes respiratoires (bronchospasme, toux, dyspnée), symptômes digestifs
III	Hypotension artérielle : collapsus, tachycardie ou bradycardie, arythmie
IV	Arrêt cardiaque et/ou respiratoire

Tableau II – Aliments impliqués dans des réactions pseudo-allergiques

Aliments	Riches en histamine	Libérateurs d'histamine	Riches en tyramine
Boissons	Boissons fermentées Vins et vinaigres	Vins et alcools	Vins blancs : champagne, vins d'Alsace
Viandes	Charcuterie : saucisses, saucissons, foie de porc	Viande de porc	Charcuterie : saucisses fermentées, salami, etc. Gibier faisandé

▶

Aliments	Riches en histamine	Libérateurs d'histamine	Riches en tyramine
Poissons et crustacés	Conserves de poisson : anchois, hareng, thon, sardine, saumon	Poissons Crustacés : crabe, crevette	Conserves de poisson : anchois, hareng, thon
Fruits et légumes	Choux, épinard, tomate	Fraise Ananas, papaye, etc. Noix Poivron, tomate, aubergine	Raisin Figue Avocat Fèves
Fromages	Fromages fermentés : brie ou camembert, gruyère, emmental, roquefort, parmesan, maroilles, etc.	Gruyère	Fromages fermentés : brie ou camembert au lait cru, gruyère, emmental, roquefort, parmesan, maroilles, etc.
Divers	Choucroute	Chocolat Moutarde Épices Blanc d'œuf	Chocolat Levure de bière

Tableau III – Teneur en lactose des produits laitiers courants

Aliment	Portion	Lactose (g)
Lait de vache	100 ml	5
Lait de brebis	100 ml	4,5
Lait de chèvre	100 ml	4
Yaourt	125 ml	6
Fromage blanc, petit-suisse	100 ml	4
Crème fraîche	100 ml	3
Beurre	5 g	Traces
Fromage à tartiner	30 g	1
Fromage à pâte dure	30 g	< 0,1
Camembert et fromage à pâte molle	30 g	< 0,1
Chocolat au lait	20 g	2

Tableau IV – Liste des aliments riches en FODMAPs

Type de sucre	Sucres	Sources
Oligosaccharides	FOS (fructo-oligosaccharides), GOS (galacto-oligosaccharides)	Blé, orge, seigle, oignon, poireau, ail, échalote, topinambour, artichaut, betterave, fenouil, salsifi, chicorée, petit pois, lentille, pois chiche, pistache, noix de cajou
Disaccharides	Lactose	Lait, fromages frais non affinés
Monosaccharides	Fructose (en excès par rapport au glucose)	Pomme, poire, mangue, cerise, pastèque, raisin, datte, asperge, sucre de table, pois mange-tout, miel, sirop de glucose-fructose
Polyols	Sorbitol, mannitol, maltitol, xylitol	Pomme, poire, abricot, cerise, fraise, nectarine, pêche, prune, pastèque, champignon, chou-fleur, chewing-gum et confiseries

Tableau V – Liste des allergènes moléculaires des fruits et des graines, et risque clinique associé

Allergène	Abondance dans l'aliment	Résistance à la cuisson	Risque d'anaphylaxie associé
Profilines	+ à +++	Non	Faible
Protéines PR10	+	Non	Faible
Protéines de transfert de lipides (LTP)	+	Oui	Faible à important
Protéines *thaumatin-like* (TLP)	+	Oui	Faible à important
Protéines de stockage	+++	Oui	Important

Tableau VI – Allergies croisées entre allergènes respiratoires et aliments, et allergènes moléculaires impliqués

	Allergène respiratoire (famille moléculaire)	Réactions croisées fréquentes	Réactions croisées rares
Allergènes végétaux	Pollen de bouleau (PR10)	Fruits des Rosacées : pomme, poire, pêche, prune, cerise, abricot, nectarine Autres fruits (plus rare) : kiwi Fruits à coque : noisette, amande, noix Légumes : céleri, céleri rave, carotte, pomme de terre Légumineuses : arachide, soja	Fruits des Rosacées : fraise, nèfle Autres fruits : banane, figue, raisin, grenade, pastèque, kaki, fruit du jacquier Légumes : fenouil, poivron, tomate, aubergine, endive, salade verte Légumineuses : haricot vert Épices : anis, coriandre, persil, cumin, paprika
	Pollen de cyprès (peamacléine)	Pêche	Orange
	Pollen de graminées (profiline)	-	Farine de blé, orange, tomate, poivron, kiwi, melon, arachide
	Pollen d'ambroisie	Melon, pastèque	Concombre, banane
	Pollen d'armoise	Épices : anis, aneth, céleri, cumin, fenouil, coriandre, persil Légumes : carotte Autre : miel	Épices : poivre, carvi Autre : camomille
	Pollen de plantain	-	Melon
	Latex d'hévéa (hévéine, chitinase)	Avocat, banane, kiwi, melon, fruit de la passion, papaye, figue, châtaigne, sarrasin	Fruits des Rosacées : pomme, pêche, abricot, cerise, amande Autres : noix, noisette, sésame, céleri

▶

	Allergène respiratoire (famille moléculaire)	Réactions croisées fréquentes	Réactions croisées rares
Allergènes animaux	Acariens domestiques (tropomyosine)	Crustacés, mollusques	Coquillages Escargots terrestres ?
	Poils et squames de chat (albumine, alpha-Gal)	-	Viande de porc et viandes rouges de mammifères
	Plumes d'oiseaux	-	Jaune d'œuf

Tableau VII – Liste des allergènes alimentaires à déclaration obligatoire dans les denrées alimentaires préemballées depuis le 25 novembre 2005

Allergènes à étiquetage obligatoire	
1. Céréales contenant du gluten (blé, seigle, orge, avoine, épeautre, kamut) et produits à base de céréales	8. Fruits à coque (amandes, noisettes, noix de cajou, noix de pécan, noix de macadamia, noix de Queensland, noix du Brésil, pistaches) et produits à base de ces fruits
2. Crustacés et produits à base de crustacés	9. Céleri et produits à base de céleri
3. Œufs et produits à base d'œufs	10. Moutarde et produits à base de moutarde
4. Poissons et produits à base de poissons	11. Graines de sésame et produits à base de graines de sésame
5. Arachide et produits à base d'arachide	12. Anhydride sulfureux et sulfites en concentration de plus de 10 mg/kg ou 10 mg/l (exprimés en SO_2)
6. Soja et produits à base de soja	13. Lupin et produits à base de lupin
7. Lait et produits à base de lait (y compris le lactose)	14. Mollusques et produits à base de mollusques

Tableau VIII – Formules végétales, substituts du lait maternel/lait de vache maternisé, destinées à l'alimentation du nourrisson

Formule végétale	Nom commercial	1er âge (0-6 mois)	2e âge (6-12 mois)	3 Croissance (12-36 mois)
Hydrolysats de protéines de riz	Bébé Mondorle	800 g	800 g	800 g*
	Picot Riz	800 g	800 g	Non disponible
	Modilac Expert Riz	800 g	800 g	800 g
	Novalac Riz	0 à 36 mois (800 g)		
	Prémiriz	900 g	900 g	900 g
Hydrolysats de protéines de soja	Gallia	900 g	900 g	Non disponible
	Modilac	900 g	900 g	Non disponible
	Nutrilon	800 g**	800 g***	Non disponible
Riz + amande	Prémiamande	Non disponible	Non disponible	900 g

* Contient : riz, millet, sarrasin. À partir de 10 mois.

** Sans lactose.

*** Sans lactose.

Tableau IX – Composition des différentes boissons végétales pour 100 ml, en comparaison avec le lait de croissance et le lait de vache demi-écrémé

	Lait de croissance	Lait de vache demi-écrémé	Soja	Amande	Noisette	Riz	Avoine
Énergie (kcal)	68	45	52	38	39	47	32
Protéines (g)	1,5	3,3	3,6	0,9	0,6	0,1	0,6
Lipides (g)	3	1,53	2	1	0,9	2	1
Glucides (g)	8,4	4,8	1	5,1	4,5	9,4	4,8
Calcium (mg)	78	123	12 à 150	ND	ND	2	6
Fer (mg)	1	0,04	0,3	ND	ND	ND	ND

ND : non déterminé.

Tableau X – Quantité de lait de vache dans les laitages et aliments cuisinés

	Aliment	Poids de la portion (g)	Quantité de lait (ml)
Lait cru	Portion de beurre	10	2
	Portion de Vache qui rit	15	78
	Portion d'Apéricube	5,2	17
	Camembert (1/8)	31	206
	Emmental	30	280
	Fromage blanc (20 %)	100	200
	Crème fraîche	100	68,7
	Petit-suisse	60	175
	Yaourt	125	168
Lait cuit	Prince goût chocolat	20	1
	Prince tout chocolat	20	3
	Véritable petit Lu	8	1,3
	Kinder chocolat	12,5	3,6
	Maxi Kinder chocolat	21	6
	Petit pain au lait Pasquier	35	3,5

Tableau XI – Ingrédients à base de lait de vache susceptibles de contenir des allergènes de lait de vache

Lait et laitages de vache	Protéines dérivées du lait de vache
Babeurre	Alpha-lactalbumine/lactalbumine
Beurre, beurre clarifié	Bêta-lactoglobuline/lactoglobuline
Lait caillé	Caséinate
Ghee (beurre indien)	Caséinate de sodium
Kéfir	Caséinate de calcium
Huile de beurre (gras de lait anhydre)	Caséine
Lait sans lactose	Lactoferrine
Mélanges pour boissons maltées	Lactosérum
	Protéines ovo-lactohydrolysées

Tableau XII – Protéines d'œuf ou dérivés susceptibles d'être présents comme ingrédients dans des aliments ou des cosmétiques

Œuf entier	Blanc d'œuf	Jaune d'œuf
Protéines d'œuf Protéines animales (produit susceptible d'en contenir) Poudre d'œuf	Albumen (synonyme) Albumine (poudre) Conalbumine (ovotransferrine) Ovalbumine Ovomucoïde Lysozyme (ou E1105) Ovomucoïde Ovoglobuline Ovomucine Ovomacroglobuline	Vitelline Apovitellenine (ou lipovitelline) Ovovitelline Phosvitine Livetine Colorant E101 Lécithine d'œuf Lécithines (E322) (produit susceptible d'en contenir)

Tableau XIII – Dérivés de l'arachide susceptibles d'être présents dans des cosmétiques ou des produits d'hygiène*

Arachidic acid (Peanut acid)	*Glyceryl arachidate*
Arachidyl behenate	*Isopropyl arachidate*
Arachidyl erucate	*Oleyl arachidate*
Arachidyl glucoside	*Peanut acid*
Arachidyl glycol	*Peanut oil*
Arachidyl propionate	*Peanut glycerides*
Arachis hypogaea flour	*Peanutamide MEA*
Arachis hypogaea oil	*Peanutamide MIPA*
Arachidyl alcool	*Potassium peanutate*
Conarachin	

* Cette liste est fournie à titre informatif. Le risque de déclencher une réaction allergique n'a pas été évalué pour tous les produits de cette liste.

Tableau XIV – Produits à base de soja (*Glycinus max*)*

Albumine de soja (soya)	Nimame
Edamame	Okara
Fève germée	Protéines végétales texturées (PVT)
Glycine max	Sauce soja
Isolat de protéine de soja	Shoyu
Kinako	Sobee
Kouridofu	Soja hispida
Lécithine de soja	Tamari
Lécithine végétale	Tempeh
Miso	Tofu
Natto	Yuba (feuille de tofu)

Tableau XV – Dérivés du soja susceptibles d'être présents dans des cosmétiques ou des produits d'hygiène**

Cocoyl hydrolyzed soy protein	*Hydrogenated soy glyceride*
Dihydroxyethyl soyamine dioleate	*Hydrogenated soybean glycerides*
Dimethyl soyamine	*Hydrogenated soybean oil*
Disodium soyamphodiacetate	*Hydrolyzed soy extract*
Disoyamine	*Hydrolyzed soy protein*
Glyceryl hydrogenated soyate	*Methyl soyate*
Glycine max germ extract	*Polyglyceryl dimer soyate*
Glycine max polypeptide	*Potassium soyate*
Glycine max seed extract	*Propylene glycol soyate*
Glycine soja extract	*Sodium soyate*
Glycine soja flour	*Sodium stearoyl soy protein*
Glycine soja oil	*Soyaminopropylamine*
Glycine soja oil unsaponifiables	*Soybean glycerides*
Glycine soja peptide	*Soybean palmitate*
Glycine soja protein	*Soytrimonium chloride*
Glycine soja sterols	*Sucrose polysoyate*
Hydrogenated phosphatidylcholine	

* D'après : allergiesquebec.org.
** Source : www.les-recettes-d-hugo.com/les-allergenes-en-cosmetique.

Tableau XVI – Principaux auxiliaires technologiques de panification autorisés en France

Améliorants	Conservateurs	Autres céréales	Produits de pâtisserie
Alpha-amylase fongique	Acide ascorbique (vitamine C)	Farine de maïs	Œufs
Cellulase et hémi-cellulase	Acide propionique et propionates (sels)	Farine de seigle	Sucre
Amylo-glucosidase (pentosanase, bêta-glucanase)	-	Farine d'orge	Lait et crème fraîche
Lécithines et lipoxygénase de soja	-	Farine de lupin	Farine de riz
Malt et farine de malt de blé	-	Farine de fèves	Fruits à coque
Gluten	-	Farine de soja	Fruits secs et fruits frais
Acide acétique et vinaigre alimentaire	-	Graines de tournesol	Gélatine alimentaire
Mono- et diglycérides d'acides gras	-	Graines de sésame	Colorants alimentaires
Lactose hydrolysé	-	Graines d'anis	Arômes alimentaires
Pyrophosphate de sodium	-	Graines de fenouil	-
Phosphate acide de calcium	-	Graines de pavot	-
Acétate de calcium	-	-	-
Persulfate d'ammonium	-	-	-

Tableau XVII – Classification des additifs alimentaires autorisés en France

Fonction	Code	Exemple
Colorants	E100 à E182	Curcumine, tartrazine, rouge de cochenille, bleu patenté V, etc.
Conservateurs	E200 à E297	Sorbates, benzoates, sulfites, nitrites, formaldéhyde, etc.
Antioxydants et régulateurs de pH	E300 à E399 E500 à E586	Acide ascorbique, BHA, BHT, lactates, citrates, malates, etc.
Agents de texture (gélifiants, épaississants, émulsifiants)	E400 à E496 E999 à E1521	Alginates, gommes, diphosphates, dérivés cellulosiques, dérivés d'acides gras, alcools, enzymes, etc.
Exhausteurs de goût et édulcorants	E620 à E650 E950 à E968	Glutamates, guanylates, aspartames, etc.
Contaminants	E710, E713	Spiramycine, tylosine
Divers	E900 à E949	Cires, paraffine, gaz, etc.

Tableau XVIII – Produits alimentaires contenant des sulfites et quantités maximales autorisées (mg/kg ou mg/l)

Aliment	Quantité maximum	Aliment	Quantité maximum
Vin rouge	125-210	Pommes de terre épluchées sous vide ou déshydratées (flocons)	100
Vin rosé, vin blanc	150-400	Champignons et conserves	10
Vin mousseux	235	Moutarde	500
Cidre	150-175	Blanchiment de la morue	1000
Bière	100	Poissons et autres produits de la pêche séchés	1000
Hydromel	100	Chair de crabe	30
Jus de raisin, ananas, pomme, orange, citron, pamplemousse	10	Crevettes et langoustes (chair cuite)	30
Jus de légumes	100	Décoloration des fruits destinés à être confits	60
Boissons aux fruits	20-50	Griottes pour pâtisserie	150
Fruits, pulpes, purées, jus de fruits et extraits aqueux pour confitures, gelées, marmelades	50	Purées salées d'ail, d'oignons, d'échalotes	1000
Confitures « extra »	10	Sirop de glucose	20
Noix	1	Autres sucres	15
Fruits et légumes secs	1000	Marrons et autres fruits à coque	10

Index

A

Acarien 19, 21, 38-39, 41, 47, 74, 102, 106-108, 120-121, 146, 181, 233
Additif alimentaire 61, 120, 167, 171, 178-179, 239
Adolescent 31, 36, 60, 62-63, 101-102, 128, 156, 167, 177, 207-208, 219
Adrénaline 14, 35, 55, 57-58, 67, 156, 173, 183, 195, 197, 210, 212, 214-219
Adulte 12, 13, 22, 27-28, 32, 34-36, 55, 60, 62-70, 76, 78-79, 82, 85, 94, 97-99, 101, 104, 106-107, 109, 113, 117-119, 121, 128-130, 145, 151-154, 157, 161, 163-164, 171, 177, 182, 190, 197, 199, 201, 207, 215, 218
Aéroallergène 18
Agar-agar 186
Agent de texture 183, 239
Agent pathogène 16-17, 20
Agrume 80, 139-141, 143, 145, 186, 187, 232, 240
Ail 156-157, 162-163, 166, 231, 240
Albumine 18, 41-42, 67, 85, 87-88, 91, 93-95, 97-100, 102-103, 124, 127-128, 162, 175, 192, 233, 235-237
Albumine 2S 124, 127-128, 162, 192
Alcaloïde 124, 166, 177
Alcool 26, 35, 42, 44, 48, 96, 104, 119, 123, 139, 144-145, 150, 160, 170, 173, 182-183, 188, 229, 236, 239
Voir aussi Éthanol, Liqueur
Algue 49, 102, 160-161, 186
Aliment natif 46-47, 50-51, 104, 116, 181
Aliment transgénique 191-192
Voir aussi Organisme génétiquement modifié
Allaitement 31, 61, 68-70, 93, 99, 127, 156-157,162
Allergène alimentaire 13-14, 18, 22, 28, 35, 40, 45, 50, 59-60, 72, 74-76, 79, 84-192, 198, 212-214, 219, 233
Allergène masqué 89-90, 103, 105, 120, 128, 132, 155, 162, 164, 169, 208-210
Allergène moléculaire 18, 22, 35, 46, 47, 61,

79, 110-111, 114, 120, 122, 127-128, 131, 134, 140, 142, 153, 231-233
Allergie croisée 22, 34, 38-42, 47, 49, 64, 70, 75, 78-79, 87-88, 92, 97, 99, 102-103, 105-115, 124-125, 131, 133-135, 138, 142-145, 147-155, 162-166, 176, 181-185, 191-192, 232-233
Voir aussi Réaction croisée
Allergie de contact 17, 19, 23, 31, 40, 44, 51, 56, 58-60, 66, 74, 77, 79-80, 103, 105, 107, 109-110, 121-123, 126-127, 130, 133, 137-138, 140-141, 143, 146-148, 150, 152-160, 163-174, 178, 183, 185, 219
Allergie locale 15, 18, 24, 40, 52, 59, 62, 71, 74, 77, 80, 105, 134, 175, 197
Allergie persistante 14, 36, 68, 72-73, 78, 85, 89, 98, 101, 105, 107, 130, 142, 147, 152, 154, 201, 208, 211
Alpha-Gal 42, 61, 91, 94-96, 186, 233
Aluminium 181, 189
Amarante 124, 179
Ambroisie 144, 153, 155, 164, 178, 232
Ananas 146, 230, 240
Anaphylaxie 15, 23-24, 31, 33, 35, 42, 54-58, 60, 73, 85-86, 89, 92, 94-102, 104-106, 108-109, 113, 115-130, 133-134, 137-141, 143-185, 187-189, 191, 195-198, 208-209, 212-213, 215, 217-218, 224, 225, 229, 231
Anémie 30, 83
Anergie 17
Aneth 151, 164-166, 232
Angio-œdème 27, 57-60, 86, 94-95, 97-101, 104, 109-110, 113, 115-119, 121, 125-126, 128, 130, 134-135, 141, 143, 145, 147, 149-150, 159, 162, 165, 167-168, 172-173, 177, 180, 182, 186, 194-195, 208, 215, 218, 229
Anis 151, 163-166, 232, 238
Anisakis simplex 41, 61, 102
Antiacide 63, 65-66, 81, 195
Antibiotique 32, 90-91, 162
Anticorps 15-16, 19-21, 26, 47, 83, 95-96, 201-205
Anticorps monoclonal 95-96, 201-205
Anticorps monoclonal anti-cytokines 95-96, 205
Antidépresseur 173
Antiémétique 67
Antihistaminique 27, 51, 53, 194
Anti-inflammatoire 35, 48, 53, 119, 121, 182, 201, 206
Antioxydant 124, 129, 139, 154, 168, 183, 239
Antispasmodique 196
Apiacée 148, 151, 163-166
Arachide 14, 18, 34, 36-37, 40, 49, 60, 63, 72, 74, 78, 93, 98, 108-112, 115-118, 126, 130, 132, 170, 172, 184, 192, 196-202, 205, 208, 210-211, 213-215, 217, 221-223, 230, 232-233, 236
Armoise 125, 137, 147-148, 153, 155, 157, 159, 162, 164-165, 176-178, 230, 232
Aspartame 187, 239
Asperge 80, 156-158, 231
Aspirine 180, 182, 215
Assurance maladie 45, 46, 47, 52
Asthme 15, 21, 30, 33, 49, 51, 54, 57, 63-65, 72-73, 77, 80, 86, 90, 99, 100, 103, 105, 120-127, 129, 135, 142, 145-146, 152-154, 157-158, 160, 162-164, 167-169, 172, 174-178, 180, 182, 184-185, 187-188, 190, 197-198, 201, 204-206, 210, 213, 215, 217-219, 225, 227
Atopie 21-22, 32-33, 36-37, 43, 62, 66, 75-79, 81, 86, 91, 93, 94, 97, 99, 101,

109-110, 116, 118,-121, 123-124, 127, 129, 130, 134, 152, 162, 165, 180, 202, 205-206, 218, 227
Aubergine 152, 155, 230, 232
Autorisation de mise sur le marché (AMM) 52, 67, 194-196, 202, 215
Aveugle (test en) 29, 33, 54, 55, 90, 102, 105, 107, 124, 172, 180, 182, 184, 187, 198, 200
Avocat 133, 143, 146-147, 156, 230, 232
Avoine 117, 118, 123, 233, 234

B

Baie de Goji 154
Ballonnement 26, 29-30, 124, 156, 157
Banane 40, 99, 143, 145-147, 153, 156, 232
Barrière 17-18, 48, 85
Baume du Pérou 79, 141, 167, 169, 174, 177
Benzoate 25, 139, 174, 179, 181, 182, 239
Bêtabloquant 35, 54, 215
Bêta-lactoglobuline 85, 87, 91, 92
Bette 158
Betterave 104, 158, 231
Bière 103, 120, 123, 170-171, 177, 182, 186, 230, 240
Bio 41, 137, 182
Biocide 32
Biopsie 27, 44, 62, 63, 68-69, 83, 118
Biopuce 127, 131, 142
Biothérapie 201-202
Blé 35, 48, 49, 53, 61, 68, 71, 73, 78, 82, 117-121, 126-127, 143, 171, 211, 222, 231-233, 238
Blocage alimentaire 62-63
Voir aussi Phobie alimentaire
Boisson végétale 64, 71, 84, 87-88, 234
Bouleau 38-41, 62, 70, 72, 74-75, 109, 111, 113-114, 125, 133-135, 138-139, 142, 145-146, 148-155, 164, 166, 192, 232
Brassicacée 155-156, 158, 159, 161, 162
Brocoli 30, 155-156, 162
Bronchodilatateur 57, 90, 195, 215
Bronchospasme 57, 73, 86, 89, 101, 107, 109, 195, 215, 229

C

Cacao 54, 87, 124, 168, 184, 230
Cacahuète
Voir Arachide
Café 124, 158, 168, 174-175, 177, 184-185, 223
Caféine 124, 174, 184
Camomille 176, 232
Cannelle 141, 167, 168
Carambole 146, 148
Carotte 40, 74-75, 151-152, 163-164, 166, 232
Caroube 54, 72-73, 87, 112, 115-123, 125, 127-128, 161, 174, 183-185, 191, 238
Carraghénane 186
Carrière allergique 22
Carvi 151, 163, 165-166, 232
Caséine 85, 87, 89-91, 144, 206, 235
Céleri 40, 148, 151, 163-166, 177, 221, 232-233
Chaleur 27, 45, 87, 113, 121, 187
Champignon 49, 142, 159-160, 187, 188, 231, 240
Charcuterie 26, 96, 97, 116, 119, 122, 132, 173, 180, 181, 183, 184, 186, 229
Chat 41-42, 95-96, 233
Voir aussi Syndrome porc-chat
Chewing-gum 168, 187-188, 231
Chitosane 105
Chlorelle 161
Choc anaphylactique 15, 23, 35, 54, 56-58, 86, 95, 96, 98, 101-102, 104, 109, 113, 115, 121, 128, 130, 134, 139, 141, 145, 147, 151, 155-156, 160, 166, 175, 177-178, 183, 195, 218

Choc biphasique 55, 58
Chou 30, 69, 155-156, 162, 230-231
Chou-fleur 30, 155-156, 231
Chymase 24
Ciboulette 156-157, 163
Ciguatera 102
Clou de girofle 168-169
Cofacteur 33, 35, 42, 44-45, 96, 104, 145
Cola 130, 168, 174
Colique du nourrisson 69, 156, 157
Colite à éosinophiles 21, 69
Colorant 96, 122, 167, 173, 176, 179-181, 190, 239
Coloscopie 69
Condiment 122, 151, 155, 156, 161-163, 165, 170, 180
Condurango 176
Confiserie 99, 103, 112, 120, 128, 149, 168, 169, 176, 177, 180, 181, 185-188, 222, 231
Confiture 75, 139, 158, 184, 186, 240
Conjonctivite 15, 52, 74-75, 80, 99, 103, 105, 120, 123, 125, 127, 129, 135, 137, 141, 146, 151-152, 154, 156-160, 164-167, 170, 172, 174-176, 180, 184
Conservateur 26, 32, 48, 73, 96-98, 122, 136, 174, 181, 183, 188, 239
Constipation 15, 26, 51, 69-71, 86, 122, 125, 185, 218
Contact cutané 17, 19, 59, 130, 141, 143, 219
Cordon bleu 92, 114, 115, 119
Coriandre 151, 163, 164, 165, 166, 232
Corticoïde 38, 51, 53, 63, 90, 194, 196, 215
Cosmétique 145-146, 176, 180, 184-186, 188
Voir aussi Produit d'hygiène
Courbe de poids 81, 86
Courge 124-125, 143-144
Courgette 125, 144
Crabe 104, 230, 240
Cresson 155, 158-159
Crevette 104-106, 167, 180-181, 210, 223, 230, 240
Croissance 29, 38, 62, 64, 66-70, 81, 83, 85, 106, 118, 211, 234
Cromoglycate de sodium 27, 196
Crustacé 38, 41, 59, 60, 63, 72, 74, 102, 104-108, 182, 221, 223, 230, 233
Cuir chevelu 57, 59
Cuisson 35, 40, 62, 72, 74, 87-89, 94, 97-102, 105, 111, 118, 121-122, 125-126, 128, 130-131, 135-139, 144, 151-158, 160, 162-164, 231, 235, 240
Cumin 112, 151, 163-166, 169, 232
Curcuma 167, 170, 180, 206
Curcumine 167, 180, 239

D

DARpins 203-204
Datte 150, 231
Défense immunitaire 16, 20, 32, 42, 44, 61, 62, 199
Déficit en alcool déshydrogénase 26, 173
Déficit enzymatique 25-26, 42
Démangeaison 15, 23, 38, 40, 57, 62, 74, 77-78, 80-81, 83, 94, 102, 107, 111, 131, 135, 138-141, 146, 150-152, 158, 166, 174, 189, 195
Démangeaison buccale 15, 38, 40, 94, 111, 131, 135, 139-140, 146, 150, 166
Démarche diagnostique 44-45
Denrée alimentaire préemballée 13, 85, 98, 102, 112, 114-115, 128, 131, 164
Dentifrice 32, 166, 168, 181-182, 185-186, 188
Dermatite atopique 22, 76, 119
Dermographisme 60-61

Diabète 65, 204
Diagnostic 14, 27-28, 30, 35, 43-46, 49-54, 63, 67-68, 80-83, 86-88, 94, 96, 99, 104, 106, 110-111, 114, 116, 118, 120-122, 127-128, 131, 134, 137, 140, 142, 147, 152, 162, 164, 169, 172, 180-182, 199, 205, 211
Diamine oxydase (DAO) 26
Diarrhée 15, 26-28, 30, 48, 51, 54, 67-70, 86, 102, 118, 122, 177, 184-185, 189, 195, 217
Doigt 59, 86, 138
Douleur abdominale 27, 29, 51, 54, 57, 68-69, 91, 96, 115-116, 122, 139, 177, 180, 184-185, 189, 196, 215
Douleur cardiaque 65
Douleur thoracique 65
Dysphagie 57
Dysphonie 57
Dyspnée 65, 72-73, 229

E

École de l'allergie 193, 210, 212, 227
Voir aussi Éducation thérapeutique
Eczéma 19, 21-22, 33, 36, 51, 54, 59, 66-67, 75,-81, 86, 91, 93, 94, 97, 99, 101, 103, 107, 109, 110, 113, 116, 117-118, 120-124, 127, 130, 135, 138, 141, 146-148, 152-158, 160, 162-163, 165, 166-170, 174, 178, 180, 185, 187, 189, 198, 205-206, 218
Éducation thérapeutique 14, 37, 193, 210-212, 223, 227
Voir aussi École de l'allergie
Édulcorant 179, 187-189, 239
Endochitinase 145, 172
Enfant 12-14, 17, 21-22, 28, 31-38, 43-44, 50-51, 53-55, 59, 62-72, 75-76, 78, 80, 82, 85-94, 98-99, 101, 104, 107-110, 113-121, 125-129, 132, 134, 138, 140-141, 145, 151-153, 157, 161, 163, 169-170, 176, 179-180, 187, 191, 193, 196, 198-201, 207-212, 214-220, 225-226
Enquête alimentaire 44, 88, 140, 171, 214, 222, 224
Entérocolite 36, 54, 67-68, 70, 86, 97, 101, 106, 118, 120-121, 123, 152, 158, 160, 195, 217
Enzyme 24-29, 54, 85, 97, 104, 119, 144, 149, 159-160, 173, 183, 189, 239
Éosinophile 16, 20, 21, 24, 44, 62-64, 69, 71, 75, 86, 97, 101, 118, 121, 124, 126, 157, 195, 196, 206
Épice 61, 74, 127, 151, 156, 161-171, 176, 180, 230, 232
Épigénétique 33
Épinard 158, 160, 230
Épinéphrine
Voir Adrénaline
Érythème 52, 80, 158, 174, 180, 229
Escargot 107-108, 233
Éthanol 144, 173
Voir aussi Alcool
Étiquetage 92, 99, 112, 132, 164, 179, 181, 193, 208, 212, 220-224, 233
Éviction 14, 28, 30, 36, 37, 39, 43-44, 47-48, 53, 61, 63-64, 68-69, 71, 78, 83, 86-88, 90-91, 93, 99, 103, 105, 107, 111-112, 114, 117-118, 120-121, 127, 131-132, 137-138, 140, 142-144, 147, 154, 162, 168, 170, 175, 177, 182, 183, 193, 197-198, 207-211, 215, 218-220
Excipient à effets notoires 112, 114, 120, 126, 128, 179, 181-183, 188, 189
Excoriation 77, 78
Exercice physique 35, 44-45, 55, 96, 104, 106, 118-119, 121-122, 127, 153, 156, 157-158, 164, 166, 172, 198, 215

Exhausteur de goût 187-188, 239
Extrait commercial 50-51, 104, 110, 114, 116, 120, 127-128, 131, 142, 162
Extrait total 110-111, 122, 131, 210

F

Fabacée 169, 183-185
Fatigue 15, 82, 122, 173, 194
Fausse allergie 24-25, 42, 45, 86, 97, 101, 102, 138, 143, 155
Voir aussi Réaction pseudo-allergique
Fenouil 151, 163, 165-166, 231-232, 238
Fenugrec 169, 170
Fibroscopie 27, 63, 65
Figue 40, 73, 138, 144, 149, 156, 230, 232
Filaggrine 77
Fissure anale 66, 70-71
Flatulence 26, 29, 30, 122, 124, 156, 157, 185, 186
FODMAPs 48, 115, 117, 124, 139, 146, 156, 157, 160, 177
Fraise 25, 80, 138-139, 181, 189, 231-232
Framboise 138-139, 189
Froid 25-27, 66, 101, 185
Fromage 47, 80, 85, 86, 89, 92, 98, 99, 132, 163-165, 167, 173, 183, 184, 206, 218, 230, 231, 235
Fructose 29, 146, 177, 231
Fruit à coque 18, 40, 59, 63, 74, 78, 109, 117, 124, 129, 130-133, 162, 172, 208, 211, 214-215, 217, 219, 221, 223, 240
Fruit de la passion 146, 148, 232
Fruit du jacquier 146, 148
Fruit rouge 138-139
Voir aussi Fraise, Framboise

G

Gastro-entérite à éosinophiles 62-64
Gaz 27, 30, 69, 166, 189, 239
Gélatine animale 61, 91, 96, 101, 103, 186
Gelée royale 177-178
Gibier 94, 96, 229
Gingembre 170
Glace 112, 116, 151, 158, 167, 177, 180, 184-185, 186
Glutamate 187, 239
Gluten 11, 32, 42, 49, 70, 73, 82-83, 116-120, 123-124, 126-127, 184, 221, 233, 238
Glycoprotéine 19, 46, 108, 124
Gomme 174, 184-185, 239
Gomme adragante 185
Gomme arabique 174, 185
Gomme de guar 184-185
Gomme xanthane 185
Graine de cannnabis (chanvre) 125
Graine de courge 124-125
Graine de fenouil
Voir Fenouil
Graine de nigelle
Voir Nigelle
Graine de pavot
Voir Pavot
Graine de tournesol
Voir Tournesol
Grains de Trantas 75
Graminée 70, 122-123, 125, 137, 144, 146, 153, 156, 178, 232
Grenade 150, 160, 188, 232

H

Halitose 66
Haptène 19
Haricot 108, 113, 115-116, 161, 232
Hématémèse 67
Hérédité 20-21, 25-29, 32-33, 68, 117, 173, 187, 191, 203-204
Histamine 20, 23-26, 48, 50, 86, 97, 101, 143, 153, 155, 172-173, 183, 206, 229, 230
Huître 68, 106, 107
Hydrogène 28-30
Hydrolysat 64, 71, 87, 119, 234

Hygiène 31, 32, 66, 79, 89, 99, 112, 115, 128, 132, 140, 165, 181, 185, 194, 225, 236, 237
Hyménoptère 19, 33, 56, 224
Hyperactivité 179
Hypersudation 66
Hypertension 173, 202
Hyperthyroïdie 66, 70
Hypnotique 51, 53
Hypotension 67, 86, 229

I

IgE-dépendant 42-44, 50,-52, 58, 69, 71, 81, 86, 88, 99, 104, 107, 110, 114, 120, 182, 200-201, 205
IgE (spécifique) 16, 21-22, 34-36, 38-40, 43-48, 50-51, 53, 61, 63, 68, 77-78, 81, 85-89, 100, 102, 104, 106-107, 110-112, 114, 116, 120, 122, 127-128, 131, 134-135, 137-138, 140, 142, 147-148, 152, 158, 162, 170, 180-182, 184, 199, 200, 203, 210-211
IgG anti-aliment 47-50
Immunité adaptative 16
Immunité innée 16, 20, 199
Immunoglobuline G (IgG) 23, 47-50, 82-83, 95
Immunothérapie 14, 64, 111, 196-199, 202
Induction de tolérance 14, 53, 142, 197, 202
Inflammation 17-18, 20-21, 23-24, 27, 48, 62, 66, 69, 72-75, 206
Impulsion
Voir Tisane
Inhalation 57, 60, 72, 74, 89-90, 101, 105, 109, 121-122, 124-125, 127-129, 133, 141, 149, 153-154, 156-160, 163, 168-169, 175, 187, 196, 214-215, 219
Inhibiteur de la pompe à protons (IPP) 35, 63, 81
Injection 57-58, 61, 100, 103-104, 107, 156, 189, 195, 204, 214-218
Insecte 17, 57, 181, 190-191
Interrogatoire 43, 45, 49, 116, 120, 127
Intolérance alimentaire 15, 25, 27-30, 32, 42, 48, 49, 70, 73, 85, 115, 117-118, 124, 139, 146, 160, 177, 179, 180, 187, 218, 226, 228
Iode 103, 104

J

Journal alimentaire 44, 68
Jujube 150

K

Kaki 150, 232
Ketchup 153, 185
Kiwi 36, 40, 60, 74, 141-144, 156, 160, 197, 217, 232

L

Lactase 25, 27-29
Lactose 27-29, 70, 85, 87, 90, 221, 230, 233-235, 238
Lait de vache 14, 28, 35-36, 52-53, 60-61, 63, 64, 68-69, 71, 75-76, 78, 81, 83-94, 113, 163, 191, 199-201, 206, 208-209, 218, 221, 230, 231, 233-235, 238
Larve 102, 177, 190, 191
Laryngite 64-65
Latex 39, 47, 126, 141-144, 146-150, 152-153, 155-156, 158, 161, 164, 176
Laurier noble 169
Légumineuse 18, 40, 48, 63, 68, 108-110, 113, 115, 116, 130, 162, 169, 184, 185, 205, 232
Lentille 110, 231
Léthargie 15, 81
Leucotriène 24
Levure 16, 49, 79, 119, 171, 230
Lichénification 78
Lichen plan 168
Liliacée 156-157
Lin 125
Liqueur 99, 123, 132, 164-170, 173, 177, 180, 184, 185

Litchi 133, 146-148
LTP (*Lipid Transfer Protein*) 18, 61, 70, 119-120, 122-123, 131, 136-145, 147-151, 153-155, 157, 159, 162-163, 165, 167, 171-172
Lupin 99, 110, 115, 116, 221, 233, 238
Lymphocyte T 15, 16, 77, 197, 200
Lysozyme 16, 85, 98-99, 183

M

Mâche 159
Maïs 117, 122-123, 143, 188, 191, 192, 238
Maladie de Crohn 71
Maladie professionnelle 120, 124-125, 146, 165, 174-177, 184-185, 187-188, 190
Mal de tête 25-26, 82, 122, 124, 173, 180, 182, 187
Mangue 132, 146, 147, 156, 231
Manifestation cardio-vasculaire 23, 172
Manifestation clinique 22-24, 35, 43-44, 56, 85, 88, 110, 122, 130, 134, 140-141, 218
Mannitol 150, 160, 188, 231
Marqueur biologique 24, 44
Mastocyte 16, 19-20, 23-24, 26-27, 33, 50, 104, 201, 203, 206
Mastocytose 20, 24, 26, 27, 173, 215
Mayonnaise 99-100, 147, 162, 181
Médiateur 20, 23-24, 26-27, 119, 124, 206
Médicament 12, 19, 26-27, 29, 32-33, 35, 37-38, 44-45, 48, 51-53, 57, 61, 63, 65, 80, 90, 95-96, 103-105, 112, 114, 120, 122, 126, 128, 140, 147, 149, 164, 170, 173-174, 176, 178-179, 181, 183, 185, 188-189, 192, 194-196, 198, 201-202, 204, 215-220
Melon 143-144, 188, 232
Menthe 176
Microbiote 42
Miel 29, 141, 159, 173, 176-178, 231-232
Millet 123, 234
Mode aigu 17, 73
Mode chronique 17
Moisissure 41, 97, 122, 125, 129, 142, 160, 172, 175, 178
Mollusque 41, 105, 106-108, 221, 233
Voir aussi Escargot, Huître
Moutarde 61, 120, 155, 159, 161-162, 180-181, 221, 230, 233, 240
Mucus 71, 72
Muscade 130, 170, 171
Myoglobine 93-95

N

Navet 155, 156, 162
Nèfle 149, 206, 232
Négativité 40, 45, 50, 60, 61, 63, 68, 81, 102, 105, 110, 128, 142, 144, 172, 173, 184, 210
Voir aussi Résultat faussement négatif
Nickel 107
Nigelle 169, 206
Nitrate 26, 183
Nitrite 26, 97, 181, 183, 239
Nocebo 12, 33, 55
Nodule 65
Noisette 39, 40, 93, 126, 130-132, 196, 210, 222-223, 232-234
Noix 36, 40, 60, 80, 124, 125, 129-133, 147, 149, 170-171, 187, 188, 192, 223, 230-233, 240
Noix de l'arganier 129
Noix de coco 130, 149, 188
Nourrisson 12, 14, 22, 27-28, 31, 33, 35-37, 50-52, 54, 59, 61-65, 67-71, 77-78, 81, 84-88, 91-94, 98-99, 113, 118, 120-121, 127, 143, 151-153, 155-157, 161-162, 184, 187, 234
Nuggets 114-116

O

Œil
Voir Yeux

Œsophagite 21, 62-65, 69, 86, 97, 101, 118, 120-121, 124, 126, 157, 195-196
Œsophagite peptique 65
Œuf 35-36, 48, 53, 59, 61, 63, 68-69, 71-72, 75-76, 78, 93, 97-101, 103, 109, 115, 117-118, 161, 163, 180, 183, 196, 199, 201, 211, 219, 221-222, 230, 233, 236, 238
Oléosine 112, 128-129, 131
Oligosaccharide 30, 231
Olive 128, 133, 149, 150
Oreille 59, 75, 77, 86
Organe génital 59, 86, 102
Organisme génétiquement modifié (OGM) 191-192
Orge 30, 117, 123, 171, 231, 233, 238
Otite 64, 75-76, 86

P

Papaye 146, 148-149, 230, 232
Paprika 104, 132, 155, 164, 166, 180, 232
Parabène 181
Parasitose 61
Parvalbumine 97, 102
Pastèque 143-144, 231-232
Pasteurisation 31, 148
Patch test 44, 50-52, 63, 68, 80, 85, 110, 114, 118, 122, 168, 183, 189
Pavot 125-126
Pêche 39, 74, 101, 133-138, 144-145, 157, 171-172, 231-232
Pectine de fruit 132, 186-187
Pépin 133, 140, 143, 145-146
Perlèche 66
Perméabilité intestinale 48, 119, 183
Persil 148, 151, 164-165, 232
Pesticide 32, 41, 135-137
Phase d'acquisition tolérance 21, 37, 48, 53, 88, 94, 193
Phobie alimentaire 29, 38, 209-210
Voir aussi Blocage alimentaire
Photophobie 74
Pignon de pin 126, 130
Pissenlit 158-159, 177-178
Pizza 74, 92, 103, 115, 118, 123, 153
Placebo 33, 198, 200
Pleur 64-65, 69, 86
Pli 66-77
Pneumallergène 18, 38-39, 78
Pneumopathie 64, 160, 174, 175
Poil 74, 233
Poireau 156, 157, 231
Pois 108, 116, 231
Pois chiche 108, 116-117, 231
Poisson 18, 25, 35-36, 59, 60-61, 63, 68, 72, 74, 93, 97, 100-104, 106-107, 171, 173, 186-187, 190, 210-211, 221, 230, 233, 240
Poivre 161, 170, 232
Poivron 40, 152, 154-155, 166, 180, 230, 232
Pollen 19, 21, 38-41, 47, 62, 64, 70, 72, 74-75, 109, 111, 113-114, 116, 122, 125, 128, 131, 133-167, 171, 176-178, 192, 232
Polyallergie 22
Polyéthylène glycol (PEG) 189
Polynucléaire basophile 19-20, 23, 104, 201, 203
Polynucléaire éosinophile 16, 20, 24, 62, 206
Polyol 29-30, 156, 188, 231
Voir aussi FODMAPs
Polyphénol 124, 172, 183
Polysensibilisation 22
Pomme 38-41, 54, 62, 72, 74-75, 89, 133-137, 143, 145, 151-154, 186, 189, 192, 197, 231, 232
Pomme de terre 54, 74-75, 89, 151-154, 232, 240
Positivité 22, 28, 37-39, 43-48, 51-53, 55, 60-61, 63, 74, 78, 80, 83, 86, 88, 91, 94, 100, 102, 106, 107, 110,

111, 114, 116, 120, 127-129, 131, 137, 140, 142, 145, 147-148, 152, 157, 158, 162, 163, 168, 169, 173, 175, 178, 180-181, 183-184, 210
Voir aussi Résultat faussement positif
Potiron 144
PR10 18, 41, 113, 131, 134, 140, 142, 145, 148-149, 151, 154-155, 158, 165-166, 170, 231, 232
Prévention 13-14, 36-37, 58, 64, 127, 206, 212, 220, 224-225
Prick test 39, 43, 46, 50-53, 59-60, 63, 68, 80, 89, 100, 104, 107, 110, 114, 116, 120, 122, 127-129, 131, 140, 142, 147-148, 152, 157, 162-163, 169, 173, 175, 180-182, 184, 202, 210
Proctite 69
Proctocolite 69
Produit d'hygiène 32, 99, 115, 128, 132, 140, 165, 181, 185, 236-237
Voir aussi Cosmétique
Profiline 19, 129, 137, 140, 142, 144, 146-148, 150, 153-155, 157-158, 165-167, 172, 231, 232
Projet d'accueil individualisé (PAI) 13, 210-211, 217-220
Propolis 177-178
Prostaglandine 24, 206
Protéine 14, 16, 18-19, 22, 24, 28-29, 35-36, 41, 46, 48-49, 52-54, 59, 61, 63-64, 67-72, 74-81, 83-95, 97-101, 103, 106, 108-109, 111-132, 134-139, 141-142, 145, 147, 151-155, 157-163, 165-170, 172, 174-175, 177, 181, 184, 188, 190-192, 195, 198-201, 203, 205, 209, 213, 217-218, 234, 237
Protéine de défense 16, 18, 41, 61, 70, 119, 122, 131, 134-137, 139, 142, 153
Protéine de lait de vache 14, 28, 35-36, 52-53, 61, 63-64, 68-69, 71, 75-76, 78, 81, 83, 85-87, 89-94, 113, 163, 191, 199-201, 209, 218
Protéine *thaumatin-like* 139, 141-142, 145, 154-155, 172, 188, 231
Prurit 60, 74, 81, 135
Voir aussi Démangeaison
Psychologique 12, 14, 207-209

Q

Quinine 174
Quinoa 126

R

Radis 49, 155-156
Raifort 155
Raisin 145, 146, 171-172, 188, 230, 231-232, 240
Voir aussi Vin
Raucité 65
Réaction croisée 22, 34, 38-39, 47, 49, 64, 75, 78-79, 87-88, 92, 102-103, 105-111, 113, 115, 131, 133-134, 142-144, 148-149, 153-154, 162, 165-166, 181-182, 185, 192
Voir aussi Allergie croisée
Réaction pseudo-allergique 229
Voir aussi Fausse allergie
Rectorragie 15, 67, 71
Reflux gastro-œsophagien (RGO) 11, 51, 63-67, 76, 81, 86
Régulateur de pH 183, 239
Réhydratation 67
Réintroduction 53, 61, 71, 88-89
Réseau d'allergo-vigilance (RAV) 56, 94, 101, 109, 113, 116, 117, 127, 129, 139, 140, 141, 143, 147, 148, 163, 214, 217, 224, 226
Résultat faussement négatif 45, 51, 52
Résultat faussement positif 52, 111, 148, 162
Retard de croissance 64, 67, 81, 83, 211
Voir aussi Courbe de poids, Croissance
Rhinite 15, 21, 33, 64, 73-76, 80, 86,

123-125, 129, 146, 152, 154, 160, 163, 169-170, 175, 177-178, 180, 182, 185
Ricin 126, 128
Riz 64, 87, 97, 117, 121-122, 143, 191, 192, 234, 238
Romarin 176
Roquette 155, 158, 159
Rosacée (famille) 72, 130, 133-138, 145, 149, 173, 232
Rosacée (maladie dermatologique) 173
Rouge cochenille (rouge carmin) 97, 173, 179, 180, 181, 239
Rougeur cutanée 25, 51, 97
Routine 14, 47, 106, 122, 135, 136, 137, 222
Rutabaga 155

S

Safran 167, 180
Salade 73, 132, 147, 155, 158-159, 164, 181, 232
Salicylate 25, 48, 133, 166, 172, 173
Sarrasin 126-127, 232, 234
Saucisson 96, 97, 180, 229
Sauge 176
Scombroïdose 25, 101
SCORAD (*Scoring Atopic Dermatitis*) 78
Sécheresse 66, 77
Selles 27, 68-71, 83
Sel minéral 38, 84, 159, 162, 183
Sensibilisation 17, 19-22, 32, 34, 37-40, 42-47, 50-51, 59, 61, 72, 75, 77-79, 85-87, 91, 93, 95-96, 98, 101-103, 106, 108, 110-111, 114, 117-123, 126, 129, 130-134, 136-137, 139-140, 142-143, 146, 149-150, 154-157, 159, 162-165, 168-169, 172, 174, 177, 181, 186, 192-193, 205, 211
Sésame 93, 127-128, 149, 208, 215, 221, 233, 238
Sirop 90, 108, 132, 164, 170, 179, 181, 185, 188, 194, 213, 231
Soja 40, 63-64, 87, 93, 99, 108-117, 186-187, 192, 221, 232-234, 237-238
Solanacée 152-155
Soleil 45, 166, 216
Sommeil 64-66, 74, 77-78, 81-82
Sorgho 117, 123
Spiruline 161
Spore 129, 160
Squame d'animal 19, 47, 74, 233
Staphylocoque 77, 79
Stress 33, 208, 209
Stridor 57
Sucre 19, 22, 27, 29, 30, 42, 49, 61, 95, 111, 115, 117-118, 124, 139, 150, 160, 167, 185-188, 231, 240
Voir aussi Fructose
Sulfate 90
Sulfite 25, 73, 172, 173, 179, 181, 182-183, 221, 233, 239, 240
Surévaluation 43
Surimi 99, 101, 103, 120, 167, 180, 183
Symptôme 15, 17, 18, 21, 22, 23, 24, 25, 26, 27, 28, 29, 30, 33, 35, 38, 39, 40, 41, 42, 43, 44, 47, 48, 49, 50, 51, 53, 54, 55, 56, 57, 58, 65, 67, 68, 74, 75, 80, 81, 82, 83, 86, 87, 90, 93, 94, 95, 96, 97, 99, 102, 104, 106, 111, 113, 115, 117, 118, 121, 123, 128, 129, 135, 136, 137, 138, 141, 142, 143, 148, 150, 152, 160, 162, 170, 171, 177, 180, 185, 186, 189, 194, 195, 197, 198, 200, 210, 212, 214, 218, 229
Syndrome de Fernand Widal 182
Syndrome de Heiner 83, 86
Syndrome oral 62, 97
Syndrome porc-chat 41, 42, 95-96
Système immunitaire 31-32, 77, 82, 199, 205, 206

T

Tartrazine 102, 179, 180, 239
Test 24, 28, 29, 30, 37, 43, 44, 45, 46, 47, 48,

49, 50, 51, 52, 53, 54, 55, 60, 61, 68, 74, 76, 80, 85, 86, 88, 102, 107, 110-112, 118, 120, 122, 124, 127, 128, 131, 132, 140, 142, 144, 145, 147, 149, 152, 162, 163, 170, 172-175, 180-183, 189, 197, 198, 201, 202, 210, 211
Test au glucose 30
Test cutané 21, 22, 37, 39, 43, 45, 46, 50, 51, 53, 59, 61, 63, 68, 78, 80, 89, 96, 100, 104, 110, 112, 116, 120, 127, 129, 131, 134, 140, 142, 145, 148, 157, 162, 163, 173, 178, 180, 184, 210, 211
Test de provocation orale 37, 43, 44, 46, 47, 53, 54, 55, 68, 74, 75, 76, 86, 91, 105, 107, 110, 111, 118, 132, 140, 149, 172, 173, 174, 182, 197, 198, 211
Test labial 52
Test sanguin 38, 39
Thaumatine 188
Thé 140, 167, 170, 175, 176
Thérapeutique 14, 37, 49, 111, 169, 193, 196, 198, 202, 203, 204, 205, 210, 211, 212, 223, 227
Thon 25, 101, 102, 103, 230
Thym 176
Tilleul 176
Tique dure 42, 91, 95
Tisane 140, 165, 170, 176
Tissu sous-cutané 58, 59
Tolérance 14, 21, 31, 34, 36, 37, 40, 48, 53, 78, 82, 88, 89, 90, 93, 94, 100, 110, 111, 136, 142, 193, 197, 198, 199, 200, 202, 204, 211, 222
Tomate 40, 132, 140, 152, 153, 154, 155, 177, 192, 230, 232
Torticolis 64
Tournesol 125, 128-129, 144, 148, 177, 238
Toux 64, 72, 83, 86, 135, 170, 229
Tragacanth
Voir Gomme adragante
Triclosan 32
Trophallergène 18, 50
Tropomyosine 19, 41, 102, 105, 106, 108, 181, 191, 233
Trousse d'urgence 37, 53, 58, 67, 210, 211, 213, 214-217, 218, 220
Truffe 160
Tryptase 24, 27
Tyramine 25, 48, 86, 124, 143, 153, 155, 172, 173, 229, 230

U

Urticaire 15, 23, 26, 27, 35, 40, 52, 57-62, 80, 86, 93-97, 99, 101, 102, 104, 105, 107, 109, 113, 115, 116, 118, 119, 121-130, 134, 135, 137-139, 141, 143-147, 150, 152-154, 156, 157, 160, 162-166, 168, 170, 172-178, 180, 182, 184, 187, 189, 194, 201, 202, 208, 215, 229
Urticaire aiguë 58, 177
Urticaire chronique 26, 60-62, 102, 175, 182, 187, 201, 202

V

Vaccin 17, 96, 100, 189, 199, 204
Vaccin anti-IgE 204
Valeur seuil 46, 47
Vanille 141, 167
Vapeur de cuisson 74, 101, 105, 121, 122, 125, 156
Végétations 76
Venin 19, 24, 33, 177, 178, 224
Vers 41, 102, 191
Voir aussi Anisakis simplex
Verveine 176
Viande 19, 41, 42, 56, 58, 61, 63, 68, 70, 74, 88, 91, 93, 94, 95, 96, 97, 98, 114, 149, 171, 183, 186, 190, 233
Viande de mammifère 19, 41, 42, 56, 58, 61, 91, 93, 94, 95, 96
Viande de volaille 68, 93, 95, 97-98, 114

Vicilline 18, 124, 128
Villosité intestinale 49, 68, 83
Vin 25, 73, 90, 99, 105, 116, 145, 168, 171, 172, 173, 182, 188, 229, 240
Vinaigrette 185
Vitamine 38, 79, 84, 112, 129, 133, 139, 154, 158, 159, 160, 162, 178, 183, 191, 238
Vitamine D 79, 84
Voie aéroportée 60, 72, 74, 77, 79, 80, 128, 137, 151, 160, 174, 175, 178
Voie épicutanée 199, 201
Voie intramusculaire 58, 195, 216
Voie sous-cutanée 58, 201, 202
Voix 57, 65, 66
Vomissement 15, 25, 26, 54, 62, 64, 65, 67, 68, 70, 86, 101, 102, 106, 115, 116, 152, 160, 184, 187, 195, 217
Voyage 148, 213-214

X

Xolair 201-204
Xylitol 139, 188, 189, 231

Y

Yeux 74, 75, 151, 182

Remerciements

À mon ami le Dr Paul Molkhou, pour sa relecture et la préface de cet ouvrage.
À Madame Véronique Olivier pour sa relecture et l'avant-propos de ce manuscrit.
Au Dr Madeleine Epstein pour sa relecture et ses conseils toujours avisés.
À Mme Nelly Sabot-Patracone pour sa relecture et l'autorisation de reproduire le tableau XV ainsi qu'à Mme Rabéa Sebbar pour sa relecture du manuscrit.

À propos de l'auteur

Le Dr Habib Chabane, docteur en médecine et docteur en biologie humaine, est clinicien, chercheur et enseignant membre du conseil d'administration de la Société française d'allergologie, vice-président du Syndicat français des allergologues, président du Club d'immuno-allergologie biologique, membre du conseil d'administration de la Société française de psycho-allergologie et du Groupe d'ophtalmo-allergologie. Il se consacre à l'immuno-allergologie depuis trente-cinq ans.

AVERTISSEMENT

L'auteur et l'éditeur tiennent à rappeler que cet ouvrage, quelles que soient sa qualité et l'attention portée à sa réalisation, ne peut en aucun cas se substituer à l'avis d'un médecin. La responsabilité de l'éditeur et de l'auteur ne saurait être engagée quant à d'éventuels dommages qui découleraient de son utilisation.
Les informations contenues dans cet ouvrage ne sont qu'indicatives. L'état de la recherche évoluant constamment, elles ne sauraient être exhaustives.

Relecture : Sandrine Girard/La boîte à mots

Couverture : modzilla!

Image de couverture : Hilch/iStock/Thinkstock

Réalisation de l'intérieur : Patrick Leleux PAO

ISBN : 978-2-7114-2367-5

ISSN : 2551-2757

Dépôt légal : septembre 2017

Achevé d'imprimer en Espagne par Graphycems

Sommaire

Avant-propos 3

Préface 11

Introduction 13

Chapitre 1 – Qu'est-ce que l'allergie alimentaire ? 15

- **Qu'est-ce que l'allergie ?** 16
  - L'allergie au sens immunologique du terme 16
  - La maladie allergique 16
  - L'allergie au sens commun du terme 17
  - L'allergène 18
  - L'IgE 19
  - Les mastocytes et les polynucléaires basophiles 20
  - Les polynucléaires éosinophiles 20
  - Le terrain atopique 21
  - La sensibilisation 21
  - La polysensibilisation 22
  - La carrière allergique 22
  - L'anaphylaxie 23
  - Les médiateurs de l'allergie immédiate 23
- **Les fausses allergies alimentaires** 24

L'intoxication à l'histamine 25
Les aliments riches en tyramine et histamino-libérateurs 25
Le déficit en diamine oxydase 26
Le déficit en alcool déshydrogénase 26
Le syndrome d'activation mastocytaire 26
L'intolérance au lactose 27
L'intolérance aux FODMAPs 29
La colonisation bactérienne chronique de l'intestin grêle 30

- **Pourquoi les allergies augmentent-elles ?** 30
- **Quelle est la part de l'hérédité et celle de l'environnement ?** .. 32
- **Quelle est la part du stress ?** 33
- **Peut-on développer une allergie alimentaire à tout âge ?** 34
- **L'allergie alimentaire chez l'enfant** 34
- **L'allergie alimentaire chez l'adulte** 35
- **Une allergie alimentaire peut-elle disparaître ?** 36
- **Peut-on prévenir l'allergie alimentaire ?** 36
- **Qu'est-ce qu'une allergie croisée ?** 38
- **Quelle est la différence entre allergie et intolérance alimentaire ?** 42

Chapitre 2 – De la suspicion au diagnostic 43

- **Que faire quand on pense être allergique à un aliment ?** 43
- **L'enquête alimentaire** 44
- **Les IgE anti-aliments** 45

La recherche d'IgE spécifiques anti-aliments par test d'orientation 45
Les dosages d'IgE spécifiques d'aliments 45

- **Les IgG anti-aliments** 47